中医经典理论浅析

林家坤 编著

科学出版社
北 京

内 容 简 介

　　本书是全国名中医林家坤先生通过学习古圣先贤经验,结合个人三十余年临床心得、体会编写而成。本书以讲稿的形式,系统总结了林家坤教授在临证实践中积累总结并逐步完善的极为珍贵的理论体系。本书分11章,分别对中医学术及论治之理法方药做了启迪心智的介绍。其中既有旧作的修订,又有先生自己的心悟和思考,也有弟子们耳濡目染的继承和发展,凸显出一代名医独特的辨证思维和精当的用药技巧。先生全面继承并发展了仲景医术,其医学理论、辨证诊断、处方用药诸端,均具有鲜明的仲景医术特色。本书可谓是仲景医学的临床实践记录,尤其是先生诸多独树一帜的创见,均对后学者有所启示。

　　本书适用于从事中医药研究及临床工作者、中医院校学生及广大中医爱好者学习、参考。

图书在版编目（CIP）数据

中医经典理论浅析 / 林家坤编著. —北京：科学出版社，2019.12
ISBN 978-7-03-063355-2

Ⅰ. ①中… Ⅱ. ①林… Ⅲ. ①中国医药学–研究 Ⅳ. ①R2

中国版本图书馆 CIP 数据核字（2019）第 255607 号

责任编辑：陈深圣 / 责任校对：王晓茜
责任印制：徐晓晨 / 封面设计：北京图阅盛世文化传媒有限公司

科 学 出 版 社 出版
北京东黄城根北街 16 号
邮政编码：100717
http://www.sciencep.com
北京建宏印刷有限公司 印刷
科学出版社发行　各地新华书店经销
*
2019 年 12 月第　一　版　开本：787×1092　1/16
2020 年 5 月第二次印刷　印张：13
字数：300 000
定价：78.00 元
（如有印装质量问题，我社负责调换）

序

医者，意也。好学深思，心知其意，则能推本五德之终始、顺逆，疗治七情之否讼、暌剥，是医之大归。

医必先明理路而后方可言药，临证之际望色观神，闻声问情，以致切脉，实本诸理而考之法，以立确切不易之方，期尽轩、岐、扁鹊、仲景之能事，此非可空作漫语以欺人也。

医学一途，不难于用药，而难于识症。亦不难于识症，而难于识阴阳。阴阳化生五行，其中消长盈虚，发为疾病，万变万化，岂易窥测？诊候之际，犹多似是而非之处，辨察不明，鲜有不误人者也。

余沉潜于斯三十余载，始知人身阴阳合一之道，仲景立方垂法之美。所览众书，每多各逞己见，亦未尝不讲仲景之法，然或言病而不道其病之所以然，或言方而不探其用方之所以妙，参差间出，使人入于其中而茫然。余不揣鄙陋，以管窥之见，谨将乾坤化育，人身性命立极之义，浅以析之，以明仲景立法垂方之苦心。

在本书的编写过程中，我得到了江西省万载县中医院课题组邓琼、彭博、陶华清、王继平、辛冬玲、曾令伟等同道的帮助，并得到了门人林俊、刘芳、宁金梅、欧阳群、彭科、文辉、姚晓文、张运萍、张炜华、张耀庭、周鑫、赵义等的帮助，谨致谢忱！

林家坤

己亥年仲秋

目　　录

第一章 关于阴阳学说

学中医，人们学了几千年，学来学去，发现其实中医很简单，它只有两个字：阴阳。《内经》162篇就有140多篇谈到了阴阳关系问题，整部书中涉及阴阳构成的词语达3000多个。可以说，离开了阴阳，就没有了中医理论。阴阳学说是中医理论的核心，是用来解释人体生理、病理和诊断、治疗用药等规律的学说。所以，张景岳在《景岳全书·传忠录》中说："医道虽繁，而可以一言蔽之者，曰阴阳而已。"

一、阴阳学说的由来

"阴阳"二字出自《周易》。《周易》把一切事物都分为阴阳两大类，用符号"**—**"代表阳爻，用符号"**--**"代表阴爻。《周易》阳爻、阴爻的阴阳关系，以及《周易》卦象所寓的阴阳哲理是中医阴阳学说的起源。特别是《周易》对阴阳消长变化之机制的阐述，为阴阳学说奠定了基础。

首先，《周易》认为宇宙间存在着阴和阳两种相反势力的相互作用，提出"刚柔相推而生变化"（《周易·系辞》）的著名论点，而且认为阴阳之间的消长变化是无穷尽的。故《周易·系辞》说："易之为书也，不可远，为道也屡迁，变化不居，周流六虚，上下无常，刚柔相易，不可为典要，唯变所适。"即是说宇宙间的一切事物都是在不断发展变化着的，阴阳之间也是在不断地消长变化着的。从《周易》六十四卦的排列次序来看，以乾坤两卦为首，说明有了天地，然后能化生万物；以未济而终，以示事物的变化无穷尽。

其次，《周易·系辞》明确提出"一阴一阳之谓道"，即是认为任何事物的内部都存在着阴和阳两种相反势力的相互作用，事物的发生、发展及其消亡，取决于事物内部的阴阳消长变化。因此，以阴阳为纲来观察自然现象、研究自然规律，是一种比较简易、执简驭繁的方法。

同时，《周易》中六十四卦都是讲阴阳的消长和变化。例如，"乾"为纯阳之卦，代表天，代表父，代表刚；"坤"为纯阴之卦，代表地，代表母，代表柔。乾之初爻变而为姤卦，二爻变而为遁卦，三爻变而为否卦，四爻变而为观卦，五爻变而为剥卦，六爻全变即为坤卦。坤之初爻变而为复卦，二爻变而为临卦，三爻变而为泰卦，四爻变而为大壮卦，五爻变而为夬卦，六爻全变即为乾卦。且不说天地、父母、刚柔含有对立之义，即否与泰、剥与复、夬与姤、遁与大壮，也都显示阴阳消长的对立关系。他如"天尊地卑""动静有常""刚柔相推""乾天下之至健，坤天下之至顺""燥万物者莫熯乎火，润万物者莫润乎水"等，莫不都反映出一种对立消长的含义。

再者，《周易》认为阴阳的消长变化是有规律可循的。其中最基本的如下。

（1）阴阳相交：即是说，阴阳之间必须相互作用，然后能发生变化。在以卦为象时，非常形象地提示了阳性向上，宜位于下；阴性向下，宜位于上。所以以乾下坤上为"泰"，"则是天地交而万物通也"。反之，乾上坤下为"否"，"则是天地不交而万物不通也"。其他如水上火下为"既济"，火上水下为"未济"等，均说明了这个基本论点。

（2）阴阳消长：即是说阴或阳两种势力的本身，存在着与时消息盈虚的自然规律。如《周易·丰》说："日中则昃，月盈则食（蚀），天地盈虚，与时消息。"此后发展成为不仅阴或阳本身存在着消长，而且阴阳之间亦存在着互相消长，即阳消则阴长，阴消则阳长。

（3）"穷则变，变则通""否极泰来，剥极则复，物极必反"。这即是从阴阳本身存在着与时消息盈虚，推广至宇宙间一切事物均存在着发生、发展和消亡的自然规律，说明任何事物都是从幼小发展成为壮大，但不能永久壮大，必然要逐渐衰退，走向反面。故《周易·序卦》说："物不可终通，故受之以否。"任何事物衰退至极点，必然会逐渐得到恢复，故《周易》又说："物不可以终尽，故受之以复。"

综上所述，《周易》所阐述的阴阳学说，是中医学理论体系中阴阳学说的由来。历代医学家对此均很重视，甚至不少医学家认为"不知易便不足以言太医""易具医之理，医得易为用""医易一理"，说的就是这回事。

但是，中医理论体系中的阴阳学说，虽来自《周易》，但其发展却是沿着医学科学的道路，紧密地与人体生理和病理、诊断和治疗相结合，随着中医学的发展而发展。因此，阴阳学说仅能反映或阐释医学领域中的一些规律，而并不像古代阴阳学家所谓的"范围天地之化而不过，曲成万物而不遗"（《周易·系辞》）的包罗自然和社会一切现象的普遍规律。

二、阴阳是什么?

阴阳是什么？要想准确地回答这个问题很难。

如公元前 8 世纪西周末年，伯阳父曾用阴阳解释地震，《国语·周语》中记载："阳伏而不能出，阴迫而不能蒸，于是有地震。"在伯阳父看来，阴阳是两种对立的物质力量，藏于大地之内，当两种巨大的力量不能协调运行的时候就引起大地震颤。

又如《左传》记载，秦时的名医医和在阐述病因时指出："天有六气……曰：阴、阳、风、雨、晦、明也……过则为菑。阴淫寒疾，阳淫热疾，风淫末疾，雨淫腹疾，晦淫惑疾，明淫心疾"，认为天空中有六种气，阴和阳是其中的两种，每一种气如果过度，就会引起相应的病灾。

再如《管子》一书，也用阴阳来说明某些自然现象："春秋冬夏，阴阳之推移也。时之短长，阴阳之利用也。日夜之易，阴阳之化也"，指出四季更替及日夜换转是阴阳的作用。

即使是战国晚期的大哲学家荀况也讲过阴阳，其在《荀子·天论》一书中说："列星随旋，日月递熠，四时代御，阴阳大化，风雨博施，万物各得其和以生，各得其养以成"，把阴阳的作用看成引起自然界变化的重要根源之一。

可是阴阳究竟是指什么呢？各家看法很不一致。从上面几个例子可以看出，有的把阴阳认成是两种特殊的气，有的将其认作两种具体的对立力量，有的则说是变化的根源。

即使是《内经》在前人成就的基础上，对阴阳这一对范畴做了加工整理，进行了更高的抽象和概括，也没有给出准确的定义，只有无限大的外延。其《素问·阴阳离合论》说："阴阳者，数之可十，推之可百，数之可千，推之可万，万之大不可胜数，然其要一也，且夫阴阳，有名而无形"。

后来，注解《内经》的许多名家，对注释阴阳也是模模糊糊，如杨上善说："言阴阳之理，大而无外，细入无间，豪末之形，并阴阳雕刻，故其数者，不可胜数。"按照逻辑学的规律，当一个概念外延无限大时，内涵其实就为零，阴阳就是这样一个外延无限大的概念。按照现代的话说，阴阳是个大筐，什么东西都可以往里装。

既往古人未言明阴阳是什么，那么后人研究清楚了吗？翻遍现代中医教科书及中医大辞典，对阴阳的诠释普遍是："我国古代哲学思想，具有朴素唯物主义和自然辩证观点。认为自然界一切事物都包含着阴阳两个方面，它们互相对立又互相联系，相互依存又相互制约。正是由于阴阳两方面的运动，才推动着事物的变化，促进着事物的发展。所以说阴阳学说是我国古代医学的指导思想。它贯穿于解剖、生理、病理、诊断、防治等整个医学领域。"说的似乎还是哲学，而不是中医学。这样的阴阳定义，很难将它看成是医学概念的定义。

一个阴阳概念，如果上升到哲学高度，其固然伟大，但医哲不分，以哲代医，毕竟会阻碍中医学的发展。况且一个极其抽象的哲学概念，将它落到活生生的人体上面，是需要能量转换的，假物于体的。

所以越来越多的人认为，中医阴阳概念不能再是天上的云彩，它必须变成雨滴，最后落回大地。何梦瑶就呼吁："医书动言阴阳，而不切指其何项，其寓蒙混，当细分之。"是的，阴阳必须要有固定的指向和固定的内涵。

20世纪50年代始，我国中医学术界对阴阳学说的内容及其在中医学中的应用进行了深入的挖掘、整理和提高，使之更加系统化，阴阳的概念也更加明晰。

如秦伯未认为"阴阳是一个机动的代名词"，是一种思想方法，"阴阳虽然是一个抽象的名词，但随着不同的事物和变化用来代表，都是实有所指的。如果没有现实的指出，光问阴阳的本身究竟是什么？那是没有意思的""中医所说的阴阳，是一种理论，名词是抽象的，对象是唯物的，是人体的矛盾和统一，也是人类内外环境的矛盾与统一"。

如薛崇成认为"阴阳并非固定的指某一事物，而是代表事物或自然界的一些现象的属性""并不是一个死板的或固定的指某一事物""阴阳本身只能是代表事物之性能而不固定为某事物，也不是绝对的，中医自认为阴阳者，有名而无形"。

如罗元恺认为"阴阳是事物矛盾对立的概念或代名词，并非固定的某种东西""故不论物质的、机能的、部位的对立，都可以概括""阴阳有普遍性和重要性，又为物质运动的根源"。

如刘长林认为"古代的对立统一理论以阴阳的形态表现出来，主要是由于当时生产力和科学技术水平低下，限制了人们的眼界和抽象思维的能力，使之不能概括出现代辩证法所讲的矛盾这种最一般的哲学范畴。在那时人们认识所及的范围内，似乎任何矛盾都是阴阳的具体化，所以他们就把阴阳看作是最普遍最本质的存在"阴阳是宇宙的总规律"。

特别是 20 世纪 70 年代美国生物学家 Goldberg 提出了"阴阳学说与环磷腺苷（cAMP）和环磷鸟苷（cGMP）双向调节关系的假说"，并推论 cAMP 与 cGMP 的双向控制系统能统一许多不同生物调节现象的原理，即阴阳学说的基本原理所在，是作为二元论的阴阳学说的基础。Goldberg 认为在一般情况下，cAMP 升高为阳；而在特殊情况下，则以 cGMP 升高为阳。Elliott 于 1975 年更为直接地提出 cGMP 即"阴"，cAMP 即"阳"。运用现代科技手段使阴阳落到人体生物分子细胞上，使阴阳确实可以摸得着、看得见，增添了中医界的信心。嗣后，许多学者从免疫学、神经体液调节、稳态及应激、时间生物学、控制论、血清中微量元素等诸多方面，对阴阳学说进行了研究，赋予了阴阳许多全新的概念，使阴阳这两个古老文字，焕发出现代青春的光芒。

三、阴阳是中医的最高哲学

前几年，社会上流传着一本进口畅销书——《谁动了我的奶酪》，轰动一时，许多企业都买来发给员工，还开座谈会。这本书只讲了一个道理，就是世界上不变的东西只有一种，那就是变化的本身。顺应变化者则生，逆之者则亡。

其实，辩证法的根在中国，远在《易经》时代，我国就用六十四卦推测天地的变化，"易"的本义就是变化。翻看西方哲学，最早古希腊没有辩证法，他们的辩证法都是从我国传过去的，后来再传回我国。中医就是按照最高哲学创造出来的一门医学，它的核心就是阴阳。《内经》说："阴阳者，万物之纲纪，变化之父母，生杀之本始，神明之府也。治病必求于本。"这里说的"本"，就是阴阳。阴阳是中医之本，它贯穿于中医生理、病理、诊断、治疗乃至于养生等各个方面，充满着唯物辩证法思想。

（1）对立和依存：阴、阳矛盾的两个对立面相互依存于一个统一体之中，无论是天体、地体、人体，没有阴，就不会有阳；没有阳，也就无所谓有阴。没有上也无所谓下，没有柔也就没有刚，没有升也不存在降，没有浮也就谈不上沉……所有这些都是相对的客观存在着的两个方面，它们以两种不同含义、两种不同性质的对立而相互依存于宇宙之中，不可消灭的一方面保持另一方面。

（2）互根与消长：阴根于阳，阳根于阴。《类经》云："无阳则阴无以生，无阴则阳无以化，阴消则阳长，阳消则阴长"，说明了阴阳之间是互为因果的，是互根与消长、相对平衡的；相对平衡是永恒的，绝对平衡则是暂时的。例如，昼为阳，夜为阴。冬至之后处于北半球的我国，白天一天长于一天，而夏至之后白天则一天短于一天，就表明了阴与阳之间的消、长变化关系，而且这种消长变化是永恒的消长变化。但春分、秋分时节，阳光直射赤道，昼夜的时间基本等长，《春秋繁露》曰："春分者……秋分者，阴阳相半也，故昼夜均而寒暑平"，这也说明了这种消长关系也有绝对平衡的时候，但这种绝对平衡是短暂的。

（3）相互转化：阴和阳虽然是矛盾的两个对立面，但它们可以因一定的条件而互相转化。这种转化的条件乃是宇宙本身所起的变化而引起的。春夏为阳，秋冬为阴，寒来暑往，此时序之盛衰也，是有规律的常变。而春不温、夏不热、秋不凉、冬不寒的情况，即《金匮要略》"有未至而至，有至而不至，有至而不去，有至而太过"。其原因，乃"冬至之后，甲子夜半少阳起，少阳之时，阳始生，天得温和。以未得甲子，天因温和，此为未至而至也；以得甲子，而天大寒不解，此为至而不去也；以得甲子，而天温如盛夏五六月时，此为至而太过也"。这是非时序的变化，也就是自然界的异常变化。尤在泾云："上之至谓时至，下之至谓气至，盖时有常数而不移，气无定刻而或迁也。"

《素问·阴阳离合论》曰："平旦至日中，天之阳，阳中之阳也；日中至黄昏，天之阳，阳中之阴也；合夜至鸡鸣，天之阴，阴中之阴也；鸡鸣至平旦，天之阴，阴中之阳也"，指出"昼"为阳，但阳中尚有阳、有阴之时；"夜为阴"，但阴中尚有阴、有阳之时。这种区分，具有科学性、实践性，不仅是天文、地理、自然科学之宝贵内容，也是医学科学的重要组成部分。

人身之阴阳转变与自然界的现象是完全一致的，它的转变也是有条件的，这些条件可以是人体本身所起的变化，即内部因素所引起，也可以是自然界或药物治疗等外部因素所引起，而且不同素质的人其转变条件亦异。

综上所述，阴阳的对立和依存、互根与消长、互相转化，使阴阳学说充满着丰富的辩证法思想，是我国古代的一种朴素的对立统一理论，直接体现出人们对矛盾法则的认识。正是从这个意义上说，阴阳是中医学的最高哲学。

所以有人认为，《内经》理论的根据只有阴阳，倘若把阴阳学说攻破，中医理论几乎没有尺寸完肤。相反，从另外一个角度来说，阴阳学说是中医理论体系的核心思想，只有认真学习把握好了阴阳学说，才算是入门了。

四、阴阳有广义与狭义之分

所谓阴阳，大到可以解释天地自然界万事万物运动及发生发展的规律，小到可以认识人体结构及自然界具体事物的某一现象，这说明了阴阳是有广义与狭义之分的。

阴阳的广义性，主要表现在阴阳对立统一规律性方面。如《素问·阴阳应象大论》说："阴阳者，天地之道也，万物之纲纪。"《素问·阴阳离合论》说："阴阳者，数之可十，推之可百，数之可千，推之可万，万之大不可胜者，然其要一也。"

阴阳的狭义性，主要表现在阴阳的规定性上。如《素问·阴阳应象大论》说："水为阴，火为阳；阳为气，阴为味"等。

根据辩证法的常识，矛盾范畴在于各对立面的性质，除了指出它们具有对立统一关系外，不加任何其他限定。因此，它是事物和现象最抽象、最一般的概括。但是，阴阳范畴不仅具有对立统一的属性，即广义性，还具有定性专主的规定，这就是阴阳的狭义性。

中医的基础是儒学、道学，阴阳学说是哲学与自然科学、社会科学基础上的产物。在对待阴阳这样一个"两栖性"的问题上，近代有人提出将阴阳分为儒家阴阳与医家阴阳。

其实就阴阳的广义性来说，是并无学科界限的，因为它是被当作宇宙的根本规律即对立统一规律使用的。而阴阳的狭义性质则往往带有学科性质。如儒家将阴阳学说用在社会治乱与伦理上，每将阳喻为君子，阴喻为小人，这就必然将阴阳引入狭隘的圈子。阴阳学说至儒家的《易传》与《春秋繁露》之后，其规律性与专一性更趋明朗化，不仅如此，阳为主，阴为从的"阳贵阴贱"思想已经渐渐取代了阴阳学说的对立统一的辩证关系。至于后期道教的纯阳无阴思想已经与原意越来越远了。

但是在更多的情况下，阴阳的广义性与狭义性是很难截然分开的。就医家而论，最有代表性的莫过于明代医家张景岳了。他对阴阳曾经下了一个著名的定义："阴阳者，一分为二也。"但是在他的某些论著中，却陷入了阴阳狭义性中，突出表现在对阳气的过分推崇上。诸如"天之大宝只此一丸红日，人之大宝只此一息真阳""易有万象，而欲以一字统之者，曰阳而已矣；生死事大，而欲以一字蔽之者，亦曰阳而矣"等。

张景岳为了求得阴阳的平衡和统一，又在《真阴论》中将阴阳这一对矛盾统一在肾命水火中。然而不管他怎样运用阴阳互根、转化的理论来恢复他的"一分为二"的初衷，但他所论的阴阳，毕竟都已贴上规定性的标签。

至于阴阳中为什么既含广义性又含狭义性，而且两者难分难舍呢？主要原因如下。

（1）朴素性：除了表明它处在初级阶段的不完备外，最突出的则是表现在概念的笼统性上。

中医理论体系中，因概念的笼统性而出现广义与狭义并存的现象，是屡见不鲜的，见怪不怪的。如伤寒的广义与狭义之分，温病的广义与狭义之争……以至于近代学者刘长林认为"《内经》夸大了阴阳的适应范围"，更有甚者，还有学者怀疑《内经》的作者们可能自己都搞不清楚阴阳是什么。其实夸大阴阳的适用范围的何止是《内经》呢？《内经》只是继承了古代的哲学思想罢了，正是因为朴素，所以才有这样那样的夸张。

（2）自然性：就是在自然界广泛地存在，如天地、日月、水火、动静、升降、寒热、明暗等，在生物界则有男女、雌雄、牝牡等。生物是自然界的骄子和伟大创造，而医学又是研究人体奥妙的。一方面，因为生物的两性是有明显规定性的，这是阴阳的狭义性；但是另一方面，两性的结合又产生新的两性，是矛盾同一性与斗争性的生物形式，是阴阳广义性的体现。因为两性的结合所产生的新的两性，是一种创造而不是复制，是矛盾运动发展的结果。《内经》将这种过程引入整体观中，谓之"天地合气，命之曰人"。

（3）延伸性：如果说阴阳自身的概念包括了广义和狭义两种意义的话，那么，它的延伸部分则纯粹是从阴阳的狭义性质出发的。

所谓延伸性，就是讲阴阳的含义扩大与延伸，如水火、气血、寒热、表里等，不但可以作为阴阳的征兆，还可以作为阴阳的代名词。如中医辨证的八纲是由阴阳的广义与狭义两个层次组成的。阴阳是八纲中的总纲，张景岳称之为"二纲"。作为纲领来说，阴阳这一对矛盾，既可以作为广义的性质出现——对立而又统一的矛盾范畴，又可以作为狭义的性质出现——阴性病征象、阳性病征象。八纲中的表里、寒热、虚实三对矛盾，带有明显的规定性，所以张景岳称之为"六变"。这"六变"实际为阴阳的扩大与延伸，属阴阳的狭义性质，它们从各个不同的侧面表现疾病的某些征象。

五、阴 阳 应 象

象，是形象、征象、表象的意思。阴阳，代表宇宙事物运动中的两个现象。阴阳应象，即人体内生命活动规律与自然界四时阴阳的消长变化，其象相对应的意思。所以《内经》认为人要依赖大气和水谷之精气而生存，还要顺应四季生长收藏的规律以成长。如《素问·宝命全形论》中说："天覆地载，万物悉备，莫贵于人。人以天地之气生，四时之法成。"自然界中的物质是一切生物生长、发展的基础，而生物的生、长、化、收、藏的不同变化也是受四时气候变迁制约的，人亦如此。如春夏季节，气候温热，人体的阳气行于体表；秋冬季节，气候寒冷，人的体内阳气则收敛闭藏。人体只有适应四时气候的冷暖变化，在生理上才能进行正常的新陈代谢活动，从而促进机体的生长和发育。

阴阳既可代表两个相互对立的事物，也可代表同一事物内存在的相互对立的两个方面。阴阳既有广义性，又具有狭义性，故《内经》认为人体外部皮肤、腠理、肌肉等处属阳，内部的呼吸、循环、消化和泌尿等系统属阴。外部属阳的，又分为太阳、少阳、阳明三阳；内部属阴的，又分为太阴、少阴、厥阴三阴。以此三阳三阴理论为依据，张仲景又创立了六经辨证论治体系。这些都是在阴阳学说的基础上创造的。人体的外部属阳，内部脏器属阴，外部肌肤阳气直接与自然相通，但在"阴阳应象"学说中，人体内部脏器功能也受四时气候影响，如肺气通于秋、心气通于夏、肝气通于春、肾气通于冬、脾气通于长夏。即使是人的脉象气血也与四时相关，如春天脉浮，像鱼浮游在水波之间；夏天脉洪，充满皮肤，像万物生长茂盛之态；秋天脉稍沉，下于皮肤之内，像冬眠的虫子将要离去入土的样子；冬天脉沉附于骨，像冬眠的虫子伏藏在土中，又如人们深居于室中一样。这些都说明机体阴阳受四时气候变化影响，在气血方面起适应性调节的作用。

阴阳应象之论点，还反映在自然变化与疾病的关系上。气候变化若过于急剧，超过了人体阴阳调节功能的限度，或者由于人体阴阳调节功能失常，不能对外界变化做出适应性调节时，就会发生疾病。如春多温病、夏多暑病、秋多痢疾、冬多咳嗽等，这些都对临床诊断大有帮助。

同时，阴阳应象之说对临床治疗有所帮助。如春夏温热，阳气外泄，阴液易伤，治病用药时，应考虑养护其阴，或慎用辛温发散耗阴之品；秋冬寒凉，阳气内敛，不要轻易开发通泄，治病用药时应考虑养护其阳，或慎用苦寒伤阳之品。如果春夏发病，用药不当，损耗了阴精，则不利于秋冬阳气的潜藏；秋冬患病，治疗失宜，损耗了阳气，则不利于春夏之气的升发。至于顺应四时，根据人体的禀赋、长幼、男女及地势高低、南北居住来调阴阳，其原理都是从"应象"来考虑的。

阴阳应象的观点，是自然的、唯物的、朴素的，符合透过现象看本质的哲学观点，所以《内经》称阴阳是"万物之纲纪"。也就是说，自然界的一切事物都包含着阴阳对立的两个方面，这两个方面的相互联系、相互作用和不断运动，是事物生长变化和消亡的根源。

阴阳应象于大自然，不是看不见、摸不着的，囿于当时的生产力发展水平及科技手段，古人明确地将水火作为阴阳的象征。如张景岳在注解《内经》时说："水火者，即阴阳之征兆，阴阳者，即水火之性情"，说明阴阳虽抽象，但可以用具体而明显的水火来比喻说明，人们常说"水火不相容"，说明水与火是一对极为明显的矛盾双方，根据水、火这对矛盾的特性，就可以把自然界一切事物或现象划分出阴、阳两大类。凡类似"火"性的，如温热的、向上的、明亮的、轻浮的、向外的等都属于阳的范畴；凡类似"水"性的，如寒凉的、向下的、晦暗的、抑制的、沉重的、向内的等统属于阴的范畴。

阴阳应象理论把人体以五脏为主体的藏象系统与自然界四时变化统一结合起来，体现出了人是一个有机整体，人与自然也是一个有机整体的"天人相应"的整体论思想。这对认识人体生理、病理、诊断、治疗及其养生预防是有着积极意义的。有资料表明，阴虚阳亢型高血压患者，春夏给药组其症状治疗效果明显低于该型秋冬给药组，提示春夏季节人体外周血管扩张，周围血管阻力下降，因之血压虽有下降趋势，然春季多风，万物生发，阳气上升，而肝属木应春，此时肝阳易于上亢，夏季炎热，津液外泄，则易伤阴，故春夏季节阴虚阳亢患者受气候的影响其症状不易消除，症状疗效相对较差。秋冬时节阴收敛，阳内藏，其阳亢症状易于缓解，症状疗效相对亦高。这充分显示出"阴阳应象""天人相应"的理论对于临床实践的指导意义。

六、阴 阳 交 感

"交"字当如何解释呢？《辞海》说："交，互相，互相接触，如交谈，交战。"阴阳学说常用阴阳交感或交合、交泰，说明自然人体阴阳对立统一的正常生理现象。阴阳交感，是指阴阳二气之间相互感应而交合，发生相摩相错相荡的相互作用。阴阳二气的交感相错，是自然界万物生成变化之究极本原。

古贤哲们认为，气是自然界万物的共同构成本原。由于气自身的运动，产生了属性相反的阴阳二气。天地自然阴阳二气氤氲交感，相摩相荡，达到"和"的状态，则化生万物并推动和调控着它们的发展变化。如《周易·泰卦辞》云："天地交而万物通也，上下交而其志同也，内阳而外阴，内健而外顺。"《易传·系辞下》说："天地氤氲，万物化醇；男女构精，万物化生。"《淮南子·天文训》谓："阴阳合和而万物生。"古人通过类比思维认为，人身亦是一个小天地，既然天地阴阳二气不断地交合感应，那么人身之阴阳二气也在不停地相交相应。天地阴阳二气的交和感应，维系了自然界万物有序的产生与发展变化；人体内的阴阳二气相交相应，协调和合，则维持了人体生命过程的正常进行。

《伤寒论》曰："凡病，若发汗，若吐，若下，若亡血，亡津液，阴阳自和者，必自愈"，就概括了人体阴阳相互交感、氤氲和合，才是愈病的机制，提示了中医治病的根本法则。人体是一个自稳系统，它在正常的生活时期通过自稳调节保持着整个机体的持续平衡，而这个自稳调节的关键点就在于体内阴阳二气的相互感应、相互交和。因此，阴阳交感，表达了事物矛盾双方的对立统一观。

机体阴阳交感的过程，是不断运动着的，不断变化着的，其形式是阴阳升降出入。同自然界"地气上为云，天气下为雨"一样，机体也同样的是以在上的心肺宜降，在下的肝肾宜升，这样才可形成天地交泰之象；脾胃居中腐熟水谷以行其升清降浊之气，然后清阳升而周身健，精血足而脏阴充，营卫三焦、皮毛九窍可以吐纳自如，形成机体水火既济、阴阳平衡、承制不偏、循环不息、生生不绝的生理局面。故《素问·六微旨大论》明确指出："出入废则神机化灭……非升降，则无以生长化收藏。"

如果机体阴阳气机应升不升，或有升无降，或应降不降，或有降无升，则属阴阳交感的过程变为阴阳交争了，应当注意其为病理变化了。比如，肝主疏泄，故治肝之诀，宜以条达为贵。倘若见木郁化火，火性炎上，阳升太过，其人头痛目赤，口燥咽干，舌红苔腻，睡眠不安，脉弦而数，甚至胁迫胆汁横流，呕吐纳呆，此时就要疏肝泻热，利胆降浊，冀热泻肝平，胆火下降，阳气自趋于平复，阴阳交合。倘若浊阴在上，肝阳被阻，肝用不宣，应升不升，症见舌白滑，脉沉弦而滞，脘痞哕逆，泛酸吐涎，支满脚胀，便溏不爽，此时就要远柔用刚，通阳降逆，疏肝和胃，以泄其浊，使清升浊降，阴阳相合。

《内经》中对阴阳交感的病理状态也有明确论述，如《素问·评热病论》指出："有病温者，汗出辄复热，而脉躁疾不为汗衰，狂言不能食，病名为何？岐伯对曰：病名阴阳交。交者，死也。"隋代杨上善在《太素》中注云："汗者，阴液也。热者，阳气盛也，阳盛则无汗，汗出则热衰，今出而热不衰者，是阳邪盛而复阴起，两者相交，故名阴阳交也。"又说："阴阳交争，死之所由。"此处"阴阳交"，即阴阳交争也，属阴阳交感的病理状态。

阴阳交感是阴阳学说中最神秘的部分，也是最玄妙的过程。阴阳交感的形式是升降出入。机体内阴阳通过升降出入，使阴阳交和感应来达到协调平衡，以维持人的生命活动。如果交感不及或太过，都易出现阴阳交争的病理状态，此时就应调整阴阳一方的偏亢或衰弱，积极采用攻、补、调、养等手段，创造对机体有利的条件，总使阴阳平衡交感为宜。

七、阴阳之要，阳密乃固

《素问·生气通天论》说："阳气者，若天与日，失其所则折寿而不彰，故天运当以日光明"，说明人之有阳，如天之有日，日不明则天昏地暗，阳不固则人寿夭折。天体之所以运行不息，四季更替，万物生长，就是因为大自然中阳气的作用；人体之所以生生不息，神清气爽，也是因为人身阳气的作用。生命一旦诞生，阳气即健运不息，"分阳不绝，生命不死"，故张介宾指出："万物之生，由乎阳，万物之死，亦由乎阳。非阳能死物也，阳来则生，阳去则死矣""可见天之大宝，只此一丸红日；人之大宝，只此一息真阳"。确实，人体生、长、壮、老、已的过程，就是阳气的消长盛衰史，在生理状态下，阳气当是生命活动的主宰。

在人体生理调节功能中，阳是主外的，能够调节人体以适应自然界的变化。阳气主外而保卫人体不受外界邪气侵袭，阳气的这种功能，是通过卫气来实现的。因为卫气属阳，它有温分肉、充皮肤、肥腠理、司开合的作用，固护人体，勿使外邪入侵。只要人体卫外的阳气正常，虽有虚邪贼风，莫之能害，否则易壅塞肌表腠理，营卫不和，诸病作矣。

阳气也即生气，它与自然界天地环境息息相通，故曰"生气通天"。自然界四季更替、昼夜变化，阳气应而调之，故《素问·脉要精微论》说："是故冬至四十五日，阳气微上，阴气微下；夏至四十五日，阴气微上，阳气微下；阴阳有时，与脉为期"；又说："故阳气者，一日而主外，平旦人气生，日中而阳气隆，日西而阳气虚，气门乃闭"，说明人体的阳气与天地间自然界阳气的消长相应相关，阳气调节着人体的生理，使之与自然界的变化相适应。

因为天与日的阳气在人身中有如此重要的作用，所以自古以来临床上许多医家十分重视阳气的作用。张仲景的《伤寒论》其实就是以扶阳为主，尔后张景岳、赵献可、薛立斋等临床大家更是重视阳气的主导作用。即使近代名医，论述阳气在人身中的重要作用者亦比比皆是。如扶阳大师祝味菊曾言"阳衰一分，病进一分；正旺一分，则邪退一分"，临床注重扶阳祛邪，擅用附子挽救危逆蜚声医界，人称"祝附子"。现代扶阳将军李可老中医发表"阳虚十占八九，阴虚百难一见""生死关头，救阳为急"等著名观点，使"阳气不足是百病之源"的健康理念深入人心。更有临床上不拘泥于传统养阴法治疗消渴（糖尿病）的传统理论，大胆用温阳法治疗消渴，已取得了明显疗效。这些种种都表明，重视阳气在人体中的主导作用具有十分重要的意义。

阴阳学说中突出阳气的主导作用，并不是要人们忽略阴液的地位。试想，无阴何以衬阳？阴平阳秘，阴阳平衡，是人体生理活动的基准。否则，孤阳不生，孤阴不长，阴阳分离，人的生命活动就要终结了。

人体阴阳相对，固当平衡，然阴阳性质与作用毕竟有别。阴性凝集、收敛，守而不走，故在人体中不易丢失。而阳性分离、发散、飞扬，喜走而不守，故在人体功能活动中最易丢失。人体的生命之所生气勃勃，都赖以阳气氤氲，故四肢刚劲有力，五官明照有方，否则便暮气沉沉，一无朝气，怎有生机？因此，阴阳平衡的理想状态，是阴中含阳，阳不离阴，阴阳互用，阴阳相维。正因为阳性易走而难留，所以须想方设法去留住。而阳气不能自留，只有阴之凝聚收敛之性才可以维系住阳气；阳气按照正常的功能运行，人体内的阴精也才能固定。故《内经》曰："阴阳之要，阳密乃固。"一个"密"字，道出了阴阳相维的真谛。

阳气与阴精是人体生命活动的根本，然二者孰主孰次，历来争议较大，有认为阳气在人体占主导地位，阴精从之者；有认为阴精占首要地位，阳气从之者；也有认为二者相互为用，没有主次之分者。以上三论各有所据。其实这个问题，同鸡生蛋，蛋生鸡一样，是先有鸡？还是先有蛋？说不清楚。我认为，有些问题是必须穷究根本，一定要搞清楚的；有些问题还是模糊一点好。否则，很容易陷入机械唯物论中。从人体生命活动来说，人之所以有活力，四肢通体温暖，五脏五官精神充沛，全赖于阳气；相反，当人一死，便身冷如冰，阳气消亡。可见，阳气是人体脏腑生理活动的主体，生命活动就是阳气的推动，人的一生就是阳气运动的一生，阳气一旦熄灭，生命之神也就停止了。但是，从阳气本身来说，阳气需作用于人体才能体现这些功能。而人的身体属阴，如果没有阴性的身体物质部分来承接阳气的作用，恐怕阳气也无从作用。所以阳气、阴精哪个更重要之争，没有什么临床意义。强调一下阳气的主导地位及重要性，只不过是从不同的侧面去论述人体的生理病理罢了。但是，在阳气与阴精的对立统一体中，阳气主外、主动、主升、主走，确实起着主导作用。

八、阴阳有宏观、微观之分

太极是气，内含阴阳，一物两体。阴阳虽是古人从长期生产和生活实践中的体验得来的，但阴阳上升为哲学概念后，特别是医家们移植过来用于医学，可以说，古人一刻也没有停止过对阴阳的研究，总是想通过对阴阳的认识，来达到"以通神明之德，以类万物之情"的境界，用它来认识、分析、概括自然界万事万物的变化。

首先，阴阳就是一个圆环。《老子》说："万物负阴而抱阳。"《易经·系辞》说："一阴一阳之谓道""易有太极，是生两仪"。《正义》说："太极即是太初、太一也。两仪，指其物体，谓两体容仪也。"容仪即是形象，仪，也是相配、程式的意思。《吕氏春秋·大乐》说："万物所出，造于太一，化于阴阳。"这就将万物普遍浓缩于一个大圆环模型中。

按照阴阳圆环模型，古人对阴阳进行了无穷尽的探讨。从阴阳宏观上推论，《灵枢·阴阳系日月》说："数之可十，离之可百，散之可千，推之可万，此之谓也。"阴阳大到如日月。如《易传·系辞上》说："悬象著明莫大乎日月"，因为人类从地上站立起来，抬头可见的先是日月，从直观上让人们感受到阴阳的存在。故《淮南子·天之训》说："日者，阳之主也……月者，阴之宗也。"近到如水火，指出水火是阴阳的象征，让人们从身边就感受到阴阳的存在。

古人对阴阳的认识也向微观发展演化，则为夷、为希、为微，以至惚恍到不可观察、测量到。《老子》说："视之不见名曰夷，听之不闻名曰希，搏之不得名曰微。此三者，不可致诘，故混而为一。"这个"一"，就是对阴阳的微观认识了。在当时的历史条件下，没有电子显微镜及分析仪，只能从感觉上品悟，而这种品悟，则是最煎熬人的。《老子》曰："一者，其上不曒，其下不昧，寻寻呵不可名状，复归于无物。是谓无状之状，无物之象，是谓惚恍。迎之不见其首，随之不见其后"，模模糊糊地认识到阴阳到了微观状态是无质无形、惚恍不可测量名状的形貌。

阴阳到了微观状态，虽然呈无物之象，但好在有个阴阳圆环模型，使得阴阳能够推演下去。对这个微观阴阳的推演，古人形容为"道"。"道可道，非常道。""道"就是一个亲身体验的过程，"道"就是一个在宁静中被感悟的过程。只有体验和悟清了"道"，才能对自然界的万事万物的阴阳变化有一个清晰的认识。这种感悟微观阴阳的过程是几千年来中医学家的艰辛备尝的过程。

随着现代科技的迅猛发展，原子、分子、质子、夸克、基本粒子的认识，使得现代中医学家轻而易举地论证了阴阳学说的正确性。艰辛感悟的过程轻松地省略了下来，但对阴阳的认识，不能只停留在验证其正确性一面，还必须有所创新，争取早日揭开人体阴阳实质的神秘面纱。

九、阴阳属性的划分

临证诊治的大要是察色按脉，先别阴阳。

分别阴阳的前提是掌握阴阳属性的具体划分。

对阴阳属性的具体划分，在《内经》中即有明确的说法。其阴阳归类划分的原则大抵如下。

（1）从部位分阴阳："外为阳，内为阴""背为阳，腹为阴"（《素问·金匮真言论》）；"东南方阳""西北方阴"（《素问·阴阳应象大论》）；"天为阳，地为阴"（《素问·阴阳离合论》）等。

（2）从性质分阴阳："水为阴，火为阳""日为阳，月为阴"（《素问·阴阳离合论》）；"阳为气，阴为味"（《素问·阴阳应象大论》）；"脏者为阴，腑者为阳"（《素问·金匮真言论》）；"阳胜则身热，阴胜则身寒""阴阳者，血气之男女也；左右者，阴阳之道路也；水火者，阴阳之征兆也"（《素问·阴阳应象大论》）等。

（3）从变化特点和趋向分阴阳：即"阴静阳躁，阳生阴长，阳杀阴藏""阳化气，阴成形""清阳出上窍，浊阴出下窍；清阳发腠理，浊阴走五脏；清阳实四支，浊阴归六腑"（《素问·阴阳应象大论》）；"阴者，藏精而起亟也；阳者，卫外而为固也"（《素问·生气通天论》）；"阴在内，阳之守也；阳在外，阴之使也"（《素问·阴阳应象大论》）等。

现代医者通俗地将阴阳属性作如下归纳：

凡在上、向上、在外、向外、雄性、强硬、热烈、光亮、积极、活跃、进取、伸张、功能、无形、急速、实性、外露、开放的皆属阳。

凡在下、在内、向下、向内、雌性、柔弱、寒冷、晦暗、消极、安静、退守、屈缩、物质、有形、迟缓、虚性、闭合、收藏的皆属阴。

医者在临床上应用这些阴阳划分原则即可对人身之上下、表里、脏器以至脉之浮、沉、迟、数，药之升、降、浮、沉，病之寒、热、虚、实很快做出属阴属阳的判断。对于临床实践，实是一种执简驭繁的工具。

阴阳属性的划分，经过几千年的中医临床实践，证明其意义巨大。中医史上杰出的医学家在理论上能有所成就，都是由于精研了阴阳学说，结合实践中发现的新问题，提出了优秀的解决方案。如金元四大家从阴阳具体属性与五行、脏腑关系出发，各自提出了火热病机学说、脾胃学说、阴不足阳有余论等，究其实也是以阴阳属性为基准的。可见临证熟练掌握阴阳学说的重要性。

十、阴虚之"热"与阳虚之"寒"

阴阳既进行生理功能又处于相对平衡状态。一旦平衡被破坏，则导致阴虚或阳虚之不平衡状态。临床表现的症状则相应有轻重。

阴虚则热，微者手足心热，口干少津，大便秘结，尿少，甚者，还可出现阵发性身面烘热，胸中如焚，面赤如醉，渴喜冷饮等阴虚阳亢证。

阳虚则寒，微者，大便经常溏薄，小便清长，五更泄泻，甚者，则有手足不温，畏冷胜于常人，不喜冷饮，虽盛夏炎暑尚著厚衣，食少，饮冷则腹痛，泄泻，面色㿠白等阳虚寒盛之证。

《内经》云："阴虚则内热，阳虚则外寒。"实践所见，阴虚之热无论其程度之微甚，除劳瘵外，体温过多升高者少见，即使胸中如焚，面赤如醉者，体温常不升高。

脏腑各有其阴，各有其阳，无论阴虚之热、阳虚之寒，两者表现于临床者，可以为局限性，亦可为广泛性。

局限性可以是体内、体表之某一局部，如阴虚之火局限而为牙痛，局限而为胸中热。广泛性表现为体内、体表者，其部位广而症状多。大凡阴虚之热、阳虚之寒二者，表现于临床症状之微甚，又与脏腑有关。以肾论，肾阴虚则其临床表现局限于肾之有关症状，如果肾阴虚影响于肝，形成水不涵木，肝阳偏旺，则二者皆病阴虚，其症状必多于单纯性肾阴虚。肾阳虚，其临床表现局限于肾之有关阳虚症状，而如果肾因阳虚不能温煦脾土而脾阳亦虚，其症状必然多于单纯性肾阳虚。肾阳虚既可导致脾阳虚，又可影响及肝而致肝阳亦虚。故阴虚之热、阳虚之寒与脏腑有关且有多面性，这种多面性不能认定为普遍性，而是因人体素质不同而异。

阴虚之热、阳虚之寒与实热、实寒不同。实热、实寒多为外在因素所引起，正气与邪气相争过程中之热象、寒象即实热与实寒，如未能顺利消除，则可伤及人体之阴或阳，导致阴虚或阳虚。即"邪气盛则实，精气夺则虚"也。故阴虚之热、阳虚之寒与实热、实寒病机迥然不同，其表现症状亦各异。

十一、阴损及阳与阳损及阴

人体的五脏六腑各有阴阳，互根互用，其病则互相影响。所以在阴阳偏衰到一定程度时，会出现阴损及阳、阳损及阴的阴阳互损的情况。正所谓"无阳则阴无以生，无阴则阳无以化"。

（1）阴损及阳：是指先病阴虚，当阴精亏损到一定程度时，阳气无以生化，功能减退，从而在阴虚的基础上导致阳气的不足，出现既有阴虚而又有阳虚的临床现象，这就称作"阴损及阳"。以肝为例：肝阴久虚，肝阳则偏旺，出现一系列肝阳旺症状，肝旺克土，以致脾胃运化功能失常，出现食少、腹胀、大便溏泄、四肢无力或不温，形成"肝之阴虚"损及"脾阳"的病证。

以心为例：心阴久虚出现一系列心阳旺症状如心悸怔忡、夜寐不良、面热阵作，或吐血、衄血、咯血、自汗盗汗，久之出现梦遗滑泄、精神萎靡，时而畏风形寒，两足不温，形成"心阴"损及"肾阳"的病证。

（2）阳损及阴：是指先病阳虚，当阳气虚弱至一定程度时，阴液无以化生，物质乏源，从而在阳虚的基础上导致阴液的不足，出现既有阳虚又有阴虚的临床现象，这就称作"阳损及阴"。以肝为例：肝体阴而用阳，肝阳不足则疏泄功能失常，从而导致各脏各腑之精气不足，久之出现心悸怔忡、神不静宁，心少血养，心阴受损症状，形成"肝阳"损及"心阴"的病证。

以肾为例：肾阳久虚，出现水肿、腰酸、膝冷等症，久之若再出现饥不欲食、食少腹胀、大便燥结难解等脾阴不足之症，则形成"肾阳"损及"脾阴"的病证。

需要指出的是，阴损及阳与阳损及阴的病证，与"阴胜则阳病，阳胜则阴病"的机制是完全不同的，它们的治疗法则也各异。

"损及"问题不是绝对的，"损"不一定非"及"不可，由"损"到"及"之间是有一个"度"的问题。不到一定程度，是到不了"及"的。至于"及"与"不及"，则主要由人体的内在因素即先天禀赋及外在因素，如环境、气候、饮食居住、人为的失治及治不得当等诸多因素来决定。

此外，阴损并非一定是及阳，阳损也并非一定是及阴。阴损可以及阳也可以及阴，例如，肾阴虚可以导致肝阴虚，形成肝肾阴虚的病证，即是阴损及阴也。阳损可以及阴也可以及阳，例如，肾阳虚可导致肝阳不足，而形成肝肾阳虚，或导致脾肾阳虚的病证，即阳损及阳也。

十二、重阴必阳与重阳必阴

《灵枢·论疾诊尺》中云："四时之变，寒热之胜，重阴必阳，重阳必阴"；《素问·阴阳应象大论》中亦说："重阴必阳，重阳必阴"，是说阴阳之间存在着相互转化的关系，所以阴阳失调所出现的病理现象，还可以在一定的条件下各自向其相反的方向转化，即阳证可以转化为阴证，阴证可以转化为阳证。

重阴必阳，重阳必阴之重，《说文解字》云："重，厚也。"在这里应该有两个含义：一为重复之"重"，即两种阴或两种阳的属性同时出现在人体，如时值隆冬，感受寒邪而发热，此谓重阴必阳；时当盛夏，为热所伤，久不愈，汗大泄，肢厥肤冷，此为重阳必阴之例。二为厚多、过盛之意，如身冷，脉微欲绝，症脉都是阴盛，则称为"重阴"，说明阴寒之盛；身热，脉洪大，症脉都是阳盛，称为"重阳"，说明阳热之盛。阴或阳的程度过于增加、厚重，将分别出现阳证和阴证。

重阴必阳，重阳必阴之"必"，并非"必然""一定"，而为"出现"或"转化"之意。即疾病的性质原属阴气偏盛，但当阴盛到一定程度时，就会出现阳的现象或向着阳的方向转化；疾病的性质原属阳过盛，但当阳气亢盛到一定程度时，就会出现阴的现象或向着阴的方向转化。

这种向阳或向阴的转化，是有条件的。笼统地说，它的条件是人的内在因素即禀赋、体质等，也可以是外在因素，如环境、气候、失治、误治等。具体的还是要借助现代实验室检验及各项现代检测设备，明确致病原因及病情演化规律，才好定性。

重阴必阳证和阴胜则阳病的机制并不相同。重阴必阳证之临床表现可以是发热，可以是躁扰不宁，可以是面赤，也可以是局部组织出现阳证。总之，这个阳证是阴严重到一定程度而出现的。而阴胜则阳病之临床表现为寒象，即所谓"阳病则寒"，根本没有热象。

重阳必阴证和阳胜则阴病的机制亦不相同。重阳必阴证之临床表现可以是四肢厥冷、神昏不语，也可以是大汗淋漓、高热骤降。总之，这个阴证是阳严重到一定程度而转化的。而阳胜则阴病之临床表现一开始即为热象，即所谓"阴病则热"，根本没有寒象。

重阴必阳、重阳必阴，在《内经》中称作"阴阳反作"，如《素问·阴阳应象大论》

说："寒极生热，热极生寒……此阴阳反作，病之逆从也。"如果说阴胜则阳病、阳胜则阴病是疾病量的变化，那么重阴必阳、重阳必阴之阴阳反作，则属疾病质的变化。阴阳反作是指疾病向原来相反的方向转化。这种转化，在临床上千万不要单纯地当作仅仅是出现症状问题而已。这种转化，透过其症状表面现象，其实预示着机体将要处于深层次的危机。如肺炎患者，一开始出现高热、面赤、咳喘、胸痛、舌红苔黄、脉数有力等症状，属于功能亢进的阳热实证，当因循误治或他种原因造成正虚邪陷，导致病情恶化而发生中毒性休克，转为肢冷汗出，呼吸浅促，面色苍白，脉微欲绝等症状时，则自原来的阳、热、实证转化为机体衰弱的阴、寒、虚证，如不及时救治，就可能阴阳脱离，阴尽阳绝，生命垂危了。再如乙型脑炎、流行性出血热及很多感染性疾病后期出现休克及肾衰竭，都说明了疾病转化的凶险性。

所以说，临床医师要紧紧抓住阴阳反作是需要一定条件的这个特点，通过对条件的控制或者创造一定的必要条件，不使这些疾病发生恶性转化，截断疾病的进程，促使疾病向良性发展，以达到迅速或最后治愈的目的。因此，学习研究阴阳学说中的重阴必阳、重阳必阴的目的就在于此，因其有临床价值，故值得我们去研究。必伏其所主而先其所因，此之谓也。

十三、昼夜阴阳病

元代朱丹溪在《丹溪手镜·杂病气血阴阳》中说："日增夜静，是阳气病，而血不病；夜增日静，是阴血病，而气不病"，说的是凡病白昼增剧，入夜反平静者，其病变在阳分、气分，非涉阴分、血分；凡病入夜增剧，白昼反平静者，其病在阴分、血分，不关阳分、气分。这可以说是阴阳学说在时间医学上的最早应用。

昼夜阴阳病的理论概括，是阴阳学说中昼阳夜阴的属性及人体阳气在昼夜之间的消长规律。如《素问·生气通天论》谓："故阳气者，一日而主外，平旦人气生，日中而阳气隆，日西而阳气已虚，气门乃闭。"《素问·金匮真言论》亦指出："平旦至日中，天之阳……合夜至鸡鸣，天之阴……故人亦应之。"《灵枢·顺气一日分为四时》谓："夫百病者，多以旦慧，昼安，夕加，夜甚。"白昼阳气旺盛，抵抗力强，功能活跃，故病在阳分气分者，疾病症状反应强烈，入夜阳气潜入阴分，不与邪搏，故疾病表现反而平静。夜属阴，病在阴分、血分者，与入夜即潜回阴分的阳气相搏，正邪相争，故疾病表现增剧。朱丹溪根据疾病的昼夜变化特点来判断病位性质，提出昼夜阴阳病，是对阴阳学说的重要发挥。

朱丹溪昼夜阴阳病说的提出在临床工作中十分有指导意义。

在诊断方面，如胃脘痛，白天痛甚而夜减轻者，多属饮食不节，寒温失调或肝气犯胃所致，病在阳分、气分，属胃气失于和降，常见于急、慢性胃炎，胃神经官能症等。胃脘痛，在夜间加剧，而白天缓解者，病机多属阴分、血分，常见于十二指肠球部溃疡等。又如血瘀型慢性肝炎、肝硬化等胁痛证多在夜间加重，而气郁型则夜间减轻。汗出一证，白昼无热自汗，病在阳虚、气虚；夜晚睡中盗汗、低热，病在阴虚、血虚。充血性心力衰竭并发的心源性哮喘，常在夜间发作，主要原因是心血瘀阻致肺气不降所致。

在治疗方面，如肝阳上亢的高血压，常在白天阳旺之时症状加重，血压升高，入夜则缓解，根据这一特点，无论是中药治疗还是西药治疗，在白天给药，效果较好。至于阴分血分病证，投药宜在夜间为佳。针对疾病的病位在阳分气分、阴分血分的不同，决定白天还是晚上给药的时间，符合中医辨证论治的原则，可以加强治疗的准确性，使临床疗效大大提高。

在预防方面，某些疾病的发作和恶化与昼夜阴阳变化关系密切。如脑出血多属阳气亢盛之证，其发作常在白昼、活动之时，而夜间发作者少。脑血栓形成，多是痰瘀为患，其发作常在夜间、安静之时，而白昼发作者甚少。前者病变在阳、在气；后者病变在阴、在血。由此可以交待患者及其家属，在相应的时间内密切注意，有可能避免病情的发作或恶化。

十四、阴气和阳气的运动旋转

阴阳之间具有相互对立、相互依存、相互消长、相互转化等关系，即阴阳相抱于一个统一体中。阴、阳，又称阴气、阳气。即言气，那么气是聚散无一定之形，随时运动变化着的，所以说阴气、阳气是相拥相抱运动着的。怎么运动？无外旋转周流而已。

宇宙、天地、自然之运动，宏观到天体、云河、星系，微观至分子、原子、电子，无一不是按照旋转周流形式运动的。我们可以看到《河图》《洛书》《周易》中的一些图，绘了很多黑白两色、圆的小点，那是古人按照天体星云模样，对阴、阳最简单的表达方法。画的样子像球，提示人们阴、阳运动起来是像球一样旋转。所以说后来古人将太极图制成一圆形图，应该说将阴阳模型化了，使阴阳更便于掌握，唯一不理想的是没有阴阳立体化，使得后来学习者中立场不坚定者半信半疑，甚至半途而废，走向反面。

阴气、阳气的旋转运动，蕴育着升降、出入等方式，这些方式并非简单的直线式来复运动，而是一个个呈旋转的圆机，每次旋转，都是物质新陈代谢的生命模式。《内经》云："左右者，阴阳之道路也。"阴阳旋转有相反的左右两个方向，往复无穷，此即对立；由左右相反旋转运动的连续闭合，才能回转，此即转化；旋转之先，必有盛衰，物极乃反，此为消长；阴阳旋转左右正反相继，不可分断，断则不能旋动，此即依存。阴阳旋转运动中，虽有对立、依存、消长、转化之分，其实阴阳皆融于一旋转运动之中。中医常讲的"圆机活法"，其实就是从阴阳运动旋转中考量而来。

《内经》云："阴阳相贯，如环无端"，说的就是阴阳经络气血的运行形式。现代生理学、生化学及物理学上的许多规律也是旋转的。用以描述生物节律的波形曲线，不过是旋转运动在时间轴上的展开式而已。神经传导及生化过程的正反馈与负反馈，也是旋转运动，即使是酶促反应中的双向调节，细胞内外物质的交流，甚至重要的生命物质分子，都呈旋转运动形式。

阴阳的运动旋转，在这个"动、旋"的时机中，既可以产生许多奥妙的生命现象，又可以帮助医者制定许多极其玄妙的治疗法则和策略，如阴病治阳、阳病治阴、调气、调血、调神、升、降、疏、补等，举不胜举，从而丰富和完善了中医治疗学。现代许多疑难杂症，西医治不好，求助于中医，中医总能给出一二理由，找出治疗大法。这都得益于阴阳旋转运动学说。有人说中医"玄"，玄在阴阳的旋转运动。老子的《道德经》说："玄之又玄，众妙之门。"只有理解了中医阴阳旋转运动模式，才能掌握中医的玄妙。

清乾隆年间名医黄元御，30岁时，偶患眼疾，为庸工所误，导致左目失明，因此放弃仕途，转而潜心研悟岐黄之术。终于，他在晚年悟到了，天地之间的一切事物，实际上都是一团气在不停地旋转，就像太阳东升西落一样，升降回旋，如环无端。而人秉天地之气生，天人合一，所以人也是一团气，人这团阴阳之气也在体内如环无端地不停周流旋转着。大道至简，中医竟然是如此简洁明了！

黄元御认为，从阴阳气旋转周流角度认识人体的生理和疾病就简单多了。脾胃是人体的中焦，人体这团阴阳气从脾胃开始升降周流出来，人体这一阴阳气上升的时候，就是身体的肝气和心气往下降的时候，这一阴阳气就是人体的肺气和肾气。脾胃之气位居中焦，成为肝、心、肺、肾之气升降的枢轴。人体的阴阳气，升不上去会致病，降不下来也会致病，中焦脾胃之气旋转不动也会致病。人体所有的疾病，其实都是这样产生的，或者升不上去，或者降不下来，或者枢轴不利。治疗时，只要升不上去的帮助升上去，降不下来的帮助降下来，中焦不旋运的帮助健运，所有的疾病按照这个阴阳气旋转运动原理都可以很简单地治愈。从药物的角度来看，有左路升发的药物，如麻黄、附子、细辛之类；有右路敛降的药物，如石膏、大黄、五味子之类；有中焦斡旋的药物，如干姜、甘草之类，左升右降中斡组成了治疗阴阳旋转异常的方剂。就这样，黄元御先生从象的角度，给我们描绘出阴阳气是按照土枢四象，一气周流的规律运动旋转着，并将心得体会著成《四圣心源》一书，称其为"诸书之会极"，是其巅峰之作。此书一出，即为时医所推崇备至，盛赞黄元御为"长沙而后，一火薪传，非自尊也"。而黄元御的这套理论，他并没有看作是自己的发明创造。他认为这套阴阳运动旋转理论在黄帝、岐伯、扁鹊、仲景那个时代，就已经很完备了，古圣皆知，惟后人不解而已。所以黄元御把自己的书名定为《四圣心源》，以表明自己传承古圣心法而已。

阴气、阳气运动旋转的一个重要特征是它的不可逆性，《素问·玉机真脏论》称为"神转不回，回则不转"。不可逆之义有二：本义是，当事物发展到物极必反时，并不是沿原路"退回"，而是从另一面"转回"。"退回"是对旋转运动的阻断，只有"转回"，才能既实现回归，又完成旋转。其意义是说，事物通过旋转运动的回归，不是简单地回复到原点，它对整体运动来说是回归到新的起点，从而呈现螺旋式上升运动的规律。

十五、阴 阳 对 应

阴阳在一个共同体内相互对立、相互斗争、相互制约，其目的是相互融合、相互照应、相互呵护。怀阴抱阳、平衡消长、阴平阳秘，才能使人体的功能正常运行。所以阴阳的对立，实质上是为了更好地对应。人体脏腑、经络、生理功能的相互对应，展现出了人体生理功能的奇妙现象：

肺与大肠的表里对应，使人体浊气从肠道中可以排出；

心与小肠的表里对应，使心的动力功能可以从下减压；

脑与肾的上下对应，使肾精源源不断上输于脑；

心与肾的上下对应，使心火下降，肾水上升，一升一降，水火既济，阴阳交泰；

肺与膀胱的非表里对应，肺主肃降，通调水道；膀胱者，津液藏焉，气化则能出焉，使人体水道通畅；

心与肺的非上下对应，心主血，肺主气，使气血在全身周流不息，营养百骸。

另外，肝经的脉气上出额与督脉会于巅顶，病机有"诸风掉眩，皆属于肝"；肺为气之主，肾为气之根；君火与相火、宗气与原气、上气海与下气海、上丹田与下丹田等的对应，无一不反映出脏腑经络阴阳对应、既济和谐的关系，说明阴阳学说是人体气化的原始抽象。

阴阳对应的关系，可以引申出人们无限遐想，如通利大肠以平喘、渗利小肠可以治舌炎、舒肺能够达肝、补肾可以益脑、利胆能够安神等，总以维护上下表里左右的对应关系的相对平衡唯是。

人体脏腑、经络、生理功能的相互对应，还可激发人体的潜能。譬如躯干部为人身主体，《灵枢·阴阳系日月》说："腰以上为天，腰以下为地，故天为阳，地为阴"，说明人身躯干部存在着上下阴阳对应。经络学家认为腰以下有个意守点称丹田，下部属阴；腰以上的大脑、心脏、肺脏等功能活动产生的意念，都是动的表现，上部又属阳。上下阴阳相应，则动静结合、对立统一。若意念居于下部丹田，就是阴阳对应相交，原气归真，即原气返回先天府宅，处于纯真的状态。气守丹田，原气归真，将会使人体产生许多平时不具备的功能，即潜能。这种潜能一旦暴发，会加速人体经络气血的运行速度，脏腑功能至裂变式的暴发，出现人体奇迹，产生特异功能表现。

阴阳对应，特别是表现在人体脏腑、经络、生理功能上的相互对应，很像现代物理学中"场"的表现，但又不同于物理学中的"场"，我们可以把它看作是"人体的生物场"。这个场的核心就是经络学家所讲的"丹田"，即下腹部的丹田处。利用人体生物场的观念，有助于揭开阴阳对应的实质，拂去长期罩在脏腑经络学说上头的"神秘面纱"，还原事物本来的面目。《素问·阴阳应象大论》说："阴阳者……神明之府也"，说的就是阴阳对应所产生的神奇现象，因其玄妙，古人认识有限，故曰"神明"。在已掌握了先进技术的今天，阴阳学说仍然具备强大的生命力，个中原因，很值得我们去思考、去研究。

十六、阴 阳 数 量

谈起阴阳，好像我们总在用抽象、概括、属性来表述，阴阳永远是定性事物的代名词一样，如朱丹溪在《局方发挥》中说："阴阳二字，固以对待而言，所指无定在。或言寒热，或言气血，或言表里，或言动静，或言虚实，或言清浊，或言奇偶，或言上下，或言生杀，或言左右。"但不管它如何丰富多样，"然其要一也"。此说固然高度概括、简洁明了，然在临床实用中，很多医者仍不得要领，特别是在治疗上怎样精确投药。愈后判断上完全出于患者自我感觉，医生几乎没有半点自主。为什么呢？问题就出在阴阳数量上。

阴阳数量问题，古人并非没有说法。《素问·阴阳离合论》说："阴阳者，数之可十，推之可百，数之可千，推之可万。"试图运用个、十、百、千、万之数来说明阴阳数量。《素问·天元纪大论》说："阴阳之气各有多少，故曰三阴三阳也"，明确指出阴阳数量概念。《素问·调经论》说："阴阳匀平，以充其形，九候若一，名曰平人。"阴阳是多少才是"匀"？明里暗里提出阴阳数量概念。可惜的是，后世医家们对阴阳数量问题的认识大多停留在三阴三阳上。张仲景在研究阴阳数量时，在阴阳辨证的基础上创造了三阴三阳辨证体系后，就再没有人能够深入研究阴阳数量，提出更多的阴阳数量解决方案了，从而使中医学在哲学范围内，即社会科学方面多有发展探究，而在自然科学方面仍停留在两千多年前的东汉时代水平上，中医怎么能够进步呢？

其实，《内经》在阴阳数量上很有研究，并将阴阳数量的多少定位在气血多少上。如《素问·血气形志》说："夫人之常数，太阳常多血少气，少阳常少血多气，阳明常多血多气，少阴少血多气，厥阴常多血少气，太阴常多气少血，此天之常数。"

可惜的是，《内经》中有关手足六经阴阳气血多少之常数的记载非常混乱，前后不一。如《灵枢·五音五味》的记载，三阳经与《素问·血气形志》相同，三阴经却是"厥阴常多气少血，少阴常多血少气，太阴常多血少气"，和《素问》所说正相反。

但是，《灵枢·九针经》所述三阴经，则变为："太阴多血少气，厥阴多血少气，少阴多气少血。"除太阴外，又重新翻了回来。

人身阴阳，即手足六经血气多少，必有一个常数，即它的规律性，并且和自然界阴阳消长的规律相应。但这个常数是多少？《内经》里没有一个明确概念，并且前后说法不一，这可能是后世医家无法深入研究下去的原因。另外，囿于当时的科技生产力水平，也没有任何科技手段去给阴阳定量，更没有办法去验证古人所说的气血数量的真伪，从而使后世中医走上了一条模糊发展的道路，只能靠历代中医师们在临床中去感悟，去跌跌撞撞地摸黑前行。路走对了，妙理开了，感悟到了，可能成为一代名医；路走错了，鼻青脸肿，个中委屈酸楚只能自知。为什么现代这么多中医宁愿改行，或者中西医杂投，给病人服了中药后，还觉得没把握，要加点西药才放心？这都是中医阴阳学说的发展，只有定性，没有定量的缘故啊。心中无数，自然做起事来，没有多少把握。

阴阳数量问题，牵涉中医学术发展问题。中医传统理论如果仍处于仿生阶段，即"象"阶段，就很难进入科技发展的高速道。人体各脏腑、经络、器官阴阳数量不同，其功能各异，其具有的气血多少各不相同，下面我就手头资料总结概括一下脏腑的气血多少，以期引起中医同道重视，对这个问题进行探讨。

心为阳脏，主血脉，多阳多血，不足于气与阴；

肺为娇脏，主气而肃降，多气多液，不足于阳与血；

脾主运化水谷精微，多气与阴荣而为湿气，阳与血相对不足；

胃主纳谷而磨食，多阳多血而为燥气，气与阴相对不足；

肝为刚脏，主疏泄，多气多血，阳与阴稍少；

胆为阳升而主通降，阳多而动，阴多而泄，气与血较少；

肾藏精，主水，精忠有元阴、元阳，阳化气，阴成形，阳气与阴血平衡。

以上这些是人体脏腑阴阳气血数量的大致情况，其阴阳气血的多少可以构成人体生理的平衡，如心肺平衡，是心阳多、血多，肺气多、阴多，组成上焦阴阳气血平衡；肝胆平衡，是肝气多、血多，胆阳多、阴（胆汁）多，组成中焦肝胆阴阳气血平衡；脾胃平衡，是胃阳多、血多，脾气多、阴多，组成中焦脾胃阴阳气血平衡；肾肝平衡，是肾藏元阴、元阳，肝多气、多血，组成下焦肾肝阴阳气血平衡。如果这些阴阳气血数量损耗，那么气血阴阳平衡就会被打破，出现病理状态了。

十七、阴阳例子的生活形象比喻

怎样更透彻地理解阴阳学说，不能光凭高深的理论。阴阳来自于人们对大自然日常生活的观察总结，那么用生活中的例子来形象地比喻阴阳，才最有说服力。这方面，中国中医研究院的方药中教授举的几个生活例子，我认为最能帮助人们理解阴阳关系。

方药中教授说，我们照明用的油灯，按照物质属性，点灯的油便是阴，点灯的火便是阳，这个油灯如果要发挥照明的作用，必须是火与油同时作用才行，如果只有油没有火，或者只有火没有油，这个灯都是点不起来的，要想使这个油灯点起来，能够发挥正常的照明作用，油便不能离开火，火也不能离开油，油与火之间的相互作用，换句话说也就是阴与阳之间的相互作用，就是阴阳互根。从这个例子中我们可以看出，阴阳对立而又互根，相反而又相成关系，阴阳之间是一个不可分割的整体，阴不能离开阳，阳也不能离开阴，阴和阳不能孤立地存在。

在谈到阴阳和调平衡关系时，方药中教授举了一个蒸饭的例子：我们蒸饭时必须要适量的蒸汽才能够把饭蒸熟。蒸汽的来源是炉子里面的火和锅里面的水相互作用后产生的，我们要想使水和火相互作用产生蒸汽恰到好处，把饭蒸好，那么就必须使炉子里面的火和锅里面的水在作用上和调才行，如果炉子里面的火小了，锅里面的水太多了，它便不能产生出蒸汽，相反，如果炉子里面的火太大了，锅里面的水太少了，一会儿就被烧干了，甚至把锅也烧破了，当然也不能产生适量的蒸汽，饭也是蒸不熟的。水为阴，火为阳，水火之间的关系也就是阴阳的关系，总以和调为好。

在阐述阴阳转变关系时，方药中教授举例说：每年的夏天，天气都很热，按道理讲，天气越热，自然环境也就应越干燥，地面上很热，地下也应该热才对，但实际并不然。生活经验告诉我们，夏天越热，下雨也越多，自然环境也越潮湿。山洞里和地下泉水也越清凉，夏季，热，在阴阳属性上属阳，下雨、潮湿、清凉，在阴阳属性上都属于阴。天气越热，下雨越多，潮湿越重，地下越清凉，这些现象也就是重阳必阴。同样的情况，冬天天气很冷，按道理讲天气越冷，自然环境也应该潮湿一点才对，地下也应该相应的冷一点才对，但实际上不然，生活经验告诉我们，冬天越冷，自然环境越干燥，地下泉水和山洞越温暖。冬季，寒冷，在阴阳属性上属于阴，干燥、温暖在阴阳属性上属于阳，天气越寒冷，气候也越干燥，地下水和山洞也越温暖，这些现象也就是重阴必阳，说明了阴和阳在一定条件下可以完全向相反的方向转化。

仍以前面的油灯照明为例，方教授很风趣地比喻，点灯用的油是有形的，所以它是阴，点灯用的火在表面上虽然也是有形的，但它使油燃烧的作用和所发出的热力都是无形的，所以它是阳。油灯里的油和点灯的火相互作用，发生燃烧，是阴阳相互作用的结果，也就是有形的物质和无形的作用相互作用的结果，也即阴阳学说认为的"阳化气，阴成形"。

又说，油灯的燃烧，油是基础，没有油是燃烧不起来的，但燃烧起来以后，油便成了被动，火的作用继续它也继续，火的作用停止它也停止，阴是有形的，所以由阴生阳的现象又称作有形生无形；阳是无形的，所以由阳统阴的现象称作无形化有形。从这里可以看出来，在阴阳变化中，阴与阳虽然是一个不可分割的整体，但是仍然是以阴为最先的物质基础，换句话说也就是没有物质就没有变化。

以上这些生活中的阴阳变化例子，使我们充分理解到阴阳的实在性，也对阴阳关系有了一个坚定的感性认识。张介宾的《类经图翼·医易》谓："易道无穷，而万生于一，一分为二，二分为四，四分为八，八分为十六，自十六而三十二，三十二而六十四，以至三百八十四爻，万有以一千五百二十策，而交感之妙，化生之机，万物之数，皆从此出矣""阳为阴之偶，阴为阳之基"，说明了古人已经充分认识到一切阴阳变化都是在物质的基础上产生的，没有阴就没有阳，没有一就没有二，没有万物、没有物质也就没有变化。就像方教授前面的油灯例子一样，没有油怎样能产生火呢？总之，物质的变化是无穷的，总是不断地由简单到复杂，由低级到高级，不断地在变化，也不断地向前发展。

十八、别于阴阳，知生死之期

尽管"法于阴阳，和于数术""天人合一"可以改变生命的法则，使人健康地活到天年以外，但无论多久，人总是要死的。当死亡来临的时候，人体中的阴阳两大体系就解体了，阴阳分离了，"阴阳离诀，精气乃亡"。

死亡一直是人们心头挥不去的阴云，在生死两极中，其实人类对死亡的痛苦和恐惧远远大于对生的赞颂和感激。孔子曾无限感慨地总结道："除死无大事。"这个世界除了死，再没有能比死更可怕的了。

《内经》各篇在讨论阴阳关系时，许多涉及什么是死亡的问题，不知死，何以生？例如，《素问·生气通天论》曰："生之本，本于阴阳……此寿命之本也。"意思是说生死的根本在于阴阳。《素问·阴阳别论》进一步说："别于阴阳，知生死之期。"意思是了解了阴阳就了解了生命的本质，也就知道了生死的秘密。

人的生命过程是气化过程。阴阳二气的相互作用是气化运动的原动力，气化运动存在于生命过程的始终。阴阳二气别离，气化运动自然停止，生命也就宣告结束。

在中国古代哲学思想中，气化泛指气运动变化的自然过程。《正蒙·太和》云："由气化，有道之名。"气化过程产生道及万物。"气化者，气之化也……气化者，一阴一阳、动静之机，品汇之节具焉。"概言之，气一分为二，即阴阳之气，有动静，有聚散，有清浊，有升降等相互感应，成为气化的动因。所以《正蒙·太和》云："太和所谓道，中涵浮沉、升降、动静相感之性，是生氤氲相荡、胜负、屈伸之始。"阴阳二气的相互对立、相互吸引及升降浮沉、聚散成形，自然会产生胜负、屈伸现象。因此，宇宙就是阴阳二气运动变化的自然过程，运动变化是阴阳二气最基本的属性，是宇宙一切运动变化的开始。"万物负阴抱阳，冲气以和"，万物都是由阴阳二气而成，那么，人的生命也就应该由阴阳二气所成。但人的生命毕竟具有一定的特殊性，必然存在与非生命现象的区别，中医学家们没有忽视这一问题，采用阴阳与气血对应这一概念来描述这种差异。这样，阴阳与气血就成为中医理论认识生命本质的核心，形成了独特的生命疾病认识观。

中医认为人体的气化，主要是指阴阳二气的运动变化所推动和激发的物质和能量的转化，即阴阳在气的运动变化作用下，实现脏腑、经络、器官等生理功能活动和气血津液等物质的相互转化，从而进行物质和能量的相互转化，形成机体的新陈代谢活动。物质能量相互转换的过程、新陈代谢的生命过程，无非是体内阴阳二气相互作用的结果，所以阴阳是人体气化过程的动力来源。

人出生之后，机体需要不断地从自然环境中吸收和摄取大量的营养物质，诸如阳光、氧气、水分、食物等，通过气化作用，使物质转化为人体自身的物质——气血津液等，一方面可以不断地补充人体不断被消耗的气血津液等，从而使机体脏腑功能活动不断得到能量供给，实现由形化气；另一方面可以使脏腑、经络、器官等组织得到不断的自我修复、自然更新等，充实脏腑、器官的组织结构，取代衰退死亡的器官组织，实现由气化形。在气化运动的作用下，机体脏腑、器官的代谢产物，诸如汗、浊气、尿、粪便等，经过相关的脏腑器官的生理活动排出体外，实现机体的新陈代谢。《素问·阴阳应象大论》云："味归形，形归气；气归精，精归化；精食气，形食味；化生精，气生形。"即形象地用古代语言描述这一气化过程。可以说，人体生命的生、长、壮、老、已的自然过程，就是气化运动的过程。而气化过程，则是阴阳二气相互作用的形式表现，阴阳二气是推动气化运动的原动力。所以《素问·阴阳应象大论》谓："阴阳者，天地之道，万物之纲纪，变化之父母，生杀之本始，神明之府也。"知阴阳者，可以断生死也。

十九、阴阳学说的异议

阴阳学说把自然界纷纭众多的事物和现象归纳为阴阳两大类，提出阴阳对立统一是宇宙的总规律，这对指导人们认识世界时做到提纲挈领，以简驭繁，把握事物本质，指导人们对复杂的事物进行分析综合，在一定程度上辩证把握事物的矛盾运动具有积极意义。但阴阳学说毕竟是两千多年前的产物，它的朴素决定了它的粗糙，它的粗糙决定了它认识上的局限，它的局限决定了它的深度及广度，所以阴阳学说也有其不足部分。

如刘长林在《〈内经〉的哲学和中医学的方法》中说："《内经》的阴阳学说与现代的矛盾法则有着质的差别。它们属于不同的时代，具有不同的认识基础。现代辩证法，是在资本主义大工业蓬勃兴起的条件下出现的，它总结了19世纪中期的主要科学成果，因而具有了科学的形象。一百多年来，由于自然科学和社会科学空前高速发展，许多划时代的新的科技成就相继出现，使人们对唯物辩证法，对对立统一规律的认识也愈深刻完善。而阴阳学说是我国奴隶社会和早期封建社会的产物，那时的生产完全依靠简单的手工劳动，还没有以严格实验为依据的系统的自然科学，这就决定了阴阳学说不可能超出直接观察的广度和深度，不可能具备严格科学的表现形式，在很大程度上带着猜测的成分。由于阴阳具有自己特殊的规定性，属于一类具体的矛盾，所以它的适用范围必然有一定限度，而不能无限推广。《内经》夸大阴阳矛盾的普遍性，把它们推广到无限宇宙，这是不正确的。在社会领域，生产力和生产关系的矛盾，经济基础与上层建筑的矛盾，各种经济部门之间的矛盾，阶级矛盾等等，显然不能用阴阳来概括。在自然界，一旦超出了直观所能达到的界限，阴阳范畴就会失去效力。例如，大量的物理、化学和生物现象，分子、原子，基本粒子之间的关系，生态关系等等，都无法用阴阳加以解释。即使在直观的限度之内，许多现象也难以纳入到阴阳的范畴中去。因此，《内经》夸大阴阳的适用范围，把阴阳对立统一既看作时宇宙普遍存在的矛盾，又看作是一切具体事物本身的根本矛盾，认为一切事物的具体矛盾，不论它们属于哪一领域，都可以归结为阴阳这一特殊矛盾的不同表现，都不过是由阴阳所代表的若干属性和状态所构成的，就是说，把一切种类的矛盾统统归结为阴阳，阴阳既是个别，又是一般，这就在一定方面歪曲了普遍与特殊的辩证关系，模糊了不同运动形式之间的质的区别，从而把事物性质的差异简单化了。随着实践和认识的发展，坚持用阴阳统摄一切现象，势必束缚人们的头脑，妨碍人们从更多的方面去研究事物矛盾的特殊性，同时也会妨碍人们在更高更广阔的范围内认识事物的一般性，去探索更深刻的本质，扩大知识领域。"

这从哲学角度阐述了阴阳学说的局限性。也有人认为阴阳学说关于阴阳可以代表"两种事物"的说法，与辩证唯物主义强调"事物内部"存在矛盾关系的观点有着很大的不同，正是由于这种不同，使古代贤哲们把许多无密切联系或虽有密切联系却不存在相应对立及相互依存关系的两种事物冠以阴阳，如天与地、日与月、水与火及人体当中的脏与腑等，以无限制地扩大阴阳学说的适用范围。也正是由于这种原因，使阴阳学说偏离了唯物主义而存在着不科学的成分。

更有人认为"阴阳二气"提法不够妥当。不少现代中医学书籍在介绍阴阳学说时都提到"阴阳二气"。如"阴阳学说认为世界是阴阳二气对立统一的结果"。把阴阳说成"二气"似乎是在说阴阳是客观存在的物质，由此引申说明阴阳学说是一种唯物主义的学说。其实，"阴阳"的初始含义是：抽象的，认识和分析事物的方法与理论工具，是对自然界相互关联的某些事物和现象对立双方的概括，代表着事物相互对立又相互联系的两个方面。由此认为把阴阳说成"气"或说成某种物质是没有道理的。

还有人认为运用阴阳学说来解释脏腑生理病理特性，很难成立。《内经》认为脏为阴，腑为阳。脏、腑是构成人体这一复合有机整体的重要组成部分，各个脏腑之间有着结构和功能的联系。人体的正常生理活动有赖于各脏腑之间功能密切配合，但脏腑又有其相对的独立性，每脏每腑各有其结构上和功能上的特殊性和复杂性。一个特殊的、复杂的和相对独立的器官只能是阴阳的合体，而不能用单阴或单阳加以概括。以脏为阴、腑为阳，脏腑构成一对阴阳，无论从哪个角度来看都很难成立。举肝、胆为例，肝脏有主藏血、主疏泄、主筋的功能，就其主疏泄这一功能来看，不仅能调理情志活动，还能保持正常的消化和吸收，并且与气血的调畅密切相关。而胆的功能，虽然祖国医学认为其与人的情志活动有关，但主要还是储存胆汁和定时排放胆汁。以肝胆组成一对阴阳，就很难发现它们之间的相互对立关系，而相互依存关系也仅表现在肝胆制造胆汁，交于胆囊储存，在消化吸收需要时排入肠道加以利用。这种依存关系不仅过于单一，而且是单方面的，即如果肝脏不制造胆汁，胆就失去了存在的价值，但反过来讲，胆的功能障碍虽然也影响肝脏，但仅仅是阻碍了胆汁的排泄，即使因某种原因将胆囊切除之后，对肝脏功能也不会产生太大的影响。退一步讲，即使可以用阴阳来概括肝胆，这种阴阳的归属也明显不够合理。与胆比较，肝脏功能复杂、活跃、主动，应该说是趋于活动的、向上的、积极的、旺盛的，似应属阳；与肝比较，胆的功能单一、消极、被动，可以说是趋于静止的、向下的、消极的，似应属阴，这与现实的归属情况恰恰相反。但假如我们把肝胆的阴阳关系颠倒过来，是否就完全合理了呢？答案恐怕也是否定的。这说明，肝与胆是不能构成一对阴阳的。同样道理，肾与膀胱、心与小肠、肺与大肠、心包与三焦、脾与胃，也不能组成阴阳。

由此认为，脏腑的阴阳，以五脏为阴，六腑为阳，如心与小肠、肝与胆、肺与大肠、脾与胃、肾与膀胱，一脏一腑各构成一对阴阳，是传统中医学当中运用阴阳学说的重要方面，但这种阴阳的组合不符合阴阳的基本概念，经不住推敲，是属组合无理的阴阳。

还有人认为人体腹为阴、背为阳，体内侧为阴、体外侧为阳，以及右侧为阴、左侧为阳等，虽然以阴阳相论，却没有什么临床实用价值等，不一而足。

二十、结　语

阴阳学说在中医学中的运用非常广泛，从阴阳这个层面上说，儒家偏向于阳，道家偏向于阴，而中医讲阴阳并存，一阴一阳谓之道，不偏阴或阳。中医认为人生病就是阴阳不调，调好阴阳，病就好了。这看似简单，但道理却是非常深刻的。

判断一种学说是不是科学的唯一标准是实践。实践证明中医运用阴阳学说于人体生理、病理、治疗、选药组方中是非常有效的，说明阴阳学说是经得起实践检验的，是科学的。千万不能机械地、教条地用一种科学形态来衡量另一种科学形态，也就是说，不要用西医去否定中医。

阳中有阴，阴中有阳，说明阴阳是无限可分的，阴阳的对应性常因对立面的变化而变。所以阴阳之中还可再分阴阳，这种划分是无止境的。阴阳的这种无限可分性，即使在科学飞速发展的今天，微观到了分子水平的时代，仍不失为一种永恒不变的方法论，并以此来认识和解决一切事物之间矛盾的对立统一关系。所以我们今天研究阴阳学说仍具有现实意义，没有过时。

《内经》说："阴阳应象。"阴和阳是对"象"的概括，总是表现为"象"的形式。其实，阴阳还有数与量，在这方面的研究，后人主要用于地理及命理之类的预测上，其中不乏大师之类的人才。如果我们在阴阳数量上下一点苦工夫，将它运用到医学上去，那中医将会是在宏观广阔的基础上变得非常细致并且有深度。阴阳学说中阴阳数量的研究，是中医发展的方向，也是未来中医的曙光。现阶段的科技成果只能证明中医阴阳学说的正确性及科学性，不代表发展了中医阴阳学说。中医发展的希望在阴阳数量上。象与数的结合，才能使人们切实地感觉到阴阳的存在。

阴和阳，不是虚幻的、缥缈的，它切切实实地存在于人体内和我们周围。

第二章　关于五行学说

谈中医，不能绕开五行学说。中医是以五行学说作为体系框架和推理手段的，五行学说对中医的影响是至深至远至久的。中医理论中任何一种学说都有五行学说的内容和痕迹，尤其是脏腑学说更是如此。

五行，是指木、火、土、金、水五种物质的运行。五行学说，是以木、火、土、金、水五种物质的特性及其相生和相克规律来认识自然、解释自然现象和探索自然规律的一种宇宙观和方法论。五行学说在中国思想史上属于朴素的唯物论和辩证法范畴。

一、五行学说的由来

"五行"一词，出自《尚书》，首见于《尚书》的"甘誓"和"洪范"两篇。

《尚书·洪范》谓："五行：一曰水，二曰火，三曰木，四曰金，五曰土。水曰润下，火曰炎上，木曰曲直，金曰从革，土爰稼穑。"《尚书正义》疏证说："水火者，百姓之所饮食也；金木者，百姓之所兴作也；土者，万物之所资生也，是为人用。五行，即五材也。"这就是最初的五行学说。

《尚书·洪范》还对五行的特性做出了经典性的阐释："润下作咸，炎上作苦，曲直作酸，从革作辛，稼穑作甘"，为五行学说的形成和发展奠定了基础。

五行之间的相生和相克之说，渊源于五行的相杂、相和化生万物。一般认为，《国语·郑语》中史伯所说的"夫和实生物，同则不继。以它平它谓之和，故能丰长而物归之。若以同稗同，尽乃弃矣。故先王以土与金、木、水、火杂，以成万物"，是五行相生、相克之说的基础。史伯在这里虽未具体指出五行的相生或相克，但已明确五行之间的"相杂"和"以它平它"（即含有相克之义），才能生化不息，"以成万物"；如果五行之间不相杂，即是"以同稗同"，相同的事物相加，不可能产生变化，故说"以同稗同，尽乃弃矣"。

五行之间相生相克的观点较早地在《墨经》中有记载。也有人认为春秋时代的孟子是五行学说的实际创始人。如范文澜在《中国通史简编》中讲："孟子是五行学说的创始者，孟子说五百年必有王者兴，由尧舜至于汤五百有余岁，由文王至孔子五百有余岁等，近乎五行推运的说法。比孟子稍后的邹衍，扩大五行学说，成为阴阳五行家。"

也有人认为，五行学说的起源应从中华人文始祖伏羲氏画八卦定阴阳说起，画出十字线分为东西南北中，谓五行文化始发。这种以我为中心的前后左右思维概念，也就成为五行学说的萌芽。

二、五行学说在中医学的应用

五行学说在中医学中的应用范围极为广泛，几乎涉及人体生理、病理和临床辨证及药物气味功用、制方原理、治疗方法等各个方面。

（一）以五行的归属阐释人体组织结构、生理功能及其相互联系

五行学说在中医学上的应用，首先是从其归类基础上来论证的。也就是用取类比象的方法，根据事物和现象的不同属性、功能和表现形态等，看它同木、火、土、金、水中的哪一行关系较大，就归纳在哪一行中，以便从比较复杂的事物中找出共同点及其发展规律，从而推测、判别事物发展的趋势，做出预见性的处理方法。中医学中的五行归属是以肝、心、脾、肺、肾五脏为核心，把六腑、五官、五体及情志、声音、气味等分别归属在五行之中，如表 2-1 所示。

表 2-1　五行归类

五行	木	火	土	金	水
五脏	肝	心	脾	肺	肾
六腑	胆	小肠	胃	大肠	膀胱
五窍	目	舌	口	鼻	耳
五体	筋	脉	肌肉	皮毛	骨
五志	怒	喜	思	悲忧	恐
五音	角	徵	宫	商	羽
五声	呼	笑	歌	哭	呻
五味	酸	苦	甘	辛	咸
五神	魂	神	意	魄	志
五色	青	赤	黄	白	黑
五臭	臊	焦	香	腥	腐
五气	风	火热	湿	燥	寒
五变	握	扰	哕	咳	慄
在气	柔	息	充	成	坚
五位	东	南	中	西	北
五季	春	夏	长夏	秋	冬
生化过程	生	长	化	收	藏

注：六腑中未列三焦，因三焦为孤府。

这种归属方式，并非主观臆测，而是通过长期实践的观察与体验逐步形成的。它既来源于实践，又是指导临床进行生理病理分析的理论依据。如肝开窍于目，在体为筋，在气

为风，临床上出现眼疾及筋脉振颤等病，多责之于肝。

（二）以五行的生克制化阐释五脏之间的生理联系

五行学说，是以五行之间的递相资生、递相克制的程序来探索和阐释五脏之间在生理上的相互联系，并用生克制化的理论来阐释五脏之间的生理平衡。

五行的"生"，是说事物之间具有相互资生、促进、助长的关系，其规律是：金生水、水生木、木生火、火生土、土生金。在相生关系中，每一行都具有"生我""我生"两方面的关系，又称"母子"关系，即生我者为母，我生者为子。

五行的"克"，是指事物之间存在着相互约束、抑制、克服的关系。也有人将相克称为"相胜"，意即互相竞胜，其顺序是：金克木、木克土、土克水、水克火、火克金。为什么五行可以相克呢？《素问·宝命全形论》有一段十分形象的描述："木得金而伐，火得水而灭，土得木而达，金得火而缺，水得土而绝。万物尽然，不可胜竭。"其实相克是指事物普遍的一种矛盾现象。在相克关系中，每一行又具有"我克""克我"两方面的关系，又称"所胜""所不胜"的关系，即我克者为我所胜，克我者为我所不胜。

这种相生与相克，是事物不可分割的两个方面。没有生，就没有事物的化育和成长。没有克，就不能维持事物正常协调的发展与变化。因而生克过程是同时存在，交错进行的。也就是说生中寓有相克，以使所生者不致发生太过；克中寓有相生，以保证受制者不乏生化之源。例如，木生火，而水能克火，这样火就不会因有木生而过亢；木克土，而火能生土，这样土便不会因木制而发生不足。五行之间这种生中有克，克中有生，相反相成，生化承制的关系，又称为五行的"生克制化"规律。《素问·六微旨大论》指出："亢则害，承乃制，制则生化。"《类经图翼》谓："造化之机，不可无生，亦不可无制，无生则发育无由，无制则亢而为害，必须生中有制，制中有生，才能运行不息，相反相成。"这是对生克制化的很好说明。

五行的生克制化理论，能够说明许多生命现象，有着较大的使用价值。人体内脏与五行相配，其之间存在着相互滋生、相互制约的内在联系。如肝木藏血以济心火，心火之热以温照脾土；肝木的条达以疏理脾土的壅滞，脾土的运化水湿以防止肾水的泛滥等。五脏之间的这种生理上的内在联系，用五行生克的变化规律可以得到较好的说明。

更为重要的是，五行生克制化理论，揭示和说明了人体本身所固有的一种自行协调、自动平衡的生理特性。如王履说："一脏不平，所不胜平之……姑以心火而言，其不亢，则肾水虽心火之所畏，亦不过防之而已，一或有亢，即起而克胜之矣。余脏皆然""以人论之，制则生化，犹元气周流，滋营一身，凡五脏六腑四肢百骸九窍，皆借焉以为动静云……且夫人之气也，固亦亢而自制者，苟亢而不能自制，则汤液、针石、导引之法以为之助"，就很好地说明了这一点。我们知道，在人体正常的生命活动过程中，随着实际的生理需求，各脏器的功能活动总是处于不断的消长变化状态中。因而在一定的范围内势必会出现太过或不及的情况，这时机体本身就会进行一次相生或相克的调节，而后趋于新的平衡，这种在不平衡中求得平衡，而平衡又立刻被新的不平衡所代替的循环运动不断地推动着生命活动向前发展与变化。

但须说明的是，以五行之间的生克制化来阐释五脏之间的相互关系及人体内外环境之间的平衡协调，从总体上说，是中医整体观念的理论基础，落实到每一脏腑的具体生理功能之间的相互联系，则又不尽然。如肝的藏血功能与脾的统血功能之间并不存在着"相克"的联系，也不被肺的主气功能所克制。因此，在研究脏腑生理功能之间的内在联系及其调节机制时，不能完全囿于五行之间的递相资生和递相克制的关系。

（三）以五行的生克乘侮阐释五脏疾病的病理机制

五脏的生理功能之间是一个有机的联系整体。因此，在一脏有病时，也必然会累及他脏，甚至影响多个脏的一系列生理功能。五行生克规律可以说明和解释许多病理现象。如临床上肾精亏损，常引起肝阴不足，导致肝阳上亢，因而出现头痛眩晕、腰酸耳鸣之症。这种现象以五行理论来说，称为"水不涵木"。肾属水，肝属木，但肾水不足，无力涵养肝木，遂致肝风上旋出现上述症状。又如肺气失宣，肃降失常之证，除有咳嗽痰喘的症状外，常兼见胸胁掣引疼痛、头晕目眩等肝经症状。这种现象以五行理论来说，属"金不制木"。肺属金，肝属木，金可克木，但因肺失宣降，津液不得敷布，则肝之刚性无制，燥急难平，遂致升发太过而出现上述症状。

生克制化是五行之间的正常关系。倘若五行之中任何一行发生了太过或不及的情况，就会使正常的协调关系遭到破坏，而产生相乘相侮的异常变化。

所谓"乘"，含有乘虚侵袭的意思，相乘就是指相克得太过，超过了正常制约的程度；所谓的"侮"，含有欺侮的意思，相侮，就是恃强凌弱，又称"反克"。

乘则加害于"我克"的一方，侮则反害于"克我"的一方，例如，木气太过，就会过度地克土，又会恃强凌弱欺侮金；而木气不及，则会被金乘虚侵袭之，又会被土恃强凌侮之。正如《素问·五运行大论》所说："气有余，则制己所胜，而侮所不胜。其不及，则己所不胜侮而乘之，己所胜轻而侮之。"由于这种乘侮现象代表着事物的异常变化，所以《素问·六微旨大论》又说："亢则害……害则败乱，生化大病。"

证之临床，常可见到乘侮现象的发生。如肝气有余的患者，既可并见脘腹胀满、呕恶、纳呆、便溏等脾失健运之症，也可见到胸闷、咳逆、气急甚至咯血等肺经症状。前者即为木乘土，后者即为木侮金。可见运用五行乘侮的规律能够解释和说明一些病理机制。

（四）以五行属性分类阐释临床现象

（1）望色：五脏各有主色，肝色青、心色赤、脾色黄、肺色白、肾色黑，都是根据五行的配属来确定其五脏所主。这样，在临床上，就可以以五色的变化来确定病变的相关脏腑，即色青为肝病、色赤为心病、色黄为脾病、色白为肺病、色黑为肾病。

还可以从色泽的变化来推测五脏疾病的传变。如脾病而见青色，为木旺乘土或土虚木贼；心病而面色黧黑，为水来乘火。

同时，还可根据五色之间的生克、相兼合化以推测病情的顺逆。如《医宗金鉴·四诊心法要诀》说："五色相兼合化，不可胜数，而其大要，则相生之顺色有五，相克之逆色亦有五……木火同化，火土同化，土金同化，金水同化，水木同化，金木兼化，水火兼化，火金兼化，此五行所化之变色也。如青赤合化，红而兼青之色……皆相生变也，为病之顺也……如青黄兼化，青而兼黄之色……皆相克变也，为病之逆也。"

（2）问口味：口味变化可反映五脏的生理病理状况。在疾病过程中，常常有口味的变化，一般可用五行归属法判断其所属脏腑。如酸属肝、苦属心、甘属脾、辛属肺、咸属肾。因此，见到口中泛酸为肝木旺盛、口苦为心火旺、口甘为"脾瘅"、口辛属肺病、口咸为肾水上泛等。

（3）色脉合参：即是从色脉之间的生克关系来判断疾病的顺逆。如《灵枢·邪气脏腑病形》说："见其色而不得其脉，反得其相胜之脉，则死矣；得其相生之脉，则病已矣。"这即是说，色脉合参，是以色为主。在一般情况下，色青属肝，应得弦脉为色脉相得；见到浮脉，为反得其相胜之脉，提示肺金克肝木，与病情相逆；见到沉脉，为得其相生之脉，提示肾水生肝木，是病情好转的表现。其余四脏，均可以此类推。

古人非常重视色脉合参，如《素问·五脏生成》说："能合脉色，可以万全。"而色脉合参之依据和方法就是五行学说。

（五）以五行制化指导治疗方法

五行学说认为，人体患病时总是表现为五行之间的生克制化异常。疾病的传变，总不外乎五行之间的相生或相克传变。因此，在确定治疗方法时，必须从五行之间的生克制化异常的实际情况出发，确定其治疗方法。如《金匮要略》云："见肝之病，知肝传脾，当先实脾"的肝病实脾法，即是依据五行之间相乘的原理控制病情传变的治疗原则。

此外，依据五行相生原理制定的"虚则补其母""实则泻其子""益火生土""滋水涵木""培土生金""金水相生"等，都是最常用的治疗方法。

依据五行相克原理制定的"抑木扶土""培土制水""佐金平木""泻南补北"等，也是临床上最常用的治法。

所以说，运用五行学说确定治疗方法，虽然多种多样，但总是依据五行生克制化原理而定。

（六）以五行顺序阐释人的天年

《灵枢·天年》提出人的寿命当活百岁，在人体生、长、壮、老、已的过程中，人体外在的形体官窍等的变化与内在的五脏气血盛衰有着密切的关系。原文是这样记载的："人生十岁，五脏始定，血气已通，其气在下，故好走。二十岁，血气始盛，肌肉方长，故好趋。三十岁，五脏大定，肌肉坚固，血脉盛满，故好步。四十岁，五脏六腑十二经脉，皆大盛以平安定，腠理始疏，荣华颓落，发颇斑白，平盛不摇，故好坐。五十岁，肝气始衰，肝叶始薄，胆汁始减，目始不明。六十岁，心气始衰，苦忧悲，血气懈惰，故好卧。七十岁，脾气虚，皮肤枯。八十岁，肺气衰，魄离，故言善误。九十岁，肾气焦，四脏经脉空虚。百岁，五脏皆虚，神气皆去，形骸独居而终矣。"从文中可以看出，人生前 50 年为生长发育成熟阶段，后 50 年则属于持平并逐渐衰老的阶段，而逐渐衰老在五脏的顺序正是五行的顺序，即木（肝）、火（心）、土（脾）、金（肺）、水（肾）。

（七）以五行阐释人的体质

《灵枢·阴阳二十五人》《灵枢·本脏》都谈到人的"个性"差异，并涉及禀赋与禀性的内容。此二篇中均用五行来阐述人体某脏健壮或衰弱，即用五行来归类分属人的体质状态，可以表现出在外貌、性格特征、疾病表现及对外界环境耐受程度等诸方面的不同。

《素问·脏气法时论》谓："五行者，金木水火土也，更贵更贱，以知死生，以决成败，而定五脏之气，间甚之时，死生之期也。"文中所说的"贵"，是指先天脏器的强壮；所说的"贱"，是指先天脏器的衰弱；"间甚之时"，是指脏器因各种因素引起的偏盛偏衰变化，指出了人的体质因素在健康长寿中的重要作用。这种用五行来分属人的体质禀赋是中医学的一个创举。

（八）用五行配五味来阐释药物的作用

五味就是辛、甘、苦、酸、咸。中医每用五行配五味的理论来概括、归纳、阐释药物的性能。如酸入肝、苦入心、甘入脾、辛入肺、咸入肾，使药物直接作用到偏亢或减弱的脏器，起到补偏救弊之作用，以恢复失去平衡的脏器功能。

药物的五味可从味觉辨别，但有些药物味不明显，而是从医疗实践中体会出来的。如细辛之辛味很明显，是从其形细味辛而得名；防风之辛味不明显，但它能防治风病而发散风寒，所以说防风性味辛温；又如"酸入肝"，白芍本味不酸，因其能收敛平肝，所以有人说白芍味酸。

三、五行的阴阳归属

五行学说，主要是以"五"为基数来阐释事物之间相互生克制化的法则。五行学说用以解释生命活动，通过五行配属，以五脏为中心，由经络系统，把五脏六腑、五体、五官九窍等全身组织器官划分成五个功能系统，并通过五行的生克制化维持各系统之间的动态平衡，使之阴平阳秘，精神乃治。所以《景岳全书》说："医道虽繁，而可以一言以蔽之者，曰阴阳而已。"世界上的万事万物皆可用阴阳归属，五行也有阴阳归属。

《素问·天元纪大论》将"木火土金水"视为"地之阴阳"。明代张介宾的《类经图翼·五行统论》指出："五行即阴阳之质，阴阳即五行之气""行也者，所以行阴阳之气也"，并"以气言时之序"，指出："木当春令为阳稚，火当夏令为阳盛，金当秋令为阴稚，水当冬令为阴盛，是木火为阳，金水为阴也。"对于木、火属阳，金、水属阴这四行的阴阳归属后人多无异言，至今仍在沿用。对于五行中的土行的阴阳归属则见解不一。有人认为土入脾，脾主升清，升者阳也，土则归属阳。有人认为脾居腹中，腹为阴中之至阴，所以土归属阴，让人莫衷一是。

其实阴阳归属有三种状态，即阴阳相分之阴态、阳态两种状态和阴阳交合的中间状态。这点古人早有论述。如《老子》曰："一生二，二生三，三生万物。"张介宾在《类经图翼·气数统论》中释为："一者太极也，二者阴阳也，三者阴阳之交也。"那么，在五行各行阴阳归属中，土行当属阴阳交合，具备阴阳双性的第三种状态，即中间状态。这从土的含义及归属于土行的几种主要事物的特性分析中可以得到佐证。

《尚书·洪范》谓："土爰稼穑。"《素问·太阴阳明论》曰："土者，生万物而法天地。"《伤寒论》谓土为"万物所归"。《说文解字》释土是"地之吐生物者也，二象"。可见土行关系到新老交替，包含着阴阳的双重特性。

从季节来说，土或分归于四季，各十八日寄治；或主长夏。而长夏则处于"夏至四十五日，阴气微上，阳气微下"（《素问·脉要精微论》）的立秋前后，由热转凉，由阳趋阴的过渡时期。

在一日之中，土主日西，为由昼转夜，由明转晦的时刻。

从方位上讲，土主中央，张介宾在《类经图翼·五行生成数解》中说："中者言土之不偏而总统乎四方。"

从作物生长规律来说，土主化为物成之时，由盛转衰和孕育下代的中间环节。

从所属的脏器来看，土入脾，脾为土行。《素问·玉机真脏论》曰："脾为孤脏，中央土以灌四傍。"

后汉魏伯阳在《参同契》中所绘的"三五至精图"中，即把木、火位于阳（左）侧，金、水位于阴（右）侧，土行则介于阴阳两侧之中。

从以上分析来看，可以说明五行学说的土行之阴阳归属是在阴阳交合的中间状态，具备阴阳的双重属性。

通过分析五行的阴阳属性，可以使我们更好地理解"肝生于左，肺藏于右"之左肝右肺学说、"阳热之证责于心，阴寒之证责于肾"之说、"上下交病治其中"之论述。如果不明白五行学说中的阴阳归属，仅凭我们现在所掌握的脏腑学说知识，绝对是一头雾水，根本无法理解和掌握中医的学术体系。

四、五行依次生克的循环问题

木、火、土、金、水依次按顺序相生、相克、循环不已，往复无穷。有许多学者认为这是一种形而上学的观点，是环环相扣、团团转的，没有发展的机械循环论。

其实，五行依次生克，周而复始的运动，并不是在同一圈子内循环，更不等于事物简单的循环往复。因为每一个生克过程都推动着事物向前发展了一步，使事物上升到一个新的高度，而在新的基础上又会出现新的生克过程，这样就促使事物不停地向前发展与变化。五行的生克变化不是在同一圈内机械地循环往复，而是一个因果式螺旋式的上升过程。今年花落颜色改，明年花开复谁在。年年岁岁花相似，岁岁年年人不同。五行的运动，随着时空的变化而变化，但基本原则和规律大致如此。事实上，在每一个事物生克循环中都包含有进一步发育的因素，同时它也正好说明了机体通过相生相克的自我控制与调节，从而使人的生命活动在相对稳定的动态平衡中向前发展与变化。

人体的实际生理情况是，脏腑之间客观存在着相互滋养、相互制约的关系，我们绝对不能认为在不断的生克过程中，人的生命运动还只是停留在某一生理阶段上而团团转地循环不前。如果说五行学说所揭示的脏腑之间的生克循环规律是循环往复、停止不前的机械循环的话，那人的生命奥妙岂不是太简单化了吗？特别是现代生理学中所揭示的人体内的血液循环规律、体液循环规律等，岂不也成了循环往复的机械循环？显然，这是一种错误的、片面的、简单的理解和认识。世界就是这么奇妙，这些看似简单的似乎是在周而复始地无限循环的生克过程、血液循环过程、体液循环过程，实际上都促进了机体的新陈代谢，从而推动着人体的生命活动向新的阶段进行。

五、五行休王问题

五行休王，或称五行囚王，是五行学说的一个重要组成部分，是我国古代医家关于自然万物和人体的五行精气活动节律及其相互关系的一种学说。《内经》将五行休王之说广泛运用于生理、病理、脉学及病势转归、判断预后等方面。

休王，是休、王、相、死、囚的简称，作为五行精气不同量的代号。五行精气与之时令相当的称为"王"，生王者称为"休"，王之所生者称为"相"，相之所克者称为"囚"，王之所克者称为"死"。死，是精气活动量的最低值（零点）；相，是精气活动量开始逐渐上升；王，是活动量的最高峰；休、囚，则依次下降。

以木之精气为例，王于春，休于夏，囚于长夏，死于秋，相于冬。换句话说，木气的活动量，在冬季就开始逐步增加，到春季达到最高峰，夏季开始逐渐下降，长夏时活动量更低下，至秋季活动量降至最低值，冬季又开始逐渐上升。如以五行休王说明五脏精气与四时五行的关系，则肝王于春，休于夏，囚于长夏，死于秋，相于冬。余脏之休王，可仿此类推。

《素问·脏气法时论》说："病在肝，愈于夏；夏不愈，甚于秋；秋不死，持于冬，起于春。"为什么肝病会出现这种情况？按照五行休王之说，就是因为木死于秋，相于冬，王于春。肝在五行属木，所以，肝病在秋天加重，冬天较平缓，春天好转。

五行休王的节律，除上述年节律外，还有日节律和旬（十日为一旬）节律。以日节律为例，木气，王于平旦，休于日中，囚于日仄，死于日晡，相于夜半。《素问·脏气法时论》说："肝病者，平旦慧，下晡甚，夜半静。"所以，肝病在早晨较为轻松，在日落时加重，在夜半时趋于平稳。这些，都是按照五行休王理论推演的，验之临床，有一定的效验。余脏之病，可以此类推。

古代医学家在长期的医疗实践中充分认识到时间是随着天体的运行而永无休止地更递变迁着的，万物和人体的生理活动则受时间所制约，呈现出生长化收藏的节律性变化。五行休王学说认为，生长化收藏这个具有节律性的变化周期是由一切生物体内五行精气的盛衰、消长来决定的，五行精气的盛衰消长是由时间来制约的。五行休王，就是说明时间与生长化收藏之间的内在联系机制的一种学说。五行休王，是真正的中国古代时间医学，有必要进行深入探讨和加以挖掘。王玉川教授在其《关于五行休王问题》一文中有详细论述："不了解五行休王，就很难真正读懂《内经》。"可知五行休王理论在中医学中占有重要位置。

关于五行休王理论后人运用得并不多。现在来看，运用五行休王理论最好并且最多的还是江湖上的方术家、占卜家。如五行休王在方位的关系为木，旺东、相北、休南、囚西；火，旺南、相东、休西、囚北；金，旺西、相南、休北、囚东；水，旺北、相西、休东、囚南；土，旺于四维，辰、戌、丑、未，无所不用也。这些五行休王理论，又为江湖上流传的预测学提供了依据，因与医学关系不大，故不多赘论。

此外，五行休王理论还广泛运用于古代中国的最高决策及预测中。最高层次的决策、预测术是"三式"，历史上它们都由掌管天文、历法、军国大事的少数人所掌握。所谓"三式"，是指太乙、奇门和六壬。其中，太乙以占测君国大事和自然灾异为主，奇门以占测行军制敌为主，六壬以占测日用百事为主。之所以称"式"，是因为它们都是用特别的式盘来进行推演的。这三式里面，五行休王理论是主要支柱之一。

六、五德始终说是怎么回事？

中医是以五行学说作为体系间架和推理手段的。五行学说的产生、发展、变化，又受历史时代诸因素的影响。要了解、掌握五行学说，绝对不能回避五德始终说。

简单地说，中国古代哲学有唯心的五行学派、唯物的五行学派两支。唯物的五行学派用五行学说来说明世界万物的物质根源；而唯心的五行学派则用五行间架填充上神秘主义的内容。至战国中期，齐人邹衍将五行学说和帝王的改朝换代结合起来，创"五德始终说"，邹衍认为帝王的受命一定符合五行中的某一德，他的德衰了，则所不胜的那一德就要革他的命，取而代之受天命。《汉书·郊祀志》记载邹衍之说："终始五德之运"，认为一定不移的木德代土德、金德代木德、水德代火德、土德代水德，以五行相克规律创造了五德始终说。

邹衍的五德始终说一开始即将五行相克规律绝对化及无条件扩大化，从而将朴素的、唯物的和含有一定辩证法的五行说带入唯心范畴，陷入唯心的历史循环论和天人感应观。邹衍创五德始终说的原意和战国时的其他诸子一样，主要是为即将来临的统一政权设计治国制度，而且这一套理论，还被当时的皇帝采用了。

如《史记·封禅书》记载秦始皇称帝，"而齐人奏之，故始皇采用之"。秦始皇附会昔秦文公出猎获黑龙是水德之瑞，于是改正朔，尚服色。以十月为岁首，服色尚黑，数以六纪，改黄河为德水。及汉高祖平定天下，遑未及之，故汉初一仍秦制。从汉文帝时起，公孙臣、贾谊，嗣后继之者董仲舒、儿宽、司马迁等朝野一致认为汉承秦水德之后宜改土德、尚黄色。初遭丞相张苍沮其事，迨汉武帝时，更始为土德，度数服色宜从黄事（《史记·武帝纪》）。到了汉光帝时，刘向提出与邹衍不同的以五行相生规律制定的五德始终说，刘向首倡"帝出于震……神农、黄帝，下历三代，而汉得火焉"（《汉书·郊祀志赞》）。由于刘向是两汉末年文化界的总代表人物，因此，他的观点对皇帝是有重大影响的，于是光武中兴，以"赤伏符"受命，更始以"汉为火德"，色尚赤，宣布天下（《后汉书·光武帝本纪》）。

以五行学说为基调创造的五德始终说，一出笼就被秦汉二朝皇帝采用，成为当时主流社会的服务工具。五德始终说一旦沦落为皇权及利益集团的御用理论说教工具，其间必然要掺有大量的唯心的、神秘的、想当然的、完全脱离物质的内容，来为统治阶层的利益服务，蛊惑人心，麻痹百姓思想。

如汉代的《春秋繁露》和《白虎通义》两书将五行歪曲成为以封建道德为标准的五种德行——仁、义、礼、智、信，以至于流衍为"纤纬""卜筮"，完全脱离了最初的朴素的唯物质论。下面摘录一些书中论述，以见大概：

《春秋繁露·五行之义》曰："故五行者，乃忠臣孝子之行也，五行之为言，犹五行也"（后"五行"，意指五种德行）。

《春秋繁露·五行五事》曰："王者与人无礼貌、不肃敬，则木不曲直而夏多暴风，风者木之气也，其音角也，故应之以暴风。"

《白虎通义·五行篇》曰："言行者，欲言为天行气之义也，地之承天，犹妻之事夫，臣之事君也""土尊不任职，君不居部，故有四也""父死子继何法，法木终火王也"。

五行学说是朴素的唯物论和含有一定辩证法思想的哲学。唯其朴素，故也有其不成熟的一面，结果被一些利欲熏心的庸俗的社会哲学家拉到为皇权利益阶层服务的一面，掺杂太多的唯心主义成分，使一个好端端的哲学沦为利益的奴仆，回头又影响自然科学特别是为中医学所引用。这种精芜并存的情况一旦进入医学领域，必然产生两种相反的巨大影响。两千多年来，中医一直没有摆脱这种影响，近百年来的中医存废之争，其根源就在于秦汉两朝。客观地说，五行学说两千多年来对中医的发展有过促进，但也产生了桎梏。了解五德始终说的目的，是要求我们现在应该根据唯物辩证的观点，对五行学说有一个全面的、客观的分析，去粗存精，去伪存真，重新认识，以利于中医学的全面发展，也有利于中医精髓的全面继承。

七、五脏附五行无定说

自《内经》提出"五脏附五行"以后，即肝、心、脾、肺、肾与木、火、土、金、水对应后，就再没有人深究为什么肝属木、肾属水、心属火、脾属土、肺属金而不是其他了。

辛亥革命时期的著名人物章太炎，精通文学、史学、文字学，对医学也颇有建树，在《章太炎医论》中有一篇文章《论五脏附五行无定说》，认为五脏附五行没有什么依据，是随意比附的。

章太炎说："自《素问》《八十一难》等以五脏附五行，其始盖以物类譬况，久之，遂若实见其然者"，认为"然则分配五行，本非诊治的术，故随其类似，悉可比附"，指出"今人拘滞一义，辗转推演于脏象、病候，皆若言之成理，实则了无所当。是亦可以已矣！"

章太炎指出五脏附五行无定说的依据是，古代书籍如《素问》《五经异义》《礼记·月令》《礼记·天官》等记载的五行配五脏都不一致，因此认为五脏附五行，是古人随意比附的。章太炎这个说法出来后，几十年来也没有见到中医界饱学之士对章氏五脏五行无定说有什么不同意见。至今仍是你说你的，我做我的，好像没有这回事一样。

章氏五脏附于五行无定说的科学性、正确性及出于什么目的，我们姑且不论。但我认为，章氏敢于颠覆传统观点，大胆质疑，多问几个为什么的科学创新精神倒是值得我们现代人提倡的、学习的。两千多年来流传下来的中医遗产够深重了，可谓精华与糟粕混杂，江河与泥砂俱下。在现代科学昌明，科技手段先进，已经实现古人"上九天揽月，下五洋捉鳖"的神话梦想时，仍一味强调全面继承，不加思考，动辄之乎者也，唯古人向是，视离经为叛逆，没有一点创新开拓精神，没有一点革命精神，不觉得汗颜吗？

值得一说的是，现在的五脏附五行也是《内经》时代的五脏与五行配属关系，是在一个相当漫长的演变过程中经受了临床实践的反复检验，多次修正而定型的。它涉及生理、病理、诊断、治疗及养生、药物、制方等一系列问题，牵一发动全身，如果任意改变，怎么颠倒配属，那是需要动"大手术"的。

但是，我们还必须看到，随着时代的进步，人们对脏腑知识的深入了解，每一脏的功能实际上是有多方面的，决不是什么"木曰曲直，曲直作酸；火曰炎上，炎上作苦；金曰从革，从革作辛；水曰润下，润下作咸；土爰稼穑，稼穑作甘"之类的话能够概括得了的。脏腑的变化也是十分复杂的，五行学说中的生克制化至多只能说明其中的部分规律。例如，火有君火、相火之分，在君火、相火之外，又有阴火、命门之火的发现，肝肾同源论的问世，肾为先天、脾为后天，补肾不若补脾和补脾不若补肾之争，脾胃学说等，均已远远突破了五脏五行说的框架，都不是五行生克制化规律能够说明得了的。

须知作为自然科学中的不同理论，它们各自从不同的侧面去解释和说明一个问题，自有一定的适用范围。我们不能要求用一种理论去说明所有的问题。五行学说不能，脏腑学说也不能说明一切生理病理现象，即使现代生理学中的神经学说、细胞分子生物学说、内分泌学说也不能够说明一切生理病理现象。因为在自然科学中，本来就不存在万能的公式、定理或学说，正是由这些不同的理论结合在一起，相互补充，才组成了完整的医学理论。六经学说的诞生、金元四大家的横空出世、卫气营血学说及三焦学说的创立都说明了这个问题。

所以我们在研究五行学说时，要正确理解和运用生克制化规律，不要将内脏之间的所有复杂的内在联系都归结在五行生克的循环往复的规律中。如果这样做，其结局无外两种，要么自觉或不自觉地陷入形而上学和机械循环论的泥坑中，要么就武断地对五行学说加以全盘否定。

八、对五行中木、火、土、金、水五种物质的异议

近年来，董明强在其新著《时进中医学》中提出古人把木、火、土、金、水作为构成世界万物的五种基本物质，存在着认识上的误区。

首先，董氏认为火不可以当作物质。其依据如下：

（1）《现代汉语词典》释"火"为"物体燃烧时所发的光和焰"；《辞海》解释为"物体燃烧时所发的光和热"。火是物质在剧烈氧化时产生的，同金属生锈、生石灰遇水发热并变成了熟石灰一样，都是物质变化过程中产生的一些现象，而不是物质本身。把现象当作物质，是古人认识的误区。

（2）即使火、热并列，热也是物体内部的分子不规则运动发出的一种能，而不是物质。

其次，董氏认为我们的祖先在当初设计五行时忽略了一类非常重要的物质，即空气。其理由是空气不仅无处不在，与其他物质的关系也极其密切，没有空气，树木无法存活，土壤也无法生长出包括庄稼在内的一切植物来。对于人和一切动物而言，没有食物可以生存十几天甚至几十天，没有水可以生存几天，但如果没有空气，连几分钟也生存不了。因此，空气作为一种物质，与木、土、金、水比较，显得更为重要。

最后，董氏认为把火纳入五行之中是一种认识上的误区，而漏掉空气，同样也是一种认识上的误区。假设，把木、火、土、金、水变成木、气、土、金、水，用来解释万物，要比现行的五行合理得多。

我认为，原始的五行概念在当时的年代已无可非议，完成了历史使命。现在的五行概念已被抽象发展成了一种哲学概念，是一种认识和分析事物的思想方法。中医学不过是在当时的条件下利用五行来阐述自己的一些认识而已，没有什么特别微妙的意义。木、火、土、金、水五行已成为符号、标记，脱胎换骨，不再是特指某一种物质，全是泛指，所以不需要去纠缠表面上的是与非。

九、五行是改良后的八卦

伏羲是演绎八卦的创始人。伏羲在卦台山仰则观象于天，俯则观法于地，观鸟兽之文，与地之宜，近取诸身，远取诸物，于是始作八卦，以通神明之德，以类万物之情。八卦是什么？八卦创造的原初，是人们出于对大自然的敬畏，对生活的热爱，总体概括出一整套感知自然、预测未来、改造环境、创造生活的方法。卜、择、悟是掌握和使用八卦的手段。穷则变，变则通，通则久，体现了人们对生活的向往与追求。

随着时间的推移、岁月的变化、生产力的提高、社会发展的要求，人们感觉到天、地、风、水、火、泽、雷、山代表的是八种纯自然物质，是人类生存的物质条件，不受人类活动的影响。用卜、择、悟的方法去感知和预测事物的变化发展，还有很大的随机性及不确定性、难掌握性，特别是人在八卦中的位置没有体现出来。人对物质的追求，以满足当前生存的第一性要求欲望，不占主导地位，只能被动地去等大自然的恩赐。

这时候，人们在劳动创造中发现每一个人站在中央都有四重关系，即生我、我生、克我、我克。生我者为母，我生者为子，克我者为领导，我克者为被领导。于是人们将八卦中的水、火两种生活中的必需物质保留下来，将其他六卦中的物质代表浓缩为木、土，再加上金，成为五行。五行学说的刍形就这样基本出来了。

为什么加上"金"，因为自然界里面没有"金"，"金"是人类劳动的成果。如果没有人的劳动创造，土不能生金，火不能克金，金不能克木，金不能生水。五行要行动起来，构成一个循环体系，达到土生金、火克金、金生水、金克木的目的，就必须有人类劳动创造的参与。人的主导作用，就在劳动创造过程中体现出来了，人的价值就在劳动创造中实现了。五行的过程，就是人们劳动的过程。这样的五行，避免了占、卜等不确定因素参与，全靠人在劳动生活中把握，简单实用，构建了一个人与自然、人与人之间相和谐的完美体系。

八卦是人们观测感悟后得出的智慧结晶，五行则是人们通过劳动创造，进一步将八卦改变、简化后的成果，更加实用，更能把握一些规律性的东西，避免了八卦一些随机性、偶然性的变化。中医的经典著作《内经》里面为什么没有《易经》八卦的内容，而有很多五行的内容，这是因为五行是改良后的八卦，足以取代八卦。医易虽说同源，同源并不等于要照搬、硬套，还必须要改造、升华。

通过这个问题的提出，应该给我们一点启示：劳动创造了生活，生活给我们启示。任何事物的发展变化都不是一成不变的。问题是怎么去发现，怎么去创造，怎么去改良，怎么去发展的。

十、万物依"五"而成形

五行学说，为什么不是四行学说、六行学说或者其他，偏偏非得是五行学说？

这也是古人通过长期的生活观察，在仰望星空、俯观大地、远取诸物、近取诸身中得出的结论。

行，不但是行动、排行之意，还有形态之含。不是说中医善于取类比象吗？五行的"五"，也是从世界上万事万物中观测来的。

首先，我们看到的自然界生存动物，无论是哺乳类还是两栖类，无论是食肉类还是食草类，无论是野兽还是家禽，其成形，均有五个分支。如鸟，虽然其头部加上两脚为"三"，而加上双翼又是"五数"。即使是兽类，头加四肢，也是五数，虽然大多数均有大小不等的尾巴，但仅仅是为与人类进行区别而已。

再看看我们人类自己，虽然祖先是有一个尾巴，由于进化方向正确，尾巴逐渐变小，最后消失，从身体的六个分支逐渐演变为现在这个形状，即头部加上四肢共为"五个分支"。且头上有面部的五官，胳膊上有手的五指，腿上有脚的五指，体内有心、肝、脾、肺、肾五脏，成了"五"的完美体现。

人类行走在大地上，以自己为中心，有东、南、西、北、中五个方位。人类在劳动生活中需要互相交流、互相帮助，甚至是互相排斥的，所有的要以自己为中心，不就是你对它有利、不利，它对你有利、不利四种关系吗？这自己的"一"加上相关联的"四"，不正好等于"五"吗？还有很多树叶、花瓣呈现五角，即使天上闪闪发亮的星星，也像"五"字。

这一切的一切，都使我们祖先对"五"产生了浓厚的兴趣，认为万物必须依"五"才能成形而存在。所以说，五行学说的依"五"而诞生，其最初的雏形也以"象、形"而来。事物就是这么简单，这么自然，这么普通，真理的标准就是简朴、实用。

简朴实用、依自然象形出来的五行学说，其目的就是告诉人，这个世界任何事物间有一个经常的、屡试屡爽、颠覆不破、普遍存在的规律，即生克制化规律。它不像八卦那样，探求事物间变化的结果，要借助于推算，而且每一次的推算结果可能都不相同，没有可重复性，古人说"再三渎、渎则不告"。连测算的人自己都不知道，还怎么能给人踏实感？因此，八卦的结果很容易把探求引向"虔诚信仰"，引向神秘，成了不可知论。所以，简朴实用的五行学说流传至今，仍有其实用价值及指导意义，而《易经》八卦就难说了。

十一、五行学说的现代研究概况

对五行学说及其在中医学中的运用，长期以来有种种不同认识，特别是 20 世纪初期争论尤烈，如梁启超、章太炎、叶古仁、章次公等责之不科学而力主淘汰。但吕思勉、任继愈、严菱舟、张赞臣等认为其近于科学而宜继承发扬之。更有主存者，直言告白：中医离开了五行，就等于失去了灵魂，永远不会体现出中医整体观的精神了；认为五行学说是认识宇宙的时空观，近代的哲学和自然科学甚至社会科学都逐渐地体现出这种前景了。20 世纪 50 年代起至 70 年代末，各地仍有主废五行者发表文章，理由是五行生克理论指导不了中医临床实践。继承派却认为，五行学说是中医理论框架，是阴阳学说的补充和发展，对辨证论治有很大的帮助作用。特别是"文化大革命"时期，中医学受到严重摧残，五行学说更是首当其冲。到了 20 世纪 80 年代，随着国家改革开放政策深入人心，现代科学不断引进，国内中医界对五行学说的研究出现了新的气象。很多学者借鉴现代科学的方法论揭示五行学说的科学实质，以使这一古老的学说焕发出了新的光彩。兹摘其要简介如下。

1. 五行学说与系统论

如刘长林等认为五行学说与现代系统论的原理有着惊人的相似。

系统论的基本特点是，强调研究事物要从整体着眼，而整体是由各组成部分以一定的联系方式构成的。

五行学说根据五行特性，将五脏作为组成人体的基本结构。这一基础上，又将五脏、五体、五官、五华、五志、五音、五声等纳入五脏系统，从而形成了一个以五脏为中心的五大功能系统，又通过经络联结成一个系统的整体。中医学就是从每一个系统之中或各系统之间的相互联系中，获得五脏功能系统的生理特性。人体的五大功能系统之间遵循着相互资生、相互制约的五行生克规律，五行中的每一行都有生它、被生、克它、被克的情况，因而总体上形成动态均势，达到动态的相对的平衡，认为五行学说是现代系统论的原始形态，现代系统论是在更高阶段上重复了古代五行学说的某些特点。

2. 五行学说与控制论

孟庆云等从控制论的角度研究五行学说，认为五行学说用类比的方法对事物进行概括和划分，此与生物控制论的同构理论很相似。

同构理论即指状态相似，可以类比模拟之一系列事物，故五行类比可看成五行同构系统，即整体的五个子系统。

孟氏进一步指出，依生物控制论观点来看，五行生克制化展示出一个人体自调系统模型的雏形。五行自调系统的信息、程序、调节方式有五方面特点：五行信息是动态的系统；五行是多路多级控制；五行是因果顺序指令；五行的状态变换是闭合交换；五行的生克过程具有反馈原理。

3. 五行学说与信息论

张笑平等从信息论角度认为五行归类是建立在反复信息感知的基础之上，五行生克制化规律体现出了对信息的控制和利用。

张氏指出，古代劳动人民通过长期的生活、生产实践，在长期的观察和反复感知的基础上，借助于古代哲学五行学说的演绎推理给我们描绘了世界五行图式，并在不打开"黑箱"的条件下，凭借对"黑箱"内各种输入输出信息的反复感知，找出信息中的内在联系，从而将人体内五脏、六腑、七窍、百骸等纳入五行模式。通过五行生克制化的规律，对信息进行处理和利用。五行生克制化关系实质上就成为控制与反馈信号的流程图。通过多级控制，形成一个自稳调节系统。

4. 五行学说与逻辑学

马伯英从逻辑、数学模型等角度分析五行学说，认为批评家把中医五行学说作为唯心主义"循环论"来批评，在逻辑上犯了偷换概念的错误。因为中医五行学说是远古时人们用金、木、水、火、土对自然界物质的"总臆测"与医疗实践结合所形成的。此与邹衍、董仲舒等用以解释社会现象的五行有根本的不同。

5. 五行学说与天文学、气象学

郭仲夫从天文、气象角度探讨五行学说，认为天文概念的五行指宇宙的自然节律；气象概念的五行指风、火、湿、燥、寒五气的运动，由于太阳光热的强弱、地球的周转、宇宙线的自身变化等都能在生物体引起一定的反应。人体生理、物质代谢及激素分泌对致病因子的感受性、药物的敏感性等均属自然界周期节律的影响。故对医学–生物学–太阳地球物理学–气象学进行详细的同步观察，有利于研究五行学说。

6. 五行学说与五行动力模型

加拿大滑铁卢大学博士魏林（Ling Y Wei）认为，五行的"行"有运行、行动的意思，这一行动表现为行与行之间的相互作用。因此，不应把五行看作静止的模型，而是一个动力模型。五行中的每一行都不能孤立存在，须通过与其他四行互相联系的形式存在于客观世界。木、火、土、金、水五种元素中的每一元素，既不能在宇宙中完全毁灭，也不能无限生长，揭示了物质常存的道理。五种元素之间的相生、相克过程，不仅代表宇宙间的生命力，而且包括统治人类世界生存和活动的基本规律。西方生理学虽然能详细地说明每个内脏器官的功能，但对它们之间的相互关系解释却比较含糊，而中医五行模型则揭示了人体内脏之间的某些相互关系。

7. 五行学说与哲学

巫君玉认为五行与中医学的关系是从《内经》开始的，《内经》关于五行的运用情况大体分为两类。一是取象比类，此在推理上有优点，即形成了反鬼神观点和整体观思想。但也存在一些荒唐的见解，表现在违反了异类不比条件和无条件扩大等方面。二是生克乘侮规律的运用，它具有辨证性，有较系统、充分的说理性。但五行学说只是一种说理工具，不是具体的实质所在，与经络学说、脏腑实质是不同的。五行学说作为一种哲学，要按照辩证唯物主义去衡量，要批判地应用。

8. 五行学说与数学

王庆文等以中医五行学说与数学理论相结合，建立了五行学说的代数系统，揭示了五行学说的科学本质是一个阿贝尔群。其借助于离散数学方法，通过五行代数系统复合关系的运算，提出了五行之间不仅存在相生、相克、相侮、相乘关系，还存在着自生与反生关系，认为人体的五行同构系统，系闭合的自控系统，有着科学的信息传递程序，这种传递不是简单的循环和重复，而是随机体的状态改变而改变的状态变量。

9. 五行学说与历史学

高建旭认为，中医界对五行学说歧见纷纭、褒贬不一的原因是未能洞明其形成的历史源流，提出五行学说与阴阳学说的形成，分为两个历史发展阶段。第一阶段是"原始阴阳五行观"的形成。周朝前后，以人日常生活、生产所必需的最基本物质为基础，将大量的自然现象归纳、抽象、演绎、提炼成一种独立的哲学概念，作为认识世界的宇宙观。第二阶段，春秋战国以后，随着诸子蜂起，百家争鸣的文化思潮，原始阴阳五行学说广泛渗透到包括医学在内的各个领域。此时形成了两种不同的"阴阳五行观"。一种是用以对更朝换代、战事胜负、三纲五常、自然风水、人命祸福等社会人事现象的卜算，即"玄学阴阳五行观"。另一种是用以解释生理现象、病理变化，指导辨证施治，是较系统的"医学阴阳五行观"。此不仅是祖国医学的精华，而且因其以大量的医学科学事实为基础，有力地推动了古代唯物主义哲学的发展。学者在研究时，应注意区分，以便正本清源，甄别精华与糟粕。

十二、急需重新估价的中医五行学说

在前面的论述中，我依据手头资料，只是对五行学说作了一回简要回顾，不难发现其应用之广、触动之深，是其他所有学说不能取代的。天人相应的整体观、脏腑相连的系统观、气血流通的一体论、内外结合的全局观……这一系列的中医认识生命的独特生理病理观，离开了五行学说，恐怕真的找不到还有这么合理的、伟大的、科学的理论武器。

中医的价值在哪里？中医的价值在智慧、在思想。

假设一个身患多种疾病的老人经过科学仪器检查，他可能从头到脚全都是病，失眠、脑萎缩、心脏血管狭窄、肺功能下降、胃肠消化不良、肝的指标及胆的囊壁不正常，前列腺、四肢关节、骨骼骨质也都出了问题，如何治疗？这时候，从头到脚的药都有的，专家们都说："我有科学依据。"老人面对这么多药，是都吃，还是都不吃？或者随意吃？至于吃了这些药下去，它们相互之间是什么关系，产生什么影响？可能没有一个专家能说清楚，也无法说清楚。因为西医学没有这样的方法，西医学就是研究一个东西对于人体的影响，而不是研究众多东西如何影响人体。而中医却不同，结合望、闻、问、切，辨证阴阳气血、痰瘀气滞，开具一张处方，简便验廉，非常实用。

再如冠心病患者，西医最先进的方法是在冠状动脉里放置支架，如果还有心慌气短、胸闷症状，则冠心病的实质问题仍然没有得到解决。当然合理地放置支架能够解决一部分临床问题，但这种解决是局部的，是有很大弊端的。而中医是讲究整体的，不是紧盯哪一个点，天、地、人的因素都要考虑，人体的精神、意识、感受、睡眠、饮食、大小便、体力等，都在全盘考虑之中，在一个方案里面整个解决，是一揽子解决疾病问题，而不是攻其一点不及其余。

中医这种整体诊断、整体治疗的办法，孰优孰劣，明眼人一看便可分出高下。中医这种智慧学从哪来的？中医这种智慧是五行学说给的。西医学里没有这样的思想武器。

中医的源头在哪里？中医的源头在《易经》，而《易经》的源头是河图和洛书。

在中国传统文化中有两颗璀璨夺目的明珠——河图和洛书。河出图，洛出书，圣人则之。从产生至今，人们一直为它们的神话传说、高深的奥义、丰富的内容、简明的形式而惊讶，它们对中国的民俗文化、社会科学、自然科学的影响无法估计。

河图的生成数是五。河图的数从一到十，奇数、偶数各五个。奇数为阳，偶数为阴，阳为天，阴为地。河图四侧或居中的两数之差相等。上（7–2）；下（6–1）；左（8–1）；右（9–4）；中（10–5）。其差均为五。

洛书的五个白点在内。洛书四边每侧的三个数中，相邻两数之差都为五：上（4–9–2），9–4=5；下（8–1–6），6–1=5；左（4–3–8），8–3=5；右（2–7–6），7–2=5。

张景岳的《类经图翼》曰："五行之理，原出自然，天地生成，莫不有数，圣人察河图而推之。"我们可以自豪地说，五行的起源上可追溯至河图、洛书，河图的生成数五、洛书的内成数五，为五行学说奠定了扎实的基础。

河图、洛书又是怎样来源的呢？今人也进行了深入的研究，主要有以下观点：它们来源于道家炼丹养生术；来源于古人对银河星象的观测；来源于对古气候、方位的观测；来源于北斗星斗柄指向及由此而产生的古代历法；来源于彗星的气体尾巴轨迹；来源于天地之数。

更有大胆直言者，河图、洛书是史前文明遗留下来的，或者是星外来客馈赠给地球人的礼物。

以上说法虽都是一家之言，未得到公认，但以下事实却将中华文明推进了数万年。

1987年在河南出土了形意墓，它距今约6500年。此墓的星象图中便有河图。据考证，此图内容可上溯至25000年前，可以认为，那时的人们已精通河图、洛书之数。这证明了邵雍认为的"河图乃上古星图"的结论。

河图、洛书是现代系统论的模式，五行学说的系统论来源于河图、洛书。中医五行学说的精粹即在于它的物质性及系统性，为中医整体观理论的重要组成部分，对复杂的临床现象有重要指导价值，所以必须对中医五行学说进行重新估价。

十三、结　语

以五行学说为基础框架，积极引进和吸收一些现代科学理论、现代科学技术，用现代语言、数据表述，构建与时俱进的中医理论新框架，重拾民众对中医的信任，是中医工作者的当务之急。

构建中医理论新框架，并不是要创造什么新理论。事实上没有人能够创造出中医新理论，中医理论永远属于《内经》。我们在临床中的许多发现，其实倒过头来，早在《内经》中已有记载。

在我们国家，甚至在国外，民众虽然喜爱中医，但对中医的信任程度远不及西医，这是事实。

西医产业，即药品、医疗、保健、器械、试剂、材料等，其规模和产值远远大于中医产业。医院的规模及收治患者数，西医医院也远多于中医医院。即使是中医药大学毕业的中医学生，每年改行学西医，甚至从事与医学无关的工作的人数，比西医院校毕业出来改行学中医的人数不知要多出多少倍。即使在中医医院工作的中医师，还有很多打着中医的牌子，开的却是西药。

为什么许多人不信任中医呢？问题出在疗效上。西医的短期疗效确实比中医棒。西医的治疗效果常立竿见影，所以有那么多人会掏钱捧起巨大的西医产业。相比之下，中医的短期疗效并不明确，虽然它有长期疗效，但人们更关注的是短期疗效。

疗效问题在一定程度上讲，就是信任问题。首先，西医会用一大堆检测数字及片子结果告诉患者：你得了什么病，为什么会得这种病，病位性质怎样，用什么手段可以治疗，治疗的程序怎样……在这样一大堆确切的证据面前，不由你不信。当你信他的时候，其实你的病已经好了一大半。

曾有西方的权威统计数据表明，真正能被医生治好的患者只占8%，而人体自我康复，属自限性疾病的却占到60%以上。所以，西医的鼻祖希波克拉底曾说："有时，去治愈；常常，去帮助；总是，去安慰。"他强调治疗的同时又强调医生与患者加强沟通。当患者信任医生时，治愈率自然就提高了。这说明信任影响疗效。

中医缺少的实际上并不是疗效，中医的生命力在疗效上，中医的许多药物的疗效实际上是相当显著的。中医缺少的是社会上的广泛信任。到了全球一体化的知识年代，少有人愿意听中医师们用古老的词汇、晦涩的语言讲木、火、土、金、水，讲什么是阳虚、阴虚，讲可能是什么病机引起的什么证，听得人稀里糊涂、半信半疑。有效果还好，没效果时只好两手一摊做无奈状。

所以，中医必须重视理论建设，必须重新建立起一个直观的、简明的，以现代科学、现代技术为内容的，用现代语言表述的，以五行学说为基本框架的中医理论新体系。让中医理论更贴近民众，让民众更多地了解中医理论、信任中医。

中医当前的急迫任务不是现代化，与高科技接轨，急着、忙着否认自己；也不是自大，绞尽脑汁、千方百计地从古代文献中查找有关资料来证明我们"自古有之"。中医当前的急迫任务是通俗化、直观化，最终拉近与民众的距离，打好群众基础。

第三章　关于伏邪学说

"伏邪"亦称"伏气",伏,潜伏、埋伏的意思,就是指人感受了大自然某一种邪气侵袭后,没有立即发病,潜伏于体内,逾时发病。"伏邪"的问题引起过很多的争论,时至今日,中医界的认识意见尚不统一。但是伏邪学说的创立确实对温病的病因、病机分析及其指导治疗起到了重要作用。因此,为了更好地发掘祖国医学宝库,有必要对伏邪学说进行一次全面剖析。

一、"伏邪"之说的前身为"伏气"之说,其说始于《内经》

《素问·阴阳应象大论》说:"冬伤于寒,春必病温;春伤于风,夏生飧泻;夏伤于暑,秋必痎疟;秋伤于湿,冬生咳嗽。"

《素问·金匮真言论》又进一步说:"夫精者,身之本也,故藏于精者,春不病温。"

《内经》中的这两段话道出了两重意思:即由"伤"致"病"的因果关系和人体免于致病的内在原因。《内经》虽未作更为细致和具体的分析,但是它却开始提出了"伏气"的命题及主要内容。

直言"伏气"见于张仲景的《伤寒杂病论》。《伤寒论·平脉》谓:"伏气之病,以意候之。今月之内,欲有伏气。假令旧有伏气,当须脉之。"可以说是"伏气"病名之正式开始。

只是《内经》时期所指的温病,与后世所说的温病不尽相同。当时,由于历史条件的限制及疾病种类的单纯,还未明确地认识到温病的病因、病机及传变规律。如《素问·热病》说:"今夫热病者,皆伤寒之类也。"可见这一时期,凡发热性疾病都称为伤寒。对温病的描述是:"凡有伤寒而成温者,先夏至日者,为病温;后夏至日者,为病暑",也没有脱离伤寒的范畴,只不过把温病与暑病作了时间上的区别,而同为热性病,则又是相同的。所以《伤寒论》也把温病包括在伤寒之中,治温病概不离伤寒方。这种情况一直延续到明清之前,医者一直奉《伤寒论》为圭臬,否则视为离经叛道,要遭同道的非议。所以"伏气"之说没有得到太多的发展。

二、直言"伏气"即"伏邪",创立伏邪学说指导温病治疗的,当属明清时代

"伏邪"之名,在医籍中最早见于清代钱一桂的《医略》。该书收集了当时著名医家蒋

问斋的论伏邪文章。柳宝诒云："伏邪之名，从前未经道及，自蒋问斋煌煌然著伏邪之名，而伏温一病，始昭然大白于天下。"

由于历史的原因，历代医家往往重寒轻温，甚至以寒统温，使温病学的发展受到了一定程度的束缚。金元时期寒凉派刘河间虽擅用寒凉药治疗热病，并认识到："此一时，彼一时，世态居民有所变，天以常大，人以常动……内外皆忧，不可峻用辛温大热之药。"但苦于没有一种成熟的说理工具，对这种以寒统温的现象进行恰如其分的驳斥，因而未能对温热病进行详细系统的论述。为了弥补这一缺陷，明代吴又可著《温疫论》，力研寒温之别，指出瘟疫是"少阴伏气，发为温病，其邪伏于募原之间"，甚而提出"时疫初起，以疏利为主"的治疗原则，并竭力批判前人误用麻黄、桂枝、香苏、葛根、九味羌活诸汤等表散之法，创寓意于疏利之法的代表方剂——达原饮。此时吴又可虽已道及"伏邪"，但仅指瘟疫之邪而言，对温病的指导治疗仍不能成熟运用。

清代的温病学家叶天士、吴鞠通等则成功地创立了独立的、完整的温病学，明确指出了"伏邪"的存在，而且成功地运用了伏邪学说于温病学中。

如叶天士指出伏邪温病有两种，一种是冬伤于寒和冬不藏精的伏邪，乃是"温邪伏于少阴"；另一种是夏令的暑邪伏至秋季而发，即所谓"伏暑至深秋而发""初病伏暑，伤于气分"。叶天士又说："温邪上受，首先犯肺，逆传心包。"可以说，"逆传心包"不但指新感温病，还含有伏邪温病之义。心包代心受邪，心为手少阴经，少阴为邪伏之地，所以"逆传心包"可指新感犯"伏邪"之地。"伏邪"概念的提出，将一般温病传变规律——先卫气而后营血的传变法全面颠覆，而是直接逆传少阴。这样，叶氏利用伏邪学说，对温病的发病方式作了全面的阐述，并成功地运用于临证指导，使很多温病患者得到及时救治。

又如吴鞠通创立的辛凉解表方银翘散，不但是针对新感温病而设，并寓有治疗伏邪温病之意。在该方的方论中，他解释道："可见病温者，精气先夺，此方之妙，予护其虚，纯然清肃上焦，不犯中下，无开门揖盗之弊，有轻以去实之能。"所谓"精气先夺"，实与"藏于精者，春不病温"相对而言，是指内有伏邪之意。所谓"予护其虚"者，是指不犯中下焦。因吴氏以三焦论治温病，故伏邪所伏少阴属下焦之地，今伏而外发，已离少阴，故下焦少阴虽为正虚，但却是无邪之地，故重在祛邪实之时，则不必犯中下焦，祛实即为护虚也。该方清解伏邪里热的含义，还可以从加减银翘散中得到证实。加减后用以治疗伏邪温病"逆传心包，其受之浅者……领邪出卫"。这样，吴氏运用伏邪学说在治法上进行了充分的说理。

从上述可见，伏邪学说能够自如地运用到温热病的认识、说理及指导治疗上，并走到成熟完善，是从明末开始，直到清代创立完成的。可以肯定地说，伏邪学说是温病学中重要的说理工具，对指导临床治疗温病是起过积极作用的。

三、关于伏邪邪伏部位的争论

（1）邪伏肌肤说：如王叔和说："冬伤于寒……中而即病者，名曰伤寒，不即病者，寒毒藏于肌肤，至春病为温病。"

（2）邪伏募原说：如吴又可说："温疫之邪，伏于膜原，如鸟栖巢如兽藏穴，营卫所不关，药石所不及至。其发也，邪毒渐张，内侵于府，外淫于经，营卫受伤，诸诬渐显。"

（3）伏邪肌骨说：如巢元方说："其伤于四时之气，皆能为病，而以伤寒为毒者，以其最为杀厉之气焉。即病为伤寒；不即病为寒毒藏于肌骨之中，至春变为温病。"

（4）邪伏少阴说：如柳宝诒说："若夫温病，乃冬时寒邪伏于少阴，迨春阳气内动，伏邪化而为热。"

（5）邪伏募原及少阴说：如俞根初说："伏温内发，新寒外束，有实有虚，实邪多发于少阳募原，虚邪多发于少阴血分阴分。"

（6）邪伏三焦脂膜说：如张锡纯说："有因伏气所化之热先伏于三焦脂膜之中，迨至感春阳萌动而触发，其发动之后，宜因冬不藏精者，其肾脏虚损，伏气乘虚而窜入少阴。"

古人对邪伏部位的看法可谓众说纷纭，莫衷一是。但诸家都对《内经》"冬不藏精，春必病温""冬伤于寒，春必病温"之说认同，认为是温病发生发展的重要成因。因此，诸温病学家持邪伏少阴看法者较多，对温病的成因统归内伤的认识基本上是一致的。

四、伏邪温病与新感温病的区别

邪感于外而伏藏于体内，过一个季节而发病，称为伏邪温病。感受温热之邪，随感随发，称为新感温病。

伏邪温病与新感温病最大的区别与其说是以感邪之后发病迟早为依据，不如说是根据临床症状不同而下的结论。伏邪温病一般一发作即见高热、烦渴甚或肢冷抽搐等症，直奔气营血分或下焦肝肾。不像新感温病，初起即现卫分营卫相争之象，病位表浅。此皆因伏邪温病之发病成因属伏邪日久，少阴精血亏损所致。

所以伏邪温病一旦发现，根据伏邪学说，其治疗原则必须遵守以下两点：

1. 伏邪温病宜清解不宜汗解

因为伏邪温病多由伏邪化热外发，多是由里出表，所以起病之时，用辛温之剂疏表发汗，是属南辕北辙，反而会使表气受伤，助长里热迅速外出，使病情更趋险恶；即使用辛凉解表之剂，也是隔靴搔痒，于病无益。所以伏邪温病宜竹叶、石膏、银花、连翘之属，清解为宜。否则，正如汪昂所说："盖温病误表，纵不成死候，亦必不易治愈矣。"

2. 伏邪温病重在救阴

"伏邪"久伏体内，在邪正斗争的过程中，必然逐步化热伤及阴津，至正气一虚，"伏邪"外发，已内热燔灼，阴津更加受伤。阴津灼伤与邪热炽盛形成恶性循环，左右着疾病的进退。所以，治疗伏邪温病时，为了打乱这种恶性循环，自始至终，时时都得注意分析和掌握阴津的变化。因而治疗伏邪温病应十分重视养阴救津，以使清热法能达到预期的疗效。如柳宝诒在临证中遇到许多伏邪温病患者，其表现皆为伏邪化热，势多燎原，最易伤阴，阴液一伤，则变证迭起，因此，柳氏反复强调治疗伏邪温病要"步步顾其津液"。

近代名医陈良夫论伏邪温病与新感温病之区别最为精彩,他说:"肺主皮毛,胃主肌肉,六气着人,首先犯肺,次传于胃。感而即发,是表分病也;郁久而发,便成伏气也。感而即发,则为头疼身热,寒微热甚。伏邪为病,大都由阳明而来,其发病也,亦由新感引发,但伏邪有在气、在营之分。在气者,其道近,较易外达;在营者,其道远,而伏气又深,故欲其外达,必需时日。"由于伏邪温病初起时也能见到表证,所以有"新感引动伏邪"之说,有"新感无伏邪不张,伏邪无新感不动"之说,这又是两者之间的互相关联之处。

五、伏邪与现代医学传染病潜伏期的辨异

对于伏邪的实质,过去有过很多次的探讨,曾有一种意见认为,伏邪即西医传染病的潜伏期。这种看法,粗粗一看,似乎很有道理,也引起了很多人的共鸣,但仔细研究,两者所说好像也不是一回事。

其一,中医的伏邪学说,与现代医学传染病的潜伏期是两个完全不同的概念。伏邪温病包括了现代医学大部分传染病和一部分内科急性热性病,伏邪温病乃是根据上述疾病的临床症状来判断疾病性质和分析疾病原因的学说,它是一种抽象的原则的病因分类学。而传染病学所指的潜伏期,乃是根据实验观察认识到自病原体侵入机体到出现临床症状为止的具体时间,既不能依据它进行病因分类,也不能依据它制定治疗原则。伏邪与传染病潜伏期两者不仅分属于两种医学体系,而且在内容、作用等实质问题上也不能彼此等同。

其二,伏邪和潜伏期在日期上出入甚大。中医所指的伏邪,乃以春、夏、秋、冬四季气候变化为根据,以"季"为单位。而现代医学所指的传染病,其潜伏期短,一般是一至数日,如菌痢、霍乱、流感;长者亦只月余或稍多一些,如阿米巴痢疾、传染性肝炎、布氏杆菌病;较为多见的是数日或十多日,如风疹、乙脑、流行性出血热、流行性腮腺炎、伤寒、副伤寒等。所以,伏邪温病与传染病潜伏期在发病时间上是各说各话,说的都不是一码事。

其三,中医温病学将温病分为新感温病和伏邪温病,如果说西医的传染病中各种疾病中临床表现的证候群包含在中医温病范围内,那就很难说只有伏邪温病有潜伏期,而新感温病就没有潜伏期。中医的温病学认为伏邪温病重于新感温病,而西医的传染病或某些内科急性热性病就很难说潜伏期长的疾病一定重于潜伏期短的或没有潜伏期的疾病。例如,在同样的医疗条件下,很难说潜伏期 8~22 日的流行性腮腺炎必定要重于潜伏期只有 2~5 日的鼠疫,或者必定要重于没有潜伏期、起病急骤的脓肺。

所以说,把伏邪与现代医学传染病的潜伏期简单地等同起来是欠妥的说法。准确一点地说,如果运用中医温病学的理论来认识和治疗传染病及其他内科急性热性病,则不仅伏邪温病的范畴内包含有各种疾病的潜伏期,在新感温病范畴内也包含有各种疾病的潜伏期。只是由于患者之间身体素质与外界各种因素不同,有的可能一发病即现伏邪温病的症状,直奔气分营血分,有的则可能出现新感温病的症状,然而作为疾病潜伏期,它们之间

可能几乎一致。

六、伏邪温病产生的客观条件及内在因素

要全面理解伏邪学说，联系祖国医学中人与自然界的关系和内因为主的理论是十分必要的。

祖国医学认为，人与自然界的关系是密不可分的。人体气血的变化必须适应于自然界风、寒、暑、湿、燥、火六气的变化。所以《素问·宝命全形论》说："人以天地之气生，四时之法成"，就是指人体应该随着自然界的生、长、化、收、藏的规律而进行着成长变化的意思。

关于人体气血运行的规律与四时变化影响的关系，《素问·脉要精微论》有一段很精彩的文字描述："春日浮，如鱼游之在彼；夏日在肤，泛泛乎万物有余；秋日下肤，蛰虫将去；冬日在骨，蛰虫周密，君子居室"，明确指出，人体气血的运行，在春天有体内逐渐升向体表；在夏天则充分达于肌肤，表现为一种繁盛而有余的状态；在秋天则由体表逐渐向体内收敛；在冬天则潜藏于内。这的确是一个很重要的发现，西方医学只是在一千多年以后的近代方才提出。近代西医通过多次实验观察才得出结论：在冬季人的体表血管收缩，而体内血管扩张，内脏产热量增高；在夏季人的体表血管扩张，而体内血管收缩，内脏产热量降低。用中医理论可以概括理解为：冬则内伏于温，夏则内伏于寒，此即伏邪产生的客观条件。

仅仅只此，当然还不足以产生伏邪温病，重要的还是"正气存内，邪不可干，邪之所凑，其气必虚"。只有"冬不藏精"，才能"春必病温"。祖国医学认为，肾藏精，肾为先天之本，为五脏六腑之根，为周身气血本原，可以说，它是人体抗病能力强弱关键性的因素。所以历代许多医家认为"伏邪首发少阴"，如喻嘉言谓："冬不藏精者，阴分受邪，少阴肾经受之"；柳宝诒说："伏温发于少阴"，说的就是这个道理。

由于外界气候异常变化，而机体功能低下，不能很好适应，致使气血偏于一端，不能保持平衡，这就给外在时邪或某些季节病侵入人体造成了条件。如果由于春夏阳气升动，蒸而发动，则发为单纯的伏邪温病；如果兼感时令之邪，内热与时邪结合，乘机外达，则属新感引动伏邪。

七、四时伏邪的病机及治法

伏邪四时均可发病，现根据《素问·阴阳应象大论》提出的四时伏邪规律作如下阐释。

"冬伤于寒，春必病温"：伏邪温病症状的临床特点是内热炽盛。这是因为气血偏于一端，冬季不慎感受寒邪，郁伏潜藏日久化热，再因冬不藏精，机体阴阳调节失衡，至春又为风邪所引，则会出现伏邪温病的证候，这就可以说明在同样感受外来时邪的情况下，为什么有的患者有伏邪温病的证候，而有的患者却只有新感温病的证候，所以俞根初说："新感温病浅而轻，伏气温病深而重。"治疗大法也是不同的，以风温为例，如纯

系初感，症见发热，微恶风寒，头痛目胀，鼻干或塞，有汗或无汗，咽痛咽干，或咳或不咳，身困或酸，脉象浮数，舌尖红苔薄白，当用银翘散或桑菊饮加减，辛凉解表即可；如新感引动伏邪，病起急骤，除有外感症状外，并见高热神昏，心烦，舌质红绛，脉细数或略现浮象，说明病入营血，治疗当以清营汤或犀角地黄汤化裁，以清营凉血，透热转气。

"春伤于风，夏生飧泻"：正常人在春天气血是由内向外运行的，如果春天气血过度升散，再加上风邪逼引，则体内气血空虚。春气通于肝，肝主疏泄，与脾胃关系密切，春天伤于风邪，郁伏体内，容易影响肝、脾胃的消化吸收功能，到了夏天气温升高，天气炎热，风热交加，使里热更趋于外；另外，在夏季人每多贪凉饮冷，这样，两虚相得，则易生伏邪飧泻，当用附子理中汤温阳健脾，培土御风即可取效。现代著名中医学家冉雪峰对于脾胃寒多之霍乱症常重用通脉四逆汤之干姜、附子类取效，其意即是如此。

"夏伤于暑，秋必痎疟"：夏季气候炎热，万物茂盛，蚊虫众多，如长夏纳凉，感受阴暑，颏汗不出，则气血最易受伤，再加上蚊虫叮咬，毒气内侵，到了秋天气血往里运行，处于表里之间，寒热最易交争于腠理，所以出现寒热往来之痎疟，此类病症在临床上最为常见，亦即少阳病证，所以古人说，治疟不离少阳，多用小柴胡汤加减和解少阳。

"秋伤于湿，冬生咳嗽"：初秋与长夏相连，长夏湿气当令，如入秋其气不解，最易伤湿。湿气粘连厚着缠绵，在体内留连不去，至冬与寒气相结，而此时人体气血已封藏于里，最易形成内热外寒，内实外虚的局面，因此，寒湿内伏于里，致肺失宣降产生伏邪咳嗽。伏邪咳嗽与新感咳嗽不同，新感咳嗽伴有相应表证，治法以解表止咳为主；伏邪咳嗽则除伴有表证外，还有咳必痰多，胸闷纳呆，舌白厚腻，脉滑等症，治法应以祛湿化痰为主，兼以解表，方用小青龙汤加减即可。至于痰湿病已久而无表证的伏邪咳嗽，舌苔白厚腻，脉沉滑者，可用六君子汤合二陈汤、三子养亲汤化裁以治痰湿为主即可。

八、伏邪学说的临床意义

对于宇宙间的自然规律，随着人们不断实践，有一些在古代已经被简单地认识到，虽然在理论上和对规律认识的程度上并不完备，还比较初级，在某些方面还有所欠缺，有其历史的局限性，然而这种认识毕竟有其历史意义。

在自然科学上，一个法则的产生都经过了多次反复的实践，同时也都经过提出科学假说和验证科学假说的阶段。这在医学领域中也是如此。如金元四大家之一的朱丹溪先生，提出"阳常有余，阴常不足"的科学假说。在经过他自己及后世医者的验证后，逐渐形成祖国医学的"养阴"学说。这种学说长期指导着中医的临床实践，也反复被临床实践所验证，证实了养阴学说的正确性。

伏邪学说的提出，也是如此。其始，也是古人在观察热性病的基础上，用伤寒方治疗温病越治越剧，于是深刻反省，另辟蹊径，提出认识温病规律的一种科学假说，后来逐渐形成指导实践的学说。虽然由于时代的局限，伏邪学说不可能深刻、全面地解释温病发病规律和揭示这种规律的内在联系，但毕竟较前人囿于用伤寒方治温病的狭隘思维中迈出强健性的一步，开拓了思维，解放了思想。事实证明，伏邪学说的创立，确有其积极的临床指导意义。

（1）强调了正气在伏邪温病发生发展过程中起着主要作用，明确了治疗伏邪温病的主导思想。

伏邪于人体，是否发病，取决于人体的防御能力，即正气的强弱。《素问·刺法论》谓："正气存内，邪不可干。"伏邪于内，只有在人体正气不足，防御能力减弱，正不胜邪的情况下，才有可能导致伏邪外发。若正气不断增强，其结果必定是祛邪外出，或灭邪于体内，所以《灵枢·百病始生》说："风雨寒热，不得虚，邪不能独伤人"，说明要预防伏邪发作，必须时时注意对正气的保护；即使伏邪温病发作，在其发生发展过程中，亦要注意对正气的保护以祛邪。

（2）明确了四时季节之气超越常度，不仅会导致人体即时发病，而且可以潜伏体内，影响气血运行，郁阳化热，发为伏邪温病，指出了治疗伏邪温病首重祛邪，截断扭转。

伏邪学说的创立，表明人体感受风、寒、暑、湿、燥、火六淫，要不是单纯地发为时令疾病，也可留连体内，与人体正气共存，并不断地在体内破坏脏腑、经络、气血功能，阻碍人体气血的流注，影响气机的升降，产生过盛的能量，将人体正气逐渐与其一起转化为邪气，使邪热越盛，则正气越虚。伏邪在体内占主导地位时，则内热炽盛，邪气外张，表现为一派邪热明显症状。所以治疗伏邪湿病首重祛邪，使伏邪清除，才能给体内正气来复创造良好的内部条件，这就是温病学家为什么重视清热解毒药使用的重要原因。

（3）指出了伏邪温病发病部位首重在里，初起即以灼热、烦躁、口渴、溲赤、舌红苔黄等热郁于里的证候为主要表现。其传变如伏邪由里外达，为病情好转的表现；如伏邪进一步内陷深入，则病情将进一步加深。要求医者不要拘泥前人所谓外感病邪侵犯人体一定是首先在表的说法，须正确依据临床症状及时令季节变化之候，着眼于临床实际，分析不同证候的病机所在，抓住伏邪温病邪伏于里的关键，一起病即予伏邪迎头痛击。现代医学研究表明，急性温热病的发生发展都是细菌或病毒侵入人体，在抵抗力强的情况下，人体可以抑制细菌或病毒的大量繁殖，不引起全身的中毒反应；若抵抗力不足以应付时，则细菌或病毒大量繁殖，大量地释放毒素，很快就会出现各种中毒反应，引起各种疾病。在当时的历史条件下，是没有办法从显微角度来认识这些疾病的实质的。古人创伏邪学说，就是以另一角度入手，找到另外一种论述伤寒的理论，以区别于传统的六经传变规律，便于医者在治疗时更简捷地找到诊治要点，提高疗效。

（4）昭示了早期诊断、早期预防、早期治疗的重要性。中医最讲究整体观念，最注意治疗要机在病先，伏邪学说的创立同样也包含着这些思想在内。伏邪两字，就预示着高明的医生要从体内阴阳平衡的非正常变化中找出体内"伏邪"的蛛丝马迹，综合患者的体质及饮食、二便、睡眠这些日常变化，特别是结合时令季节之气的旺亢及不足，对"伏邪"进行早期诊断，预防用药，或调饮食、适起居、顺四时去养生防病，充分调动机体正气御病的积极性，祛除"伏邪"，防止疾病于未发之时，阻断疾病于变化之途。伏邪学说的创立，与医圣张仲景提倡的"上工治未病"及肝病实脾法有异曲同工之妙。

九、对伏邪学说之说持否定看法的医家

任何一种学说的创立，有持肯定看法者，必然就有持否定看法者，这就是事物间的对立统一。中医伏邪学说也概莫能外。历代医家对伏邪学说持否定者，亦颇不乏其人，兹举例如下：

（1）杨栗山："何等中而即病者，头痛如破，身痛如杖，恶寒项强，发热如炙，或喘或呕，烦躁不宁，甚则发痉，六脉如弦，浮紧洪数，传变不可胜言，失治乃至伤生？何等中而不即病者，感则一毫不觉，既而挨至春夏，当其已中之后，未发之前，神气声色不变，饮食起居如常，其已发之证，势更烈于伤寒？况风寒侵人，未有不由肌表而入，所伤皆同营卫，所中均系严寒。一者何其灵敏，感而遂通；一者何其痴呆，寂然不动，一本而枝殊，同源而流异，此必无之事。"

（2）吴又可："然风寒暑湿之邪，与吾身之营卫，势不两立，一有所干，疾苦作矣……今冬时严寒所伤，非细事也，反能藏伏过时而发者耶？更问何等中而即病？何等中而不即病？何等中而即病者头痛如破，身痛如杖，恶寒项强，发热如炙，或喘或呕，甚则发痉，六脉疾数，烦躁不宁，至后传变，不可胜言，仓卒失治，乃致伤生；何等中而不即病者，感则一毫不觉，既而延至春夏，当其已中之后，未发之前，饮食起居如常，神色声气，纤毫不异……况风寒所伤，未有不由肌表而入，所伤皆营卫，所感均系风寒，一者何其懵懵，中而不觉藏而不知；一者何其灵异，感而即发……且言寒毒藏于肌肤之间，肌为肌表，肤为皮之浅者，其间一毫一窍，无非营卫经行所摄之地，即感冒些小风寒，尚不能稽留，当即为病，何况受严寒杀厉之气，且感于皮肤最浅之处，反能容隐者耶？以此推之，必无是事矣。"

（3）钱璜："冬伤于寒，尤为病之根也，总之根气一伤，凡遇外邪，皆可成病，但随其时令之或风寒或温或暑，非预有蕴伏之邪，时时而复也。"

（4）徐灵胎："从无外感之邪，藏于肾中，半年而发者。"

（5）刘松峰："冬日严寒，来春并无温病……且人伤于寒，岂可稽留在身，俟逾年后而发耶？"

（6）祝味菊："伏气之说，中医之障也，邪正不两立，岂有容邪许久而不病者乎？"

按：伏邪学说的创立，完全是后世从《内经》关于温病的记载，为了不离经叛道，通过经验总结，为区分与伤寒外感热病不同，而推测出的一种假设，这种假设通过临床实践，又证明了其理论的正确性的一面，但囿于当时的历史条件，只能是从疾病症状的罗列、综合、分析的一种推论。对伏邪学说，持否定意见的医家，也只能用症状的表现来做文字游戏，最后的结局只能是谁也说服不了谁。从今天来看，伏邪学说的创立，当时是有积极意义的，起码对疾病的认识有了一定的深度，为温病的治疗开拓了新路，为卫气营血辨证体系、三焦辨证体系增添了说理工具。这种创新，也为繁荣中医学术，特别是提高中医疗效、增添中医学术生命，为中医的发展做出了历史性的贡献，具有划时代的意义。而持否定态

度者，从另一方面为完善伏邪学说提出了问题，为学术争鸣、学术进步创造了条件。任何一种用现代的观点和认识水平去套古人的观点和认识水平，都是错误的，在古时科学尚未发达时期，对致病原的认识尚未深入时期，古医家能够创立伏邪学说指导温病治疗正是一种进步表现。

十、伏邪的实质

综观伏邪温病的发病特点，可以说阴虚内热就是伏邪的实质。

清代邵新甫说："冬伤于寒，春必病温者，重在冬不藏精也。盖烦劳多欲之人，阴精久耗，入春则里气大泄，木火内燃，强阳无制，燎原之势，直从里发"（《临证指南医案》），就是指素体阴虚阳气旺盛之人，真阴已亏，内有蕴热，积于脏腑，一俟时机成熟，或感受时邪，而动乎久郁之热，导致内热向外发作，即《内经》所谓"有诸内者必形于外"，是内在病变向外反映之征。所以伏邪温病一发作，就呈现发热、不恶寒、咽干、口渴、小便黄赤、舌苔厚腻或苔少、舌质红或绛而干、脉细数或沉数等一派阴虚内热之象。这就是前人所谓伏邪温病的精神实质。

古人所谓"新感引动伏邪"，指的是素体阴虚，津液亏损之人，内有郁热，恰又感受时令之温邪而发病，即柳宝诒说的"伏气外出太阳"；如伏邪温病初起有寒热往来类疟一派症状，是"伏气外出少阳"，也就是前人说的"邪伏募原"。一言以蔽之，伏邪学说中的伏邪实质就是阴虚内热，所以治疗伏邪温病，必须避免辛温燥烈之品，以防伤阴之弊。至恢复期，更要以养阴为重。假如阴分过虚之人，再感温邪，重伤阴精，正不胜邪，多致死。故《素问·玉版论要》有"病温虚甚死"的说法。至于邪伏在什么地方，则主要是根据临床见证作为诊断依据的，如俞根初提出的"伏邪募原"与"伏邪少阴"就是以临床症状的"虚""实"结合六经辨证做出的诊断，将伏邪学说作为指导温病治疗及归纳证候的一种创新，与仲景之划分六经，天士之划分卫、气、营、血，鞠通之划分上、中、下三焦，有异曲同工之妙也。

第四章　关于阴火理论

李东垣首提"阴火"一词，在《脾胃论》中出现 40 余处，但"阴火"究竟何指？产生何由？后来医家见仁见智，众说不一，即使现代也没有一个明确说法，如《中医名词术语选释》云阴火"指肝肾的虚火"，《中医词释》谓阴火"指饮食劳倦、喜怒忧思所生之火，属心火"，如此种种，令初学中医者很是困惑，难摸其意，不得要领，兹不揣浅陋，论述于下。

一、李东垣对阴火的认识

李东垣在他的《脾胃论》《内外伤辨惑论》《兰室秘藏》《医学发明》四部著作中，明确指出阴火为心火者 2 处，为肾火者 5 处，为脾火者 3 处，为胃火者 1 处，为肝火者 1 处，为肺火者 1 处，为经脉之火者 6 处，为五志化火者 2 处，为实火者 1 处，为虚火者 6 处等。

如《脾胃论》中说："今饮食损胃，劳倦伤脾，脾胃虚则火邪乘之而生大热。"此处火邪即为阴火。

如《脾胃论》中说："既脾胃气虚，元气不足，而心火独盛，心火者，阴火也，起于下焦，其系于心，心不主令，相火代之。相火，下焦包络之火，元气之贼也。"此处阴火即指心火，亦即相火。

如《脾胃论》中说："此因喜怒忧恐，损耗元气，资助心火，火与元气不两立，火胜则乘其土位，此所以病也。"此处阴火即为五志之火。

如《内外伤辨惑论》中说："是热也非表伤寒邪，皮毛间热也，乃肾间受脾胃下流之湿气，闭塞其下，致阴火上冲，作蒸蒸而躁热，上彻头顶，旁彻皮毛，浑身燥热。"此处阴火发热非指伤风感冒之发热，此种热不甚，病程较久，时作时休，时轻时重，遇劳加重，一般上午多见，体温通常不会很高，多呈现燥热，休息后阴火回归肾间，则又显现一派气虚不足状态。

由上可知，李东垣将阴火的概念撒得非常广，阴火的含义很不确定。中医认为五脏六腑皆有阴阳，阴阳失调，阴不维阳，阳气上亢，皆可产生火症，李东垣作为当时的医学大家，不可能不知道这个道理，所以李氏创阴火概念，应该是指阴火即五脏之火，即心火、脾火、肝火、肺火、肾火。但五脏之火各有特点，用阴火来概括五脏之火，不免有以偏概全之嫌，不足以服人，所以后世医家各取所需，借名流之名各说各话，导致阴火理论争论不休。

二、李东垣阐述阴火形成的机制

细研李东垣的《脾胃论》《内外伤辨惑论》等几本主要著作，可以归纳总结出李东垣对阴火产生的机制的认识有以下几个方面。

1. 脾胃气伤，元气不充，上下不通而化火

《脾胃论》说："脾胃之气既伤，而元气并不能充，而诸病之所由生也"；并引据《素问·调经论》论述："有所劳倦，形气衰少，谷气不盛，上焦不行，下脘不通，胃气热，热气熏胸中，故内热"。可见这种火是由于脾胃气虚下陷所致。如果饮食失节，情志所伤，或劳倦过度，或治疗不当，寒凉攻伐，或久病脏腑相传，损脾耗气，元气不充，运化无力，输布失职，清气不升，浊阴不降，或滞于中，或陷于下，郁滞而不升不散，郁而壅滞日久，必化热化火，产生阴火。

2. 脾胃气虚，心火独盛，引相火上冲而形成阴火

《脾胃论》说："既脾胃气虚，元气不足，而心火独盛，心火者，阴火也，起于下焦，其系系于心，心不主令，相火代之。相火，下焦包络之火，元气之贼也。"相火的形成，李氏又提出"脾胃气虚，则下流于肾，阴火得以乘其土位""乃肾间受脾胃下流之湿气，闭塞其下，致阴火上冲"，这里的"阴火"乃下焦离位上冲之相火。相火本为少火，其功能原是生气以温养中焦脾胃及四肢百骸，今受清气下陷，湿气下流之闭塞干扰，则难以归其本位，火性炎上，逆而上冲，遂形成病理之阴火。

此外，李东垣认为情绪不稳亦能助"心火"引相火上冲化为阴火。其在《脾胃论》中说："夫相火之炽盛，由心生凝滞，七情不安故也……心君不安，化而为火""此因喜怒忧恐，损耗元气，资助心火。火与元气不两立，火胜则乘其土位，此所以病也。"所以，李东垣认为阴火是"元气之贼""火与元气不两立，一胜则一负"，阴火生于元气之虚，若元气不虚则阴火无法产生。

3. 脾胃气陷，卫外不固，外邪入侵形成阴火

《脾胃论》说："脾胃之气下流，使谷气不得升浮，是春生之令不行，则无阳以护其荣卫，则不任风寒，乃生寒热，此皆脾胃之气不足所致也。"因脾胃气虚，中气下陷，则上焦空虚，外邪最易乘虚而入。脾胃气虚，气血生化乏源，卫气亦失化源，卫外不固，外邪入侵，与卫阳相搏，最易形成阴火发热。此处阴火发热不单单是外感所致，其主要矛盾还是内伤脾胃为主，属气虚外感。

4. 脾胃气虚，不能生肺，肺失宣降卫外职能不任风寒，而生阴火

《脾胃论》说："肺金受邪，由脾胃虚弱不能生肺，故咳嗽气上，皮毛不能御寒""脾证始得，则气高而喘，身热而烦，其脉洪大而头痛，或渴不止，其皮肤不任风寒而生寒热"。《内经》说："脾气散精，上归于肺。"今脾胃气虚，不能散精于肺，以养肺气，即土不能生金，再感外邪，胶滞不解，正邪相争，最易形成阴火之"气高而喘，身热而烦"症。

5. 气虚血亏，血亏生热而形成阴火

李东垣云："气少则津液不行，津液不行则血亏""脾胃既虚……营血大亏……阴火炽盛，日渐煎熬，血亏气少""诸阳气根于阴血中，阴血受火邪则阴盛，阴盛则上乘阳亏"。此处阴盛即阴火盛，指出了气虚及血，阴血亏损，水不制火，阴不制阳，而阴火内生的机制。

6. 气虚湿阻，郁而化热致成阴火

《脾胃论》说："脾胃虚，则湿土之气溜于脐下，肾与膀胱受邪""湿能助火，火旺，郁而不通，主大热"。李氏阐述了脾胃虚弱，不能运化水谷，饮食不化精微，反生湿浊，清气下陷，湿气下流，湿郁而化热，致生阴火的病变机制。

此外，李东垣还在房劳过度，损伤元气，相火无制，则上浮而为阴火方面有所论述，如其云："或因劳役动作，肾阴火沸腾，事闲之际，或于阴凉处解脱衣裳，更有新沐浴于背阴处坐卧，其阴火下行，归还肾间。"可见，李东垣对阴火的形成机制的认识是多方位的，外感内伤、饮食劳倦、七情变化，无一不涉，但其独重脾胃，突出人以胃气为本的学术思想。

三、后人对阴火的理解

李东垣在《脾胃论》中独创地提出阴火理论，其内容主要阐述脾胃气虚导致气火失调而产生诸证，其治是补脾升清举陷，补中益气汤为其代表方。由于李东垣对阴火的论述过于庞大，再加上中医说理工具理解与实际有一段距离，致使后人注释者纷纭不一，概括起来大致有以下四种看法：

（1）认为脾胃虚则肺气先绝，致卫外不固而易感六淫，外感之邪便是阴火。

注：外感之邪在于卫表，位属于阳中之阳，李氏若命名为阴火，其理何堪。

（2）认为阴火是脾虚湿停，蕴热化火上冲所致。

注：阴火若如此，其治疗当用清热降火渗湿，岂能再用甘温补气之补中益气汤助其湿热？

（3）中焦湿热下注，下焦阳气被迫上浮，证似格阳而稍轻。

注：格阳要用引火归原法，岂能再用升麻柴胡之升提？

（4）脾胃气虚、化源匮乏，致阴血亏虚生阴火。

注：阴血亏虚之火当用滋阴生血之熟地之属，用黄芪、人参、当归之属岂不更助虚火上炎？

更有背离原著精神阐述其他者，如清代林珮琴说："阴火，五脏六腑游行不归经之火""治阴火，气从脐下起，大补阴丸，坎离既济丸"。晚清荆州宝辉在其《医医小草》中讲"阴火""阳火"时说："阳火可釜底抽薪，阴火宜导龙入海。"这些论述虽离李东垣原旨较远，但对进一步探讨和发展阴火学说无疑是有裨益的。

以上所论阴火内容繁杂，很容易被"心火""相火"及湿热下流郁而生热等不同说法

纠缠不清而迷失方向。其实，无论原著所说哪一种"阴火"，均由脾胃气虚而起，如果不抓住"脾胃气虚"这一基本点，那么就容易对阴火的理解歧义旁生。

四、阴火内涵的要素分析

阴火，是相对阳火而言，既言阴火，则应有阳火。如赵献可说："以火言之，有阳火，有阴火……此对待之火也"（《医贯·五行论》）。李时珍也说："五行皆一，惟火有二。二者，阴火阳火也"《本草纲目·火部》）。查李东垣《兰室秘藏》中确有 3 处提出了阳火，又立熟干地黄丸为其治疗方剂。火既分阴阳，那么阴火即虚火，病性属寒，病位在里，治法宜温、宜补；阳火即实火，病性属热，病位在表，治法宜清、宜攻。搞清了这一点，对阴火的实质内涵认识可以说将要接近李东垣原义了，也可以说理清了阴火的基本脉络。因为任何中医理论的创新离不开中医阴阳学说这个理论基础，就像后世医家将水分为阴水、阳水，任何一种元素都可以这样一直分下去。

要进一步摸清阴火的内涵就必须弄清阴火产生的病因、病机要素，病因、病机要素抓住了，阴火理论体系也就基本建立了。

病因的考量是最具时代特征的，任何新的理论的创新，都具时代性这个特征，阴火理论的创立也毫不例外。李东垣为金元时期四大名家之一，其治学继承了张元素善师古方、化裁新方的革新思想，其执业时期正值战乱频繁，民众颠沛流离，饥寒劳役交加，身心疲惫，民众的基本生活条件受到了严重挑战，那么，饮食饥饱不匀、劳逸奔波居无定所、情志悲喜忧恐过度三大因素是导致阴火的基本病因。所以李东垣论阴火产生时，每有"苟饮食不节，寒温不适""喜怒忧恐，劳役过度"之说，是对阴火产生病因的真实描述。

阴火的病理基础是脾胃受损，脾胃气虚是阴火产生的基本病理，但每一位脾胃气虚的患者并不一定产生发热等阴火症状。所以阴火产生的病变机制要点是元气受损。李东垣再三强调脾胃气虚所致的内伤发热，它的最大特点是"火与元气不两立"。因"火与元气不两立，一胜则一负""火胜则乘其土位，此所以病也"。

张锡纯在《医学衷中参西录》中说："人之一身，皆气之所撑悬也，此气在下焦为元气，在中焦为中气，在上焦为大气，区域虽分而实一气贯之"，且"人身之气化由中焦而升降"。据此，阴火的产生机制应是中焦脾胃受损、脾胃气虚，日久损害了下焦元气，影响了上焦，进而上中下三焦升降俱受损害，所谓"脾胃一伤，五乱互作"，诸症丛生，百害无一利。其根在"脾胃"，其节点在"元气"，其要害在"火"。正是这些要素的综合作用，才产生了"阴火"。

五、何谓"脾胃一伤，五乱互作"？

脾胃位居中州，是气机升降之枢纽机关，阴火由脾胃损伤所致，伤及的又是元气，气与火的特点是覆盖面广，涉及脏器多，气、火失调的阴火致病范围必然导致多器官受损。故李东垣云："夫饮食失节，寒温不适，脾胃乃伤。此因喜怒忧恐，损耗元气，资助心火"

"脾胃气衰，元气不足，而心火独盛。心火者，阴火也，起于下焦，其系系于心，心不主令，相火代之，下焦包络之火，元气之贼也。火与元气不两立，一胜则一负""今饮食损胃，劳倦伤脾，脾胃虚则火邪乘之"。可以看出，这种因劳倦伤脾、中气不足、七情不安所产生的阴火，一可以影响心肾，肾脉起于下焦，上系于心，上焦阳虚，下焦阴火得以上乘，即表现为心火，也称为"心不主令，相火代之"。二可影响脾胃，饮食损胃，劳倦伤脾，脾胃气虚，火胜乘其土位。所以"心与小肠来乘脾胃""相火之势，如巨川之水，不可遏而上行，使阴阳之经逆行，乱于胸中"，即是"胃病则气短精神少而生大热"也。三是由于经脉络属关系，还可影响冲任督脉。冲任附于少阴，肾间有脾胃下流之湿气闭塞，肾间阴火沸腾，除上冲代心主令外，还引动冲脉之气上逆。冲脉邪盛，必然传于督脉，督脉盛，其势如奔马，上冲头顶，发生头痛项强、蒸蒸燥热等症。如上可知，脾胃一伤，可导致多个脏腑经脉紊乱，故李东垣曰："脾胃一伤，五乱互作。"

六、火与元气不两立

李东垣创阴火理论，突破了前人只有肾与元气才有关系的篱笆，他以脏腑学说中的脾胃为重点，畅论元气在人体生命活动中的重要作用，将脾胃与元气之间的生理病理关系鲜明地连接起来，构成了阴火理论中一道独特的风景。李东垣的《脾胃论》以"火与元气不两立，火胜则乘土位"，视脾胃受病，元气损耗为阴火的主要病机。

元气，即元阴、元阳的合体，又称真气。《灵枢·刺节真邪》曰："真气者，所受于天，与谷气并而充身者也。"故李东垣认为"真气又名元气，乃先身生之精气也，非胃气不能滋之"，说明先天之元真之气，有赖于胃气的资生，才能不致匮绝。同时，脾胃受纳运化饮食精微，又有赖于元气的畅达，才能把食气和水精散布于五脏六腑，灌注于四肢百骸。如《素问·经脉别论》云："食气入胃，散精于肝，淫气于筋；食气入胃，浊气归心，淫精于脉；脉气流经，经气归于肺，肺朝百脉，输精于皮毛；毛脉合精，行气于腑；腑精神明，留于四脏""饮入于胃，游溢精气，上输于脾；脾气散精，上归于肺，通调水道，下输膀胱，水精四布，五经并行"，说明食气与水精是随着元气的畅达分布于脏腑、组织，以润养机体百骸，在各部分剩余的无用水液，则由汗溺排泄于体外。假使脾胃、元气同时受损，先天与后天之气功能障碍，相应的有关脏腑、经络、气道，特别是吸收与排泄等功能都将出现相应病变。因此，李东垣反复强调"至于五味，口嗜而欲食之，必自裁制，勿使过焉，过则伤其正也"，主张"言病从脾胃而生""养生当实元气"。

元气根于肾，有赖后天水谷精微的培育。脾胃之气充沛，元气得以滋养而充足，若脾胃之气受损，则元气不充。所以元气之盛衰，并非完全取决于先天禀赋，与脾胃运化水谷精气的功能密切相关。

命门为元气之根，元气发于肾间命门，通过三焦，沿经络系统循行全身，内而五脏六腑，外而肌肤腠理，无处不到，以作用于机体各部分。故《金匮要略》云："腠者，是三焦通会元真之处。"《难经·六十六难》云："脐下肾间动气者，原气之别使也，主通三气。"李东垣也在《脾胃论》中说："三焦者，乃下焦元气生发之根蒂。"

元气是构成人体和维持人体生命活动的本始物质，能够激发脏腑、经络等组织器官的生理功能，是人体生命活动的原动力，人之所生，全赖此气。如果元气受到了损坏和干扰，其激发、控制、调节各脏腑功能的平衡作用必然受损。心不能控，则心火独旺；肝不能制，则肝火独发；肺不能平，则肺火宣发；肾不能衡，则相火激越；脾不能枢，则火潜土位，诸脏皆处于无制状态，呈虚性兴奋，表现为三焦气机升降障碍，此诸火丛生，单纯地用某一脏火来概括，恐怕词不达意，所以李东垣用"火与元气不两立"来阐明这些疾病病机关键所在，实具点睛之妙，并用"阴火"两字高度精炼，准确描述，确实独具慧眼。后世医家释义"阴火"时多从脾胃入手，而对"元气"在其中的作用往往疏略，仅从"火"字作字面解释，弄得一叶障目，说法百出，就是忽视了阴火产生是由元气不作为所致这个关键因素，总逃不出肾与元气这对关系，没有将脾与元气之间关系弄清的缘故。

综上所述，我们在理解李东垣所创阴火理论时，必须明白肾亏元气不足时产生的火，是相火；脾胃虚弱，其本身是不产生阴火的，脾胃虚弱加上元气受损时，才会出现虚性兴奋状态，产生阴火发热症状。只有健补脾胃，祛除阴火，才能使元气平复正常状态，所以李东垣立补中益气汤为代表方，非常贴切病机，从而广为流传。

七、阴火理论的创立，提示我们对疾病的防治应当注意固护元气

元气是人体之根本，为五脏六腑、经脉组织生理活动的动力来源。因而李东垣针对时弊，创立以脾胃虚衰、元气损耗为中心的阴火理论时，其主要意旨之一就是提示我们在日常生活中需时时防止元气的损耗。如其在《脾胃论》《内外伤辨惑论》中均提出对脾胃虚弱之人"夏月宜补者，补天元之真气，非补热火也"。特别是作为引起内伤脾胃之重要原因的药食，李东垣更要求人们尤应注意。

例如，《脾胃论·论饮酒过伤》《东垣试效方·饮食劳倦门》《兰室秘藏·胃脘痛门》《内外伤辨惑论·论酒客病》中均说到："今之酒病者，往往服酒症丸大热之药下之，又有用牵牛、大黄下之者，是无形元气受病，反下有形阴血，乖误甚矣。酒性大热已伤元气，而重复泻之，况亦损肾水……是以元气消耗，折人长命，不然，则虚损之病成矣。"不仅如此，由于药食同性，故《内外伤辨惑论·辨内伤饮食用药所宜所禁论》中又说："诸姜、附、官桂辛热之药，及湿面、酒、大料物之类助火而泻元气，生冷硬物损阳气，皆所当禁也。如阴火欲衰而退，以三焦元气未盛，必口淡，如咸物亦所当禁。"足见其从药、食的多个方面采取了固护元气的办法。

此外，在针灸治疗中李东垣也提出帮助元气的恢复，调畅升发通阳之理论。如《脾胃论·阴病治阳阳病治阴》中举例曰："饮食失节及劳役形质，阴火乘于坤土之中，致谷气、营气、清气、胃气、元气不得上升滋于六腑之阳气……当从胃合三里穴中推而扬之以伸元气，故曰从阴引阳""凡治腹之募，皆为元气不足，从阴引阳勿误也"。显然，李东垣阴火理论中处处以脾胃立论，固护元气的生发舒伸之阳动作用，从而在对疾病的防治中促使"少火生气"，以使阴火戢敛，不致上冲。

阴火理论的中心议题是元气是决定人体健康与否的关键，脾胃功能又是决定元气盛衰的重要因素。围绕这一中心议题，李东垣在其著作中不但不唯脾胃论治，还从各个脏腑的生理出发，以元气为本，调整气机升降功能，固本抗邪。阴火理论妙，妙在脾胃与元气的论述；阴火理论难，难在对脾胃与元气关系的理解；阴火理论重要，重要在于对元气在人体生命活动中重要机制作用的强调。金元时期是我国历史上的战乱年代，当今我们正处于盛世和平年代，但现代人养尊处优、和甘美味、劳心身烦，多种代谢性疾病的出现困扰着人们，难道不可以从脾胃与元气的关系中找出答案吗？从这点看，研究阴火理论，就有它的现实价值。

八、阴火的临床症状

阴火的临床症状，主要反映了脾胃虚弱及元气不足、脏腑功能失调、阳气浮动的一种病理反应。

1. 发热

古籍记载："身热而烦""遍身壮热""其皮肤不任风寒而生寒热""寒热少气""精神少而生大热，有时而显火上行独燎其面""四肢发热""胃气热，热气熏胸中"等。此皆因元气虚弱，卫外不行则不耐风寒而生寒热；清阳不升，浊阴不降，清浊相干，乱于胸中则胃中热，热气熏胸中；元阳反不衰而上充，阳气浮动，则身热而烦，遍身壮热面赤。

2. 口渴

古籍记载："口苦舌干咽干""口燥""渴不止"，皆因"精气不输于脾，不归于肺，则心火上攻，使口燥咽干，是阴火大盛，其理甚易知也"，即脾胃气虚不能鼓舞阴津上润喉舌之故。

3. 烦闷

古籍记载："夫阴火之炽盛，由心生凝滞，七情不安故也""大悗……皆阴火有余，阳气不足，伏匿于地中者""心乱而烦，病名曰悗"，是"脾胃既虚，不能升浮，为阴火伤其生发之气，营血大亏，营气伏于地中，阴火炽盛"之故。

4. 大便难

古籍记载："如大便秘涩……此病不宜下，下之恐变凶证也""如大便涩滞……是热则生风，其病人必显风证……只常服黄芪人参汤""大便难，此脾胃初受热中，多有此证，名之曰下脘不通"。此因脾胃虚弱，浊阴不降，下脘阻滞所致。

李东垣在其原著中描述阴火症状时以上述四症为主，尚有"目中溜火""上热如火，下寒如冰"等症，或见脉洪大、弦数等，临床上有各症互见或以某一症为主，或数症并见的，但伴随脾胃元气虚弱脉象的见症如肌体沉重、四肢不收、怠惰嗜卧、气短神疲衰少等。

九、阴火与君火、相火的区别

无可否认，李东垣在阴火的概念上是有其含混之处的，比如他反复指出阴火是由脾胃元气虚弱所致的同时，又明文指出阴火即心火、相火。因心是君主之官，故心火即君火也，相火则是下焦肾火，从而造成理论上的混乱，使人很容易把阴火与君火、相火混淆。

《内经》说："君火以明，相火以位"，说明君、相之火为人身之动气，为生命活动之所系，君火与相火一上一下，一君一相，维持着人体正常的生理活动。如果君、相之火妄动则为贼邪，人体正常的生理活动就要受影响，则病变丛生，成为危害生命的致病因素，说明君火、相火的含义在正常生命活动情况下，代表生理；在异常生命活动时，则属病理名词。至于阴火，则纯指人体病理状态的病机而言，这就是三者之间的区别。

至于李东垣之所以把阴火与心、肾之火，即君火、相火混为一谈，是因为阴火由脾胃虚弱、元气损伤所致，元气又是君火、相火的原动力，原动力受损，必然导致君火、相火偏亢，形成病理上的君火、相火妄动。所以阴火实包含病理上的君火、相火妄动，是大概念与小内涵之间的关系，这点不弄清楚，将阴火与君火等同起来，站在一个平台上解释，必然是越辩论越糊涂，很容易形成一段公案。

需要指出的是，君、相之火单纯地妄动，并不一定就形成阴火，因为君火旺、相火旺用补中益气汤之类加减治疗是会出事的。只有在脾胃虚损，元气不足时，即气虚导致的君、相之火偏亢，才能称为阴火。此时的君火、相火妄动均是气虚的产物，具备因果循环关系才可用补中益气汤之类固本扶元。所以李东垣治疗阴火时多处强调"凡饮食及药，忌助阴泻阳""大忌苦寒之药损其脾胃"。

十、阴火发热与虚阳外越及阴虚发热的鉴别

阴火所见之热，虽然是正气虚弱的机制，但与阴虚发热、虚阳外越所致的发热迥然不同，兹分别论述于下。

阴虚发热属久病或热病伤阴所致，其病机在于阴血不足，阳气偏亢。主症为午后潮热，手足心热，咽干盗汗，便干溲赤，舌质红而干，苔少或无苔，脉浮细数，治宜养阴清热，补水济火。

虚阳外越属正不胜邪，阴寒过盛所致，其病机在于阳气虚弱，阴盛格阳。主症为身热欲得衣，口渴不欲饮，小便清长，烦躁不安，舌质淡，苔白滑，脉虚浮或微细欲绝，治宜回阳救逆，益火之源。

阴火发热则属脾胃虚弱，元气不足，脏腑功能代偿，虚阳浮动所致，其发热的同时伴有一派脾胃虚弱症状，舌质嫩红，苔白不润，脉象虚弱无力，其治在于补脾益气，甘温除热。

阴虚发热或虚阳外越之发热，主要是阴阳消长的失常。而阴火所致发热，则属脾胃元气不足，脏腑功能失调，阳气浮动的一种病理反应。由此可见，李东垣创阴火理论，提出

火与元气不两立的观点，立补益脾胃、甘温除热的大法，又突破了原来固有的单纯阴阳消长的理论，补充了阴阳失调病机的不足，发展和完善了中医阴阳理论。

十一、阴火的内容

通过对李东垣著作的温习，以及后来医家的争鸣，特别是脾胃与元气之间的关系探讨，可以得知如下结论：

（1）"营血大亏""脾胃气虚""脾胃虚弱，不能生肺""气虚湿阻、谷气下流"等因素均可导致阴火发热，均是构成阴火的内容。

（2）"心火""包络之火""相火"都属阴火。

但不管哪种类型，表现若何，其基本病机必须是脾胃虚弱，元气损伤。离开了这一点，就无法探讨阴火理论，也就不是阴火了。

饮食、劳倦、情志三大因素异常，损伤脾胃，导致脾胃气虚，元气不足是导致阴火的根本，而随其所伤出现气郁、气虚、营血虚发热则是阴火的标象。脾胃、元气不足而产生郁热、湿热、虚热，郁热标志着气道不畅，湿热标志着谷气下流，虚热标志着脏腑功能虚性亢奋，这些又反过来影响脾胃功能，进一步损害元气，加重脾胃、元气虚损，故云"火与元气不两立，一胜则一负"。从元气与诸脏之气角度，从标本角度去理解李东垣的阴火理论，则阴火理论的层次、概念就不会混乱了。

补中益气汤为治阴火的基本方，着重解决阴火形成中脾胃虚弱、元气不足、中气下陷这一根本矛盾。由于患者体质、环境、情志等影响因素不同，又有表现为气虚郁热、湿阻、营血虚的，临床可根据表现轻重程度的不一，甚至由次要矛盾上升为主要矛盾，可根据李东垣在《脾胃论》所述制定不同的权变治阴火法：郁热突出者，用升阳散火汤；湿热突出者，用调中益气汤；营血虚发热突出者，用当归补血汤。也就是说，治阴火不单单独用补中益气汤，治阴火也有个分清标本缓急、主次矛盾的问题。这样，才抓住了李东垣治阴火的主要方法及所有方法。

十二、甘温除热为什么舍经方小建中汤或黄芪建中汤不用？偏偏要另立新方补中益气汤呢？

脾胃内伤，阴火炽盛，为病多见火热之象，故李东垣惇惇告诫："内伤不足之病，苟误认作外感有余之病，而反泻之，则虚其虚也，《难经》云：实实虚虚，损不足而益有余。如此者，医杀之耳？然则奈何？曰：惟当甘温之剂，补其中升其阳，甘寒以泻其火则愈。《内经》曰：劳者温之，损者益之，盖温能除大热，大忌苦寒之药，泻其胃土耳。"李东垣创制的补中益气汤，就是治疗阴火的具体范例。

既然甘温能除虚热，不由得我们不想起张仲景制定的治疗虚劳阴阳两虚，脾胃虚弱的小建中汤及黄芪建中汤。这两张著名经方也是针对阴气不足产生虚阳上浮的"手足烦热、咽干口燥"及脏腑"诸不足"而设，其取效原理也是从建立脾胃中气开始的。如此相应的症状，如此相似的病机，李东垣为什么还要舍经方不用呢？再看看李东垣所常用的中药如黄芪、人参、升麻、柴胡、茯苓、白术、当归、炙甘草等，与仲景所在的年代并无二异，这里面必有玄机奥妙。

小建中汤、黄芪建中汤能健脾胃阴阳二气不假，但要治疗阴火中元气不足则力不逮。桂枝、白芍调营和卫、健脾和胃甚是优秀，但要进入元气层面则闻所未闻，哪有人参"大补元气"来得直接，更不能像升麻、柴胡配合黄芪、当归调畅中焦升降之机。补中益气汤制方之妙，妙在用人参。只有人参才能恢复人体之本元，甘温除热，此"甘"，非人参之"甘"不可。补中益气汤离开了人参，就不能治元气不足引起的"阴火"了，如后世张锡纯治疗宗气下陷的升陷汤中就没有人参，因为纯粹的宗气下陷，没有必要用人参补元气。

补中益气汤治疗的阴火发热，是以脾胃虚弱、元气不足为主要病机的。如果气虚日久导致元气不足，后天水谷补养衰少，元气虚损到一定程度，超越脾胃成为主要矛盾时，此种发热则较气虚更深一层次，其病情更重、更危急，此时单纯用补中益气汤难以奏效，须脾胃双补，或肺脾肾同治，不但要益气，而且要温阳，必须熔甘温、甘热于一炉，用大剂参附、芪附、术附，并加龙牡、五味子、山萸肉镇敛浮越之元阳，而升麻、柴胡等升散之品，绝对不可再用，以免元气绝脱。

补中益气汤治阴火发热的另一妙处是，方中药物用量极轻，旨在轻轻拨正中焦枢转之机，脾胃调和升降枢机转动，其运化功能自然恢复，元气自然得复，阴火则随之而除，足见李东垣选方用药把握病机之要、立方用药之巧。

第五章　关于心神学说

人体正常生命活动的外在表现是什么？那就是精神充沛，反应灵敏，四肢活动正常。这一切中医将其高度概括归纳为"神"，并说"得神者昌，失神者亡"，认为神是人体生命活动的主宰，但神究竟为何脏所藏？何脏所主？虽有以《内经》为代表的传统中医理论将神志活动主要归属于心，认为"心主神明"而与五脏皆有关，但在西方医学和现代科学日益强烈的冲击下，心神学说逐渐动摇，近百年来一直争论激烈，至今尚未定论。故有必要提出来，进行展望回顾，分析归纳，探索前进。

一、神 的 含 义

中国古代哲学认为，神是天地万物之主宰。神，《说文解字》云："天神引出万物者也。"《广雅疏证》曰："郑注《礼运》云：神者，引物而出。《风俗通》引《传》曰：神者，申也，申亦引也。神、申、引声并相近，故神或读为引""神者，卷一云：神，引也。《尔雅》：引，陈也。神、陈、引古声亦相近"。可见，神具有申、引、陈之义，意为造就万物之主、产生万物之源，也就是天地万物之主宰。也有学者认为，神从示申，申，电也；电，变化莫测，故称之曰"神"，申、电、神三位一体。

中医是在和巫术斗争中成长起来的。巫术总是与宗教联系在一起，如殷周的统治者认为人死后灵魂不灭，变作"鬼、神"，能福佑子孙。宇宙之上的天帝、神仙，能降祸赐福于人。人生了病，被看作是天帝或鬼神对他的惩罚，是妖魔缠身，需请巫师施法术祈求神鬼，驱走妖魔鬼怪。孔子在评论夏、商、周三代的社会思想时指出："夏道尊命""殷人尊神，率民以事神""周人尊礼尚，施事鬼，敬神而远之"。到了春秋时期，社会政治发生剧变，空前发展的自然科学，总结人类积累的大量生产活动和医疗实践的经验，不断揭示了天命观和鬼神论的虚伪性，与神学巫术展开了不可调和的斗争，中医的心神学说就是在这一斗争中形成的。

中医认为神的含义有广义和狭义之分。

（1）广义之神：是指整个人体内在生命活动的外在表现。诸如整个人体生命活动的外在反应，即人体的整体形象或形征，包括面色表情、目光眼神、言语应答、意识思维、肢体活动姿态等的外在表现，皆属于"神"的范畴。此即中医诊断学望诊中"望"神的内容。《素问·移精变气论》中所说的"得神者昌，失神者亡"，即指广义之神，也是通常所说的"神气"。

人之所以有生命，全在于内在神机，即生命力。若神机丧失，则无论如何高超的医疗技术也无法挽救生命，故《素问·汤液醪醴论》曰："形弊血尽而功不可立者何？岐伯曰：神不使也。"

（2）狭义之神：是指人的精神活动，包括意识、思维和情志活动，即心所主之神。如《灵枢·本神》云："心藏脉，脉舍神。"《素问·灵兰秘典论》曰："心者，君主之官，神明出焉。"

二、中医对神的看法

（1）中医所讲的神与宗教所讲的创世界的神是截然对立的。

宗教的神是指在物质世界之外，主宰世界万物的有人格的精神实体。中医所谓的神则寓于自然界之中，就是物质自然界本身的运动和规律。如《素问·五脏别论》指出："拘于鬼神者，不可与言至德。"《素问·宝命全形论》谓："道无鬼神，独来独往。"从根本上否认了宗教鬼神的存在。

（2）中医认为神并非是超物质的，它的产生是有其物质基础的。

中医认为神是人之形体所表现的功能，精气是构成人之形体的根本，所以精气是产生人体之神的物质基础。神由先天之精气所化生。当父母阴阳之精媾和，胚胎形成之际，生命之神就产生了。出生之后，在个体发育成长过程中，神还必须依赖后天水谷之精的充养和培育。神随着生命个体的生长、发育、成长和消亡而产生、发展和消亡。形者神之体，神者形之用，形具则神生，形谢则神灭。神是物质世界运动的产物，是天地间的一种自然现象。所以《灵枢·本神》说："故生之来，谓之精，两精相搏谓之神"，是说来源于父母的先天之精一相遇合，就发生了一定的交互作用，新的生命活动——神就开始了。

《素问·六节藏象论》指出："天食人以五气，地食人以五味。五气入鼻，藏于心肺，上使五色修明，音声能彰。五味入口，藏于肠胃，味有所藏，以养五气，气和而生，津液相成，神乃自生"，肯定了靠自然界的五气五味来营养的机体，是生命活动即神的物质基础。

（3）中医认为，世界处于永恒的运动变化之中，运动变化的原因在于任何事物的内部和外部都处在阴阳的对立统一中。

阴阳的对立统一是宇宙间一切事物遵循的总规律，阴阳的相互作用是事物运动变化的动因，而"神"寓于其中，是阴阳形气的相互作用。所以《素问·阴阳应象大论》说："阴阳者，天地之道也，万物之纲纪，变化之父母，生杀之本始，神明之府也。"《素问·天元纪大论》说："神，在天为风，在地为木；在天为热，在地为火；在天为湿，在地为土；在天为燥，在地为金；在天为寒，在地为水。故在天为气，在地成形，形气相感，而化生万物矣"，认为天空中的风、热、湿、燥、寒是无形之气，地下的木、火、土、金、水是五种有形的元素，由于阴阳的作用，形和气相应相通，相互交感，就形成了物质世界的生化过程。

（4）中医认为，神并不是超时空的神秘力量，不是有目的的行动，而仅表示奇妙、重要的意识。所以《素问·天元纪大论》说："物生谓之化，物极谓之变。阴阳不测谓之神。"

　　为什么人们要把物质世界的运动变化称作"神"呢？这是因为古人对世界客观规律知道得少，感到自然界的变化奥妙、神奇的缘故。随着现代科技的发展，许多在古人认为的神话现象已不足为奇。

　　（5）中医认为，阴阳的作用即神的作用，虽然奇妙不易把握，但是事物的运动变化并非无规律可循。

　　如《素问·移精变气论》说："理色脉而通神明，合之金木水火土、四时、八风、六合，不离其常。"所谓"常"，就有规律的意思，人的色脉与五行之休王、四时之往来有着相应的关系。六合之内，八风鼓坼都有一定的规律。高明的医生，在察色切脉时能通晓这些规律，就是通神明，所以神还有运动规律的意义。

　　（6）中医认为，阴阳的矛盾作用无所不在，升降出入的气化运动永无休止，神的作用充满其中。

　　一切有形器物，最终必然毁灭，复归为气，然后经过新的气化作用，又生成新的器物。整个世界就是这样一个由形到气，由气到形，循环往复的无穷过程。因此凡是有物有气的地方，就有阴阳，有生化，也就有"神"；而一切阴阳生化又都是物质性的气的作用，不能离开物质性的气而独立存在。

三、心者，君主之官也，神明出焉

　　这段话出自《素问·灵兰秘典论》，是心主神明，即心神学说最经典、最权威的说处。这里的"神明"，是指人的精神、意识、思维活动，这种活动不是凭空产生的，也不是独立的实体，而是人体内一个具体的器官，即心的产物。

　　古人以心作为人类思维或思想的器官，认为精神意识的活动都由心主宰。这种说法在春秋战国时期就已盛行。如《孟子·告子》说："心之官则思"，指心的作用，主要在于思维。《荀子·解蔽》说："心者，形之君也，神明之主也"，认为心是人体生理活动和精神意识活动的主宰。《内经》是总结秦汉以前医学的理论专书，自然把这个理论，即心神学说引入医学理论之中。

　　古人将人的神志活动与心连在一起，并由心所主宰，主要基于以下几种考虑：

　　（1）基于长期生活实践和医疗实践经验积累的简单认识。体验到心脏对于人的生命活动是至关重要的，心搏停止，意味着生命的终结，而人的精神、意识、思维活动同样也是生命活动的重要标志，意识丧失意味着生命垂危。所以《素问·六节藏象论》说："心者，生之本，神之变也。"

　　（2）基于心脏的主要功能——心主血脉。血液在脉管中运行不息，周流全身，如环无端，主要依赖于心脏的有节律的搏动，而人的精神、意识、思维活动有赖于气血的正常运行，尤其需要血液提供充分的养料。故《素问·八正神明论》说："血气者，人之神。"《灵枢·营卫生会》说："血者，神气也。"这也即是说，气血是产生神的物质基础，气血运行正常与否，足以影响人的精神、意识、思维活动。如由某些原因引起血流薄疾，气血逆乱时，可出现心悸、烦躁，甚则神昏狂乱等神志异常；如气血不足，血行缓慢时，可出现神疲、萎顿，甚至神思恍惚，反应迟钝等表现。另外，人的精神、意识、思维活动异常亦能反作用于气血的运行状态，使心脏功能出现异常。所以明代李梴在《医学入门·心脏》中说："神者，血气所化，生之本也。万物由之盛长，不着色象；谓有何有，谓无复存。主宰万事万物，虚灵不昧者是也。然形神亦恒相因，凡心之病，皆由忧愁思虑而后邪得以入之……"

（3）基于心为阳脏而主阳气，与夏气相通，主火热之气。心为阳中之太阳，以阳气为用。心的阳气具有温煦和推动作用，能维持人体正常的血液循环，维持人的生命活动，使之生机不息，故喻之为人身之"日"。如《医学实在易》说："盖人与天地相合，天有日，人亦有日，君父之阳，日也。"人与自然是一个统一的整体，自然界的四时阴阳消长变化，与人体五脏功能活动系统是相互联系的。心为阳脏而主阳气。自然界中夏季以火热为主，在人体则与阳中之太阳相通应。心气与夏气相通应，是说心的阳气在夏季最旺盛，功能最强。

（4）基于临床实践的长期检验。正因为各种神志病证的产生，中医学认为与心息息相关，所以临床辨证论治时，也主要从心入手。如心血不足、邪热扰心、痰蒙心包、痰火扰动心神等证所出现的神志异常现象，运用补血养心、清热凉血、涤痰开窍、宁心安神等法每能取得较好的疗效，并且所用之药，如熟地、当归、夜交藤、柏子仁、黄连、栀子、犀角、丹皮、菖蒲、郁金、朱砂、琥珀、珍珠母、牛黄、麝香、龙齿、苏合香等，大都归入心经。

神是什么？其属性尔何？《素问·解精微论》说："火之精为神。"神是最高层次的生命活动，为火中之火，光明使者，正与阳中之太阳的心脏相应，故见心神合一，才能神精明亮，火耀阳旺，驱散阴霾鬼魈梦幻，保持精神健康。

正是因为心脏是人体最宝贵的脏器，又是五脏六腑的主宰，容不得半点伤损。所以人的一切精神意识，聪明智慧，都是从心发出，心神泰然，神气充足，意志清明，则脏腑相安，各司其职，互相协调，百病不生；反之，心神气散，则内外功能紊乱，生命堪虞。因此，历代养生家莫不主张心神要保持安宁。可见，心主神明是十分重要的。

四、神与精气之间的关系

人们在评论某人状态良好时，常用"精气神倍棒"或"精神饱满"等词，将精气神排在一起论处。其实，神与精、气之间虽有关联，但也有质的区别。

精、气、神是人身三宝，是人体生命活动的三要素，也是人体生命活动的三个层次。

（1）精：在中医学中，精是一种有形的、液态的精微物质，有时代指精、血、津液。其基本含义有广义和狭义之分。广义的精泛指构成和维持人体生命活动的精微物质。狭义的精指肾藏之精，即生殖之精。精是生命的物质基础，精凝而成形，静而有质可及，是人体最基础、最稳定的层次，又处在最底层、最重要的位置。

（2）气：在中医学中，气是体内活力很强，运动不息的极其细微、肉眼难以看到的精微物质，是人体生理活动的功能。气，无形有物，动而不已，是最活泼机变的层次。气具有推动、温煦、防御、固摄、营养、气化等功能，维系着人的生命过程。人是自然界的产物，禀天地之气而生，依四时之法成。天地阴阳五行之气内化于人体，构成人体生理之气。生理之气是维持人体生命活动的物质基础，其运动变化规律也是人体生命活动规律。人与天地相应，人体与自然界不仅共同受阴阳五行运动规律的制约，而且许多具体的运动规律也相通用。人体之气和自然之气的运动变化服从统一的规律。气是真实存在的至精至微的生命物质，是生命活动的物质基础，负载着生命现象。人之所赖，惟气而已，气聚则生，气散则亡。

（3）神：是生命活动的最高层次，即精神活动是在生命活动的基础上产生的更为高级的功能活动。如果说感知部分是人与动物所共有，但意识思维情志部分则为人类所特有。所以神是人类与自然界其他生命体的区别点，故《荀子·王制》说："水火有气而无生，草木有生而无知，禽兽有知而无义，人有气、有生、有知，亦且有义，故最为天下贵也。"

围绕着神，历代社会学家将其归于魂魄之类，民间更是将其玄妙化，俗语说神神秘秘、神鬼莫测等，兹不作详述。但中医强调物质第一性，精神第二性，坚持神的存在以脏腑气血功能为前提，人体之精、气是神活动的物质基础。所以将"精神"二字相提并论，说的就是精是神的基础，神是精的升华。

精、气、神都是由水谷精微所化生，精化气，气生神，其生化体用关系维持着人体正常的新陈代谢活动。男女生殖之精交合而成胚胎，发育成脏腑经络、肢体官窍，同时也产生了精血津液，是为后代个体的先天之精；先天之精化气，并将后天摄入之精不断同化，维持精化气、气生精过程，是为各种生命活动。所以《灵枢·经脉》云："人始生，先成精，精成脑髓生，骨为干，脉为营，筋为刚，肉为墙，皮肤坚而毛发长。谷入于胃，脉道以通，血气乃行"，即是此意。

神志活动是在精气基础上产生的更高层次的生命活动。从生理调控看，神主气，气化精。正如汪绮石《理虚元鉴·心肾论》所说："以先天生成之体质论，则精生气，气生神；以后天运用之主宰论，则神役气，气役精。精、气、神，养生家谓之三宝，治之原不相离。"

从病理变化发展趋势来看，神志病变一般先从扰神开始，再伤及气机，直至损及五脏精体，由浅及深，由轻加重，重至五脏精体的层次，则属伤及根本，难以救药。现依据《内经》论神志病变举例如下：

第一层次——扰神。如《灵枢·本神》曰："喜乐者神惮散而不藏，愁忧者气闭塞而不行，盛怒者迷惑而不治，恐惧者神荡惮而不收。"其轻者自复，重者即病，故《素问·经脉别论》曰："勇者气行则已，怯者则著而为病也。"

第二层次——伤气。如《素问·举痛论》曰："怒则气上，喜则气缓，悲则气消，恐则气下""惊则气乱""思则气结"，遂出现各种气机紊乱病证。

第三层次——伤脏损精。如《灵枢·本神》曰："心，怵惕思虑则伤神，神伤则恐惧自失，破䐃脱肉，毛悴色夭，死于冬""肝，悲哀动中则伤魂，魂伤则狂忘不精，不精则不正，当人阴缩而挛筋，两肋骨不举，毛悴色夭，死于秋"。心神、肝体都破坏了，精体都不存在了，则神自无处可依，当属病重难医。

总而言之，神与精、气之间的关系是，精是一切生命活动的基础，藏于五脏，精凝则成脏腑形体，精运则为气化之源，气机升降出入，协调制约，完成各项生命活动。人体在精气相互转化的过程中，产生一种特殊能量，进入了新的界面，即精神意识思维活动的界面或层次，也可以说是神的界面。神反过来又对精气生化产生影响，通过五脏调节精气活动，从而构成了人体独特的精、气、神三角关系。

五、心主神明与五神脏

中医认为，在以五脏为中心的人体生命活动中，神志活动是由"心"来主管的，这在《内经》中就已成定论。如《素问·灵兰秘典论》曰："心者，君主之官，神明出焉"；《灵枢·本神》曰："所以任物者谓之心"，并认为心在五脏整体系统中居统治地位，是人体的调控中枢。故《灵枢·邪客》云："心者，五脏六腑之大主，精神之所舍也。"《素问·灵兰秘典论》说："故主明则下安……主不明则十二官危。"《素问·六节藏象论》也说："心者，生之本，神之变也。"

《内经》除指出心主神明之外，同时又将心神、五志活动分属五脏，即肝、心、脾、肺、肾皆有藏神功能。《素问·宣明五气》说："心藏神，肺藏魄，肝藏魂，脾藏意，肾藏志"；《素问·阴阳应象大论》也云："肝在志为怒""心在志为喜""脾在志为思""肺在志为忧""肾在志为恐"，即五神脏之说。

其实，心主神明与五神脏之说并不矛盾。《灵枢·本神》指出："两精相搏谓之神，随神往来谓之魂，并精出入者谓之魄，所以任物者谓之心，心有所忆谓之意，意之所存谓之志，因志而存变谓之思，因思而远慕谓之虑，因虑而处物谓之智。"马莳注："所谓心、意、志、思、智、虑、举不外于一心焉耳，故凡所以任物者谓之心。"所谓任者，使也，任物即使物，是说五脏在心的主持、统治、调节下，共同完成精神情志活动。

从生理上讲，中医强调人体是以五脏为中心的，正常生命活动的进行是以五脏所化生的精气血津液作为物质基础的，神志活动也不例外，其既由五脏功能活动所产生，又必须依赖五脏所化生的各种营养物质的滋养作为物质基础，故中医又将神志活动分属于五脏，即五神脏学说。其中，血液是神志活动的最基本的、最重要的物质基础，只有血液充足，神志思维意识活动才正常，表现于外则精神饱满，意识清楚，思维敏捷，所以《灵枢·营卫生会》说："血者，神气也。"而心恰恰又是主血脉的脏器，于是心在神志活动中的主宰地位是无可非议的了。

因此，中医学将神志活动分属于五脏而主宰于心，是有其生理物质基础的。在神与精气之间的关系中，其阐述也有助于理解心主神明与五神脏之说。临证治疗神志病变时，调脏腑，就是调气血，调气血的终极目的还是调养心神，使整体达到气血阴阳运行平衡，神明出焉的健康状态。所以心主神明与五神脏之说的中心内容，是将神志活动归属于五脏而由"心"主宰，控制中枢是"心"，从而丰富和完善了心神学说内容，形成了一整套成熟的心神学说理论体系，有效地指导着临床实践。

下面我们依次论述五神脏之说。

（1）肝藏魂：魂，指能离开形体而存在的精神。如《易系·辞》说："游魂为变。"后世常把梦游、梦语及其他种种幻觉归于魂的活动。《灵枢·本神》说："随神往来谓之魂"，故有说魂指神的一个活动方面，神与魂在精神阴阳方面同属于阳，神则属阳中之阳，魂则属阳中之阴。何裕民的《中国传统精神病理学》认为后天发展而成的、较高级的、偏于兴奋和主动的为魂，类似于今人所说的思维、想象、评价、决断和情感、意志等心理活动。有人从"肝藏血、血舍魂""淫气于筋""肝者，罢极之本，魂之居也"出发，认为魂是在心的指挥下所表现的兴奋或抑制。

《灵枢·本神》说："肝悲哀动中则伤魂，魂伤则狂忘不精，不精则不正，当人阴缩而挛筋，两肋骨不举"，是说魂伤就会癫狂迷忘，不能清楚地感知周围环境，而且出现邪僻不正的行为。肝主筋故可见阴器萎缩，筋体挛急，胸胁不舒等病证。这是从认知、行为、机体异常方面谈魂的病变。后世医书也有从梦寐、游魂等方面谈肝不藏魂的病变，认为非峻补肝血不可。

（2）心藏神：指五行归属，心属火，而火，《白虎通义·五行》云："火之为言化也，阳气用事，万物变化也。"《五行大义》将火行的主要意义理解为变化、活动。而神的一大特征就是事物玄妙而神奇、变化而莫测，正如《易·系辞》所言："阴阳不测之谓神。"故后世称"神乃火气之精"，而将神这一名称归于火，归于心。心主血脉，心主神明，为君主之官，为五脏六腑之大主，为生之本，故心神"所以任物"，主持思维、情绪及神志活动产生的聪明智慧等，总领魂魄，并赅意志，统制五脏之神，属最高层次，只有人类才有的自觉意识。

《素问·阴阳应象大论》说："在脏为心……在音为征，在声为笑。"《素问·调经论》也说："神有余则笑不休，神不足则悲。"心神的病变主要从喜笑和悲伤上进行定位。心气有余，向外泄发无故而笑，心气不足，内却而悲泣不止。故其治疗，《灵枢·五邪》指出："邪在心，则病心痛喜悲，时眩仆，视有余不足而调之其输也"，指出了应注意虚实辨证。后世医家，依据心主神志之说，将很多情志病变归属于心神问题，建立了以心系为主的心身医学。

（3）脾藏意：意，其含义有三：一是记忆，"脾藏意"王冰注为"记而不忘者也"。《灵枢·本神》也说："心有所忆谓之意。"二是思维，"脾藏意"通"脾主思"，故王冰又注云："思发于脾而成思。"三是推测、意度之义。《说文解字》说："意，志也。从心察言而知意也。"王文缘的《医先》也说："医者，意也，度病之起意而治之。"这里指医生在诊治过程中测度患者，对疾病情况进行收集、分析、推测、度量、判断，力求"谨察病机，以意调之"。实际上就是指医生在医疗活动中的态度和思维过程。此外，"意"字还有意志、思念、怀疑、任意等字义。

《灵枢·本神》云："脾藏营，营舍意。"营者，营血也。营行脉中，是意的物质基础。但心主血脉，所以如果人的记忆思维出现问题，还要责之于心脾。陈无择在《三因极一病证方论》中说："脾主意与思，意者记所往事，思则心之所为也。故论云：言心未必是思，言思则必是心"，说明思发于脾而成于心，思维过程由心脾共同完成，但侧重不同，思维偏重于心，记忆偏重于脾。陈无择进一步分析病机时又说："今脾受病，则意舍不清，心神不宁，使人健忘。"所以他在治疗健忘症时常用茯苓、人参等健脾除湿之品，如菖蒲远志丸、开心散、小定志丸等方剂皆是如此。此外，《素问·阴阳别论》提出"二阳之病发心脾，有不得隐曲"的观点，说明情志抑郁、欲诉又休、郁思不解、劳心志苦的神志病变，仍要责之心脾。

（4）肺藏魄：古人常以魂魄对举，并以形气、阴阳、动静分魂魄，即魂阳魄阴，魂动魄静，魂气魄形。魄指一般感觉而言，指人的本能及一些感知过程。如何裕民的《中国传统精神病理学》认为，与生俱来、本能性的、较低级的、偏于抑制、被动的为魄，如新生儿啼哭、嘴触及乳头吮吸等非条件反射性动作和四肢运动、耳听、目视、冷热痛痒等感知觉及记忆等。

《左传·昭公七年》云："人之始化，曰魄，即生曰魄，阳曰魂，用物精多，则魂魄强""附形之灵为魄，附气之神为魂。附形之灵者，谓初生之时，耳目心识，手足运动，啼呼为声，是魄之灵也"；张景岳亦说："魄之为用，能动能作，痛痒由之而觉也"；《礼记·祭义》谓："耳目之聪明为魄"，即上述所论之义。

《孝经·授神契》注云："魄，白也，白，明白也"，是说人靠眼、耳、鼻、舌、身等感官了解外面的世界，才能明白魄是认知过程的基础。《内经》将魄与肺相合，并说："并精而出入者谓之魄"，赋予形体为魄的物质基础。魂与魄是有区别的，魄指一般感觉而言，魂则是感觉基础上的知觉；魄偏于生理本能方面，魂则偏于心理精神方面；魂以魄的活动为基础，但是却是比魄更高级的精神心理活动。魄没有离开形体而存在的那一种意义，故有魂不附体、魂不守舍之说，而无魄不附体、魄不守舍之说。

肺藏魄失常的病证，可见感觉失常，幻觉、错觉。实证可发狂。如《灵枢·本神》说："肺喜乐无极则伤魄，魄伤则狂，狂者意不存人，发革焦。"此外，临床上常可见六淫之邪初犯肺卫时，往往有鼻子发痒及皮肤感觉不适等先兆征象。特别是一些炎性病变，经用大剂量抗生素治疗后，往往出现风疹瘙痒不断之过敏反应，这都是肺魄出现了问题的缘故。

（5）肾藏志：志有广义、狭义之不同，广义之志，是指情志活动等的总括，如五志。狭义之志，是指意志过程，张景岳说："谓意已决而卓有所立曰志。"《论语·为政》也谈到"吾十有五而志于学"，通过判断确定目标并为之奋斗立志。肾藏志的志，即狭义之志。肾主水，据隋朝萧吉的《五行大义》，水行的主要意义为藏伏、终结，而志为人的思维过程终结，进而形成坚定不移的目标，这一目标靠自觉地确立，含有藏伏之性，具备藏伏、终结之水行特征。并且肾主冬，主藏，为春季升发之基础，志意的确定也是人们具体完成一种事情活动的前提，故曰"肾藏志"。

肾藏志往往与肾藏精联系在一起，肾主骨生髓通于脑，髓海充足，肾精强盛，则四肢轻劲多力，精神充沛，精力旺盛，认物力强而生"伎巧"；相反，则困乏健忘，思维能力下降，意志目标难以坚持。故《灵枢·本神》云："肾盛怒而不止则伤志，志伤则喜忘前言，腰脊不可以俯仰屈伸。"对于伤肾失志的疾患，中医研究颇深，兹不做赘述。

六、胃在心神学说中的地位与作用

神靠什么来养？说到底，还是靠水谷精微，所以《素问·平人气象论》说："人以水谷为本。"《素问·玉机真脏论》又说："五脏者，皆禀气于胃；胃者，五脏之本也"，说明为"水谷气血之海"的胃关系到人体生命活动及其存亡。胃的受纳与腐熟水谷的功能，在心神的滋养及调节中占有重要地位，起不可取代的作用。后世医家李东垣在《脾胃论·脾胃虚实传变论》中说："元气之充足，皆由脾胃之气无所伤，而后能滋养元气。若胃气之本弱，饮食自倍，则脾胃之气既伤，而元气亦不能充，而诸病之所由生也。"因此，临床上诊治疾病应把"保胃气"作为重要的治疗原则。

胃与心在生理上有密切之处，还在于胃络通心。胃之大络，又名虚里，在左乳下，心尖搏动处，是由胃府直接分出的大络脉，由胃上行，贯穿胸膈，络肺，出于左乳下，直接到心尖搏动处，手可以摸到跳动。如果跳动得快，像喘气一样，而且有中断现象，是心肺有病。如果呈现结脉（脉来迟，时一止）并横向跳动，是心脏出现实质性病变。如果断绝跳动，心跳停止，就要死亡。如果跳动很快，在衣服外面都可以看到，是心气外泄、心神浮越，《素问·平人气象论》中有详细论述，说明胃之大络通心，通过观察胃之大络外观表象，可以观察到心脏的病变。

中医强调精生气，气化神的转换关系，气生神中的重要环节是气机升降出入。人体气机升降出入的中枢在于胃。胃主降，脾主升，同居中州，通连上下，斡旋气机而为五脏六腑气机之枢纽。既然人体神志活动的产生与调节靠的是心神的主宰，而胃是协调五脏整体运动的关键，胃充分充当了心神主宰神志活动的助手作用。所以，胃功能的协作是心功能正常与否的晴雨表。现代研究亦表明，精神心理活动与胃功能关系密切，不良的心理刺激不仅影响胃功能，还影响消化腺的分泌。精神乐观、情绪稳定可使胃功能旺盛，促进食欲，加强吸收，有益健康。精神紧张、情绪恶劣、抑郁不快，可影响胃液的分泌及胃黏膜的血管舒缩和胃壁的运动。如在愤怒、恐惧、悲伤、失望情绪下，胃的全部功能降低，重则运动与分泌停止；情绪抑郁、寡欢时，可使胃黏膜发红、胃液分泌和胃窦收缩；情绪良好、心情豁然、处于愉快自信兴奋等积极状态时，胃功能活跃，甚至糜烂、溃疡可以自动愈合等。这些都表明心理精神因素对胃功能的影响是十分明显和广泛的。中医传统理论也表明，"百病生于气也"（《素问·举痛论》），而气机升降逆乱，主要表现在胃的功能紊乱，如失眠、痞闷、噫气、呕哕、纳呆、吐泻等病证。这些病证都与情绪有关，表面上是胃出现了问题，实质上影响了心神，说明心胃关系密切。

以睡眠为例，人的正常睡眠，中医认为系由心神所主，阳气由动转静时，即为入睡状态；反之，阳气由静转动时，即为清醒状态。这种规律一旦被破坏，就可导致失眠的发生。张介宾在《景岳全书·不寐》中说："盖寐本乎阴，神其主也，神安则寐，神不安则不寐。"而在临床上，有很多失眠患者是因胃气不和，升降失常，以致睡卧不安，而成不寐的。所以《素问·逆调论》有"胃不和则卧不安"的论述，即是说胃气不和扰乱心神为病。《灵枢·邪客》对"目不瞑"，即失眠病证，更提出了具体的治法和方药："补其不足，泻其有余，调其虚实，以通其道而去其邪，饮以半夏汤一剂，阴阳一通，其卧立至。"方中半夏味辛性温，是和胃散邪降逆的主药；秫米味甘性平，能健胃和营，两药合用，通过养胃和胃，降逆调气作用，来达到调和心神、祛除失眠的作用，是典型的心神病变从胃论治，这种治疗方法至今对临床仍有指导意义。后世所创制的一些治疗失眠的方剂，如《备急千金要方》治虚烦不得眠的"温胆汤""千里流水汤"等，均导源于此方。

再如嗜睡，《灵枢·大惑论》明确阐述了其病机："人之多卧者，何气使然？岐伯曰：此人肠胃大而皮肤湿，而分肉不解焉。肠胃大则卫气留久，皮肤湿则分肉不解，其行迟。

夫卫气者，昼日常行于阳，夜行于阴，故阳气尽则卧，阴气尽则寤。故肠胃大，则卫气行留久；皮肤湿，分肉不解，则行迟。留于阴也久，其气不清，则欲瞑，故多卧矣"，明确指出了胃阳不足，湿浊蕴阻，心神被困致嗜睡的病理机制。后世医家持此多从胃论治，取得了满意的疗效。如《杂病源流犀烛》系统总结了前人论治嗜睡的经验，提出："体重或浮而多寐，湿胜也。宜平胃散加防风、白术。食方已即困倦欲卧，脾气弱……俗名饮醉，宜六君子汤加山楂、神曲、麦芽。四肢怠惰而多寐，气弱也，宜人参益气汤。"其治疗无不是从胃入手，以解救困顿之心神。这些从临床病理方面说明，胃在心神学说中占有重要地位，起重要作用。

翟双庆在《〈内经〉五脏藏神理论研究》文中指出：我们从《名医类案》《续名医类案》《二续名医类案》《中国现代名医医案精华》中，选出具有精神异常病名的病案 686 例，出现精神症状的病案 134 例，共 820 例。在各类症状用药规律及治疗中，对五脏系统出现的频率进行了统计，可以认定用药规律虽五脏系统均被涉及，但以心系统、脾胃系统出现频率最高，占据前两位，即所用药物以入心系统、脾胃系统出现次数居多。翟氏以上分析提示我们，人的神志活动与五脏均有关，而以心系统和脾胃系统为重点。这又从另一角度证明了胃与心神的密切关系。

中医历来强调形神合一，心身统一的唯物生命观，强调治神在疾病治疗中的重要作用，如《素问·宝命全形论》所说："一曰治神，二曰知养身，三曰知毒药为真，四曰制砭石小大"，把"治神"置于药、针治疗之先。鉴于胃与心神的密切关系，胃在心神主宰调节各脏腑气化功能中的重要作用与地位，所以治神应以调胃为先。胃气壮则神安，神安则脏腑调，脏腑调则气血顺，气血顺则人健康。

七、脑主神明说

虽然中医经典著作《内经》中有多篇论述心主神明，为后世奠定了心神学说的基础，但持脑主神明学说者仍在《内经》中找理论依据，并认为以下几条是脑主神明的原始理论依据：

（1）《素问·脉要精微论》曰："头者，精神之府。"

（2）《素问·五脏别论》曰："黄帝问曰：余闻方士，或以脑髓为脏。"

（3）《素问·刺禁论》曰："脏有要害，不可不察，刺中心，一日死……刺头中脑户，入脑立死。"

（4）《灵枢·海论》曰："脑为髓之海，其输上在于其盖，下在风府。"

（5）《灵枢·海论》曰："髓海有余，则轻劲多力，自过其度；髓海不足，则脑转耳鸣，胫酸眩冒，目无所见，懈怠安卧。"

到了明代，李时珍在《本草纲目·辛夷》中指出："鼻气通于天，天者头也，肺也，肺开窍于鼻，而阳明胃脉环鼻而上行，脑为元神之府，而鼻为命门之窍。"很多人据此认为李时珍在这里已明确指出了脑是神志活动产生的场所，开辟了脑主神明说的先河。

但脑主神明说的真正建立和兴起是在西医传入我国以后，其大脑神经学说对人们产生了深刻影响。据查，利玛窦是最早传播西洋医学于我国的传教士，其著《西国记法》则是传入我国的第一部有关医学及心理学之书。该书中已有脑主记忆等论。清代汪昂在《本草备要》中明确指出："吾乡金正希先生尝语余曰：'人之记忆，皆在脑中，小儿善忘者，脑未满也，老人健忘者，脑渐空也，凡人外见一物，必有一形影留于脑中。'不经先生道破，人皆习焉不察矣。"可见脑主记忆之说，实由金正希首先传播，而正希之说乃由西人所传，汪昂则为传播脑主记忆说的有记载的第一位医家。自此以后，陆续有很多医家论脑主神明的问题：

清代王学权的《重庆堂随笔》曰："西土之言，已有征验，盖脑为髓海，又名元神之府，水足髓充，则元神精湛而强记不忘矣。"

清代张锡纯的《医学衷中参西录》曰："神明之体藏于脑。"

清代王清任的《医林改错》曰："灵机记性不在心在脑。"

清代唐容川曰："人之才智，均出于脑髓。"

清代吴谦的《医宗金鉴》曰："脑为元神之府以统全身。"

至此，脑主神明说渐成框架。

之后，心主神明与脑主神明的争论越来越激烈，特别是近现代以来，西方医学对大脑的认识越来越深刻，深入人心，使很多临床学者对中医心神学说发生了动摇，越来越趋向于脑主神明之说，或者干脆将心、脑分开，认为五脏各有所主，脑主神明，心主血脉等。

在现代科技日益发达的今天，将西医的神经大脑解剖、生理、病理知识引入到中医脑髓理论中，无疑是一个极其宝贵的突破。它不仅对脑病的临床治疗具有很大的指导意义，而且还可以创造一个中西医理论成功结合的范例，但简单地引经据典，根据一些常规解剖知识，将中医心神学说否定，推翻一个保持高度稳定的中医理论框架，恐怕与我们所倡导的科学探索精神相悖。

中医与西医在对人体概念及理论的科学内涵认识上各成体系，各具特色及优势，各有存在价值。关于这一点，我在《关于三焦形质之争》一文中已有详细论述。

（1）对于脑主神明说，无论是前贤还是今人，都未突破心主神明的范围，从而形成了一个独立的从理论到临床的系统学说。

（2）目前临床上，诊治脑病依然从五脏六腑，特别是从心辨证论治、处方用药。

（3）虽然根据"脑为髓海"理论，用补肾生髓养脑的方法治好了一些脑病患者，但充其量只是验证了肾藏精、精生髓理论的正确性，无助于脑主神明的解释。

所以说，中医学作为人类文明的宝库，它很早就形成了自己的一套独特且完整的理论体系，而且一直有效地指导着临床。中医学虽然形成于科学技术极不发达的古代，当时尚没有现代意义上的解剖学、生理学、病理学及超微结构分子学，但中医学中有着许多智慧的、不为现代科技所理解的超前理论创见。因此，中医工作者完全没有必要自惭形秽，去轻易否定、改正几千年来的文化结晶，更没有必要千方百计、挖空心思地去找古代医籍中关于脑的精神资料来证明我们古人多么伟大，早就有认识等。一个连继承问题都没有解决的学科，绝对谈不上发扬光大的问题。

很有趣的是，在中医界，某些学者忙着证明脑主神明说的正确性的时候想方设法否定心主神明学说的正确性，西医则于 20 世纪 80 年代积极开展边缘学说的研究与发展，如神经心脏学及内分泌心脏学，并通过大量的实验室工作已经证实了这些器官之间新的确切的神经通路真实可见，尤其人体在整体水平的心血管功能研究技术的开展，已经明确了心脏与中枢神经系统一些核团之间的神经通路。Menair 等在蛛网膜下腔和脑内注射血液可使一半动物心肌梗死，直接或间接对脑内这些中枢核团进行刺激时将产生心脏功能障碍。

特别是 20 世纪 80 年代中期，人们发现心房肌细胞内分泌一种具有强力的选择性的利尿、扩张血管等暂时生物活性物质心钠素。心钠素这种物质直接参与大脑神经化学过程，也就是说，它参与人类的精神活动，而且这种物质只有人的心脏才能产生。嗣后对心钠素的研究迅速发展，充分说明了心脏通过神经体液调节系统影响思维等高级神经活动，说明心主神志、心为君主之官是有其现代物质基础的。特别是现代最新研究表明，脑内可以检测出心钠素的特异受体，证明心主神明是具体的、真实的、可见的，绝不是普通意义上的概括总结。

以上事实至少表明这样一个结论：我们不能用已有的知识来否定所有异类观点。中医认为心主神明的结论不是不可能，关键在于我们要改变观念，至少我们不能轻易去否定。

但是，将西医大脑神经理论引入到中医脑病理论中，并不是一无是处。起码，它丰富了中医脑的概念，奠定了肾精髓脑说的内涵，有效地指导了临床，使脑与《内经》肾精髓海理论进行了完美结合。如朱沛文在《华洋脏象约纂·脑论》中指出："间尝阅西洋医书，见其验脑甚详，能补中国未备，爰讥我华医言脑甚略者，然而内肾为脑之原，脊髓为脑之本，则洋医未之知也……第世俗医生鲜言脑者，良以古人以六腑配五脏，而脑无外候，故后人详脏略脑耳。岂知脑源于肾，而外候即与肾同耶"，认为脑源于肾，以精髓为本，肾之外候即脑之外候，把脑归于五脏系统之一肾脏之中。于是，"补肾精以益脑髓"的各种治法得到迅速发展，用于健忘、脑发育不全、脊髓空洞症、脑外伤、脑出血、脑炎后遗症等的治疗。这些，都是以中医肾精髓脑说为其理论基础，中西医肾脑结合，形成了独特的中医脑病学说，推动了中医对脑病的独特认识。需要指出的是，此脑为髓海之脑，为肾之外候，并不主宰神明，与西医所论中枢神经之大脑迥然有别。

八、心神及五神脏理论妙在"神"字，是中医学的灵魂所在

很多人学中医，学了很久，甚至一辈子都搞不清中医的核心是什么？其本质在哪里？最终将五藏理解成五脏，高明一点的在气血上打转转，对很多中医的精妙、特色之处不求甚解予以丢弃，搞得一门好端端的认识人体生命奥秘的学科支离破碎。

我认为中医的核心在藏象，藏于内而形诸于外，使人们有规律可寻，有征象可查，逐渐摸索人体生命运动的奥妙。而藏象的本质是神，将人的灵气即神、魂、魄、意、志藏于五脏之中，构成了一个以心神为主体的五神脏精神共同主体，体现了人是大自然最聪明、最具创造思维能力、最具生命活力的这个事实。一堆机器，哪怕力量再大，没有神，充其量不过是一堆机器而已。一个人，失去了神，只不过是行尸走肉而已。所以说，中医心神学说及五神脏的提出，其精妙之处就在一个"神"字。

中医学认为人体存在实体系统、虚体系统两大系统，其理论大多是研究人体虚体系统

的作用的，同西医着重研究人体实体系统不同。中医认为，人体虚体系统的初级阶段是由各种名称的"气"所构成，人体虚体系统的高级阶段以"神"的形式存在。特别是心神，由精气血所化，是无形的存在，是人体虚体及实体系统的主导者。人体是一个以神明之心为主导，相互协调、相互促进、密切联系的有机整体。作为五脏六腑之大主的心神，虽是生命活动的主宰，但并不凌驾于上，或高居于外，而是渗透于全身，无形地调节脏腑组织肌腠气血的功能，因而心也是十二官之一。所以，心神的功能正常，人体的生命活动也正常；反之，心神的功能失常，人体其他脏腑的生理功能就会失去协调，发生紊乱，甚至导致死亡。如果其他脏腑发生病变，也会影响心神的功能产生病变或死亡。

中医心神学说及五神脏的建立说明中医研究更多的是虚类物质。所以中医这门学科，不好学。因为虚是用肉眼看不到的。观察不了虚，悟不到虚，就不是中医，最起码不是好中医。一个好中医，最基本的功夫，就是对虚类物质的认识。

西医学是要把肉眼看不到的东西转变成用肉眼也能看到的实体物质。这其实挺好。只不过西医看到的还太少。虚和实，也是中医和西医的分界，是中西方文明的分水岭。如果西医把虚体物质全观察到了，那时，西医也就把现在的自己否定得差不多了。就像宇宙存在着明物质和暗物质一样，依我们对世界的了解，连明物质都还没有完全搞清，至于暗物质则更是一无所知，不知并不代表着不存在。

西医把心、肝、脾、肺、肾称为五脏，古代的中医把它们称为五藏。《内经》中即是这样。"藏"和"脏"的区别很大，存在着"虚"与"实"之别。

脏指的是肉体构成的器官，当然是可见的。脏，肮脏之意。而藏，意思是隐藏、包藏，收藏很多宝物在一个大的仓库中。中医所讲的五藏，就是五个生命的宝库。藏什么呢？藏气、藏血、藏精、藏津、藏液，还藏神、魂、魄、意、志。而神、魂、魄、意、志全是虚类物质。这就提示我们，中医藏象学说，起码要分三个层次来理解。初级阶段，是熟悉掌握实体脏器的功能；再上一层次，则要弄清气血关系；高级层面上，则是神、魂、魄、意、志的活动了。一实两虚，特别是心神学说及五神脏理论，将中医藏象理论推向极致，可以说是中医学的灵魂所在，心神学说及五神脏理论妙就妙在一个"神"字。

神藏五脏，并非藏而不动。心主血脉，又主神明，心神学说的建立说明神由气血所化，又随气血流通，如同电脑网络中的信息流一样，随气血而至经络所能到达的部位，故神随气血流行，气血有神随。如《素问·阴阳应象大论》说："人有五藏化五气，以生喜怒悲忧恐。"《管子》曰："气道乃生，生乃思，思乃知"，说明气血与精神因素是有密切联系的。临床上也可以证明气血负载着藏象的神流。比如当太阳经有病时，一般采用发汗的方法，但发汗太多会大大损伤气血，其后果之一就是患者会语无伦次，精神错乱。故《伤寒论》说："发汗多……亡其阳，谵语""诸逆发汗……剧者言乱"。

中医心神学说及五神脏理论虽然高深精妙，但在人们的日常生活中又随处可见，与身体健康与心情、情绪的好坏有着十分密切的关系，这一点，已达成共识。《素问·上古天真论》曾云："上古圣人之教下也，皆谓之虚邪贼风，避之有时，恬淡虚无，真气从之，精神内守，病安从来。是以志闲而少欲，心安而不惧，形劳而不倦，气从以顺，各从其欲，皆得所愿。故美其食，任其服，乐其俗，高下不相慕，其民故曰朴。是以嗜欲不能劳其目，淫邪不能惑其心，愚智贤不肖，不惧于物，故合于道。所以年皆度百岁而动作不衰者，以其德全不危也。"同时，《内经》还有"心者，君主之官，神明出焉……故主明则下安，以此养生则寿，殁世不殆，以为天下则大昌"，说明在中医心神学说中，调神以养心，调心以养神是调养心神、维护健康的重要手段，有着积极的现实意义。中医心神学说及五神脏理论的横空出世，一个"神"字，将困扰在人们头身的诸多健康问题轻松化掉，不可谓不神。

九、心神学说的建立，使心脏由解剖实体升华为哲学概念

心主血脉的理论，充其量是心脏解剖实体的功能，其推动血液在脉管内流行的作用，与西医所说的功能无二。但中医不但将心当成形体的控制中枢，还认为心是感官的统帅，能思考问题，控制情感、意识，调节欲望等活动，并认为心主神明，这样的心神功能，并不把心看作是一个简单的解剖实体，而是将心认为是一个哲学概念了。

所以说，心神学说的建立，虽然以一定的解剖知识为基础，但中医学的心脏不单纯是一个解剖学的概念，更重要的是寓有生理功能的意义，更主要的是概括了人体心系统的生理和病理学概念。心神学说，是从深层次归纳整理出完整而独特的心的生理病理的理论体系，有效地指导着临床实践和科学研究。

心神学说中的心主神明，"神明"二字，其本身就具有哲学意义。在先秦哲学文献中，很多哲学书籍，涉及"神明"二字。

（1）以心学和美学见长的《庄子》一书，庄子通过修道而得空明灵觉之心，从而进入逍遥的天人合一之境，也就是道之境界。

《庄子·齐物论》曰："劳神明为一，而不知其同也。"

《庄子·天下》曰："古之人其备乎！配神明，醇天地，育万物，和天下。"

《庄子·天道》曰："天尊地卑，神明之位也。"

《庄子·天下》曰："澹然独与神明居。"

《庄子·天下》曰："死与生与，天地并与，神明往与！"

（2）将治身与治国融为一体的《管子》一书，其中有四篇把心与九窍的关系比作君臣关系，将养生之道与治国之道相结合，对《内经》的成书产生了重大影响。

《管子·心术上》曰："洁其宫，开其门，去私毋言，神明若存。"

《管子·内业》曰："正形摄德，天仁地义，则淫然而自至。神明之极照乎知。"

（3）一方面继承了道家关于养生的思想，主张以恬淡、虚、静、啬来蓄藏精气和保养精神；另一方面，又强调发挥自己的聪明智慧和认识能力，以把握自然和社会发展的规律，实现对客观事物的改造的《韩非子》，也重神明。

《韩非子·喻老》曰："空窍者，神明之户牖也。耳目竭于声色，精神竭于外貌，故中无主。中无主，则祸福虽如丘山无从识之。故曰：'不出于户，可以知天下，不窥于牖，可以知天道。'此言神明之不离其实也。"

其他先秦哲学文献如《荀子》《文子》等均有"神明"出现，可知"神明"一词，在这些哲学家眼中本身就是哲学，并且先哲们异口同声地指出"神明"是由心所主宰。《内

经》正是吸取了当时这些发展成熟的哲论，以阴阳为纲，以五行为纪，以心脏为载体，以气血为常，高度总结概括出了心神学说，将心的功能升华为哲学概念。

古先哲们十分重视心，将心感官思维、意志、情感等活动描述得相当具体。如《荀子·正名》曰："性之好、恶、喜、怒、哀、乐，谓之情。情然而心为之择，谓之虑。心虑而能为之动，谓之伪""欲不待可得，而求者从所可。欲不待可得，所受乎天也，求者从所可，所受乎心也。所受乎天之一欲，制于所受乎心之多，固难类所受乎天也。人之所欲生甚矣，人之所恶死甚矣。然而人有从生成死者，非不欲生而欲死也，人不可以生而可以死也。故欲过之而动不及，心止之也""形体、色、理，以目异；声音清浊，调竽奇声以耳异；甘、苦、咸、淡、辛、酸、奇味，以口异；香、臭、芬、郁、腥、臊、洒、酸、奇臭，以鼻异；疾、养、沧、热、滑、铍、轻、重以形体异；说、故、喜、怒、哀、乐、爱、恶、欲，以心异。心有征知。征知则缘耳而知声可也，缘目而知形可也，然而征知必将待天官之当薄其类，然后可知也。五官薄之而不知，心征知而无说，则人莫不然，谓之不知"。

先哲们的这些描述，显然对《内经》心主神明的观点产生了影响。如《灵枢·本神》所描述的心理活动十分精细："生之来谓之精，两精相搏谓之神，随神往来者谓之魂，并精而出入者谓之魄，所以任物者谓之心，心有所忆谓之意，意之所存谓之志，因志而存变谓之思，因思而远慕谓之虑，因虑而处物谓之智"，显然是受《管子》书中关于"心中之心、意、形、思、知"等说法的影响，进一步提出精、神、魂、魄、心、意、志、思、虑、智等有关心灵系统刻画入微的描述。

中医心神学说的建立，是中医将生理病理知识与哲学社会知识结合得最好的典范。

十、心主神明的临床实用价值

一个学说的提出，不在于其在理论上解释什么复杂的生命现象，最终正确与否在于是否经得起临床实践检验。心神学说的建立，且要如此稳固、有生命力就在于其有临床实用价值。

1. 有效地指导人们养生护体

《内经》开篇文章"上古天真论"强调，养生必须养神，只有"形与神俱"，才能"尽终其天年，度百岁而去"。这个"神"，就是心神。据此，我在《坤园笔谈》中专门谈了"养生重在养神""养神贵在恬愉"这个问题，兹不再详述。但静心能摄生，是古今各家共通的学术思想，也是心神学说的主要内容。

2. 有效地指导着临床诊治疾病

（1）诊治气病：中医认为百病皆生于气。心，能支配气，《老子》说："心使气曰强"；《孟子·公孙丑上》记载："夫志，气之帅也；气，体之充也"，说明心神是气的统帅，能够鼓动气的运行。《春秋繁露·循天之道》说："心，气之君也"，说明心神通过对气的支配，来调控全身各脏腑组织器官的功能。中医关于气的概念十分广泛，人身的气，由于生成、分布及功用不同，名称又各异。气，有一项重要的功能，那就是气化作用。所谓"气化"就是把人体内的一种物质分化成多种物质，或把多种物质合成为一种物质，或把这一种物质变成另一种物质。因此，如果人身之气出现问题，产生病理上的气虚、气盛、气逆、气滞等，治疗除须行气、理气、降气、补气等外，还须调神。调什么神？那就是调养心神，神安则气顺。

（2）诊治血病：神靠血养。心主血脉，以阴血为体，血不养心，神亦失养，临床上最可能表现为眩晕、面色无华、失眠、健忘、怔忡、惊悸、舌淡唇白、倦怠乏力等症及心血百脉、脏腑失养的症状。如张景岳所说："血虚则无以养心，心虚则神不守舍，故或为惊惕，或为恐畏，或若有所系恋，或无因而偏多妄思，以致终夜不寐，及忽寐忽醒，而为神魂不安等证"（《景岳全书·杂证谟·不寐》）。清代江笔花的《笔花医镜》也说："心之虚，血不足也，脉左寸必弱，其证为惊悸，为不得卧，为健忘，为虚痛，为怔忡，为遗精。"清代罗美在《古今名医方论》中谓："天王补心丹，主治心血不足，神志不宁，津液枯竭，健忘，怔忡，大便不利，口舌生疮等症。"这些都说明心神学说对诊治血病有重要指导意义。

（3）诊治情志病：心神是管理人体情感的。《素问·阴阳应象大论》曰："人有五脏化五气，以生喜怒悲忧恐。"过度的喜怒悲忧恐不但扰乱平静的心神，还会伤气损形，有害健康。张景岳在《类经》中指出："悲哀忧愁则心动，心动则五脏六腑皆摇。可见心为五脏六腑之大主，而总统魂魄，兼该心意。故忧动于心则肺应，思动于心则脾应，怒动于心则肝应，恐动于心则肾应，此所以五志唯心所使也。设能善养此心而居处安静，无为惧惧，无为欣欣，婉然从物而不争，与时变化而无我，则志意和，精神定，悔怒不起，魂魄不散，五藏俱安，邪亦安从奈我哉？"可见，心神学说不但可以指导情志病的诊治，还是现代心理学的先驱。

此外，心神学说还广泛地应用于六淫邪气、内生痰瘀及疑难怪病的治疗：

《伤寒论》曰："发汗吐下后，虚烦不得眠，若剧者，必反复颠倒，心中懊恼，栀子豉汤主之"，论述了邪热扰胸，心神不宁，烦躁不寐的证治。

《伤寒论》曰："火逆下之，因烧针烦躁者，桂枝甘草龙骨牡蛎汤主之"，论述了外感六淫，因烧针发汗，心阳虚损，致心神浮越、烦躁不安的证治。

《伤寒论》曰："伤寒脉浮，医以火迫劫之，亡阳，必惊狂，卧起不安者，桂枝去芍药加蜀漆牡蛎龙骨救逆汤主之"，论述了疟疾误治，致内生痰饮，痰浊扰神，致心神浮越的证治。

《金匮要略》曰："意欲食复而不能食，常默默，欲卧不能卧，欲行不能行，饮食或有美时，或有不用闻食臭时，如寒无寒，如热无热，口苦，小便赤。诸药不能治，得药则剧吐利，如有神灵者，身形如和，其脉微数"，论述了当今临床常见的抑郁症、精神官能症之用百合地黄汤、百合知母汤的证治。

《金匮要略》曰："妇人脏躁，喜悲伤欲哭，象如神灵所作，数欠伸，甘麦大枣汤主之"，论述了当今临床常见的更年期综合征、焦虑症、抑郁症之属心神不宁的证治。

至于痰迷心窍之礞石滚痰丸证治，瘀阻心神之桃核承气汤证治、火扰心神之朱砂安神丸证治……从心神学说在《内经》时代产生起，至今一直有效地指导着中医临床，成为中医理论体系中最具生命力、最具独特性，并且最具科学研究价值的学说。

十一、"神转不回"是心神的运动形式

以气的形态存在的心神，其物质基础是气血所化，虽无形存在，但主导着人体实体和虚体系统的运动，其运动形式若何？这个问题在《内经》中早有回答。《素问·玉版论要》曰："揆度奇恒，道在于一，神转不回，回则不转，乃失其机"，是说"神转不回"是心神正常的运动形式，若"回则不转"则心神产生逆乱，是为病理状态。所以后世王冰在注解此话时说："血气者，神气也。'八正神明论'曰：血气者，人之神，不可不谨养也。夫血气应顺四时，递迁囚王，循环五气，无相夺伦，是则神转不回也。回，谓却行也。然血气随王，不合却行，却行则反常，反常则回而不转也。回而不转，乃失生气之机矣。何以明之？夫木衰则火王，火衰则土王，土衰则金王，金衰则水王，水衰则木王，终而复始循环，此之谓神转不回也。若木衰水王，水衰金王，金衰土王，土衰火王，火衰木王，此之谓回而不转也。然反天常轨，生之何有耶！"

恽铁樵的《群经见智录》也曾注释"神转不回"，认为"转"为生理，"回"为病理；"转"为恒，"回"为奇；病为奇，不病为恒。即是说，"神转不回"是心神正常的生理运动形式，"回而不转"则是心神运动出现了异常。把"神转不回"，即心神正常的生理运动形式高度概括为《内经》的"总提纲"，由此可见它有着极其丰富和精深的内涵。

心神的转、回，其实是用圆道说做出的解释。圆道说在先秦已经被普遍地运用为说理工具。我在《坤园笔谈》之《圆道说与中医》中已有详细论述，兹不再详述。圆道说的中心内容是说任何事物的运动形式为圆环状旋转，而这种圆环状旋转的趋向，有着严格的规定性，即是说，心神转动不能回逆。只有在"神转不回"的圆道运动中才能显示其旺盛的生命力。所以说，心神的运动形式——神转不回是以圆道说为哲学基础的。

心神通过圆环状向前旋转运动，如环无端，循环往复，使五脏之间，五脏与六腑之间以至全身进行着相互协调的环周运动。它们相互资生，又相互制约，构成了动态均势，从人体外在表现上，特别是色脉上可以反映出来：如两目精明，面色红润，语声有力，皮肤光泽，发质油滑，活动敏捷，六脉调和，步态稳健，意味着健康。心神的运动常态是"转而不回"，一旦"回而不转"，便产生气机逆乱，脏腑功能紊乱，气血阴阳失去平衡，人体就进入疾病状态，如果不及时调治，重则可以影响生命活动。

心神的运动形式——神转不回，还提示我们，正常生命过程是不可逆转的。关于这一点，《灵枢·玉版论要》专门提及曰："能杀生人，不能起死人者，子能反之乎？曰：能杀生人，不能起死人者也。"作为一个生命过程，生、长、壮、老、已的规律决不能逆转。

十二、心神对外界事物的感知和在脏腑功能中的主导地位，提示 我们治病须借助心神的效应

疾病是脏腑功能失调的表现，而良好的心态和积极乐观的精神对疾病可以起到治疗或

有助于康复的作用。因此，在疾病的治疗中，鉴于心神对外界事物的特殊敏感性，以及在协调脏腑功能中的主导作用，必须重视心神的作用。这一点早在《内经》中已有记述。如《素问·宝命全形论》说："一日治神"；《灵枢·大惑论》也说："必先明知其形志之苦乐，定乃取之"，强调了治疗中当先注重心神。

古人充分认识到不正常的精神状态会给身心造成危害，《素问·疏五过论》就指出这种危害的严重性："虽不中邪，精神内伤，身必败亡。"对这类病证，即使旋以针药，也必须首先做耐心细致的说理开导工作。《灵枢·师传》就提出了开导患者心志的具体方法，即"告之以其败，语之以其善，导之以其所便，开之以其苦"。通过这些开导心志的语言来改变患者的精神状态，可以使患者扫清心理障碍，加快疾病的痊愈进度。《素问·汤液醪醴论》就指出："精神进，志意治，故病可愈"，反之"嗜欲无穷而忧患不止，精气驰坏，荣涩卫除，故神去而病不愈也"。即要求医生治病不仅治疗措施要切中病机，还要调动患者的积极性，取得患者密切配合，才能取得好的疗效，说明发挥心神的作用是取得治疗成功的一个重要因素，正如《内经》所说："凡治病之道，攻邪在乎针药，行药在乎神气。"

如果医者都能重视心神的作用，在众多疾病的治疗中不忽视精神因素及医患沟通，充分继承和发扬心神学说理论，无疑会大大提高疗效，给中医治疗学增添新的内容和色彩。

十三、心神的活动机制

心神唯人类具有，于动物则无，故人为"天地之镇""万物之灵"。心神是人类独具的最高层次的自觉意识，在神志活动中发挥着主宰作用。

《灵枢·本神》曰："所以任物者谓之心。"可知心神"任物"则有意、志、思、虑、智之认知和思维过程，是形成聪明智慧的意识本源，对魂魄有制约、统管作用，在五神中居领袖地位。故张景岳注《素问·举痛论》说："心为五脏六腑之大主，而总统魂魄，兼该志意。"

魂较心神低一层次，是在进化和发育过程中先形成的本体意识，但对于心神而言却具有基础作用，而低等动物就没有这种本体意识，高等动物虽有之，也是十分幼稚的。至于魄，必是最先发生，也是最基础的动物感知功能。

心神、魂、魄三者在进化过程中逐渐演化而成，在生命活动中的规律是越低级越基础，越高级越有主宰之能，所以心神能制约、统管魂魄，魂魄是心神的基础。

至于魂魄，则魂阳而魄阴，魂动而魄静，魂能制魄，魄又为魂的基础。而意、志与心神的关系更为密切，均发于心，如《灵枢·本神》说："心有所忆谓之意，意之所存谓之志"，又反过来作用于心神，并通过心神来影响魂魄。

心神、魂、魄三者，是精神活动的主体。精、心神、肝魂、肺魄之间的活动关系是这样的：

精属阴，成形，纯阴，为阴中之阴。

心神属阳，聪明智慧，光明爽朗，纯阳，为阳中之阳。

肝魂属阳，但其潜入心神中，随心神往来，故又为阳中之阴。

肺魄属阴，并精出入，附形，为形之用，故又为阴中之阳。

精与心神之间，由肝魂肺魄来沟通。魂属阳而魄属阴，魄之用无魂不能发，魂之用非魄则无基。所以就构成了人类独特的意识活动系统。

清醒状态：由魂魄的感知活动为基础与心神的自觉意识活动为主导维持，此时心神处于开张状态，魂在心神的控制下，激发魄使之处于活跃状态，并随时接受内外刺激（魄藏于肺脏，肺主皮毛）。魄虽为形体中先天而生的感觉、运动本能，但无魂之激发则不活（魂藏于肝脏，肝主升发）。接受刺激后，其信息也由魂上传于心神，形成有意识的感知，并加以分析，这就是人的行为。

睡眠状态：人之将寐，心神先收敛，魂便随之潜回肝脏，魄无魂之激发，亦处于抑制状态，人便进入睡眠休息状态。

心神是人类神志活动的主导，是自觉意识；魂是人类的本体意识，沟通人的感知本能与自觉意识，而作为潜意识影响心神灵拙，是心神的基础；魄是动物有的低级生命功能，与魂阴阳合一，动静相成，二者合则为实，在心神的主导下，开展健全的精神活动。魂魄相离，失去心神的主导，则为梦、为幻。

十四、心神合一，赋予了人类道与德的力量

"道德"二字，今人理解远没有古人那么深刻、那么高远，今人评价一个人的品质及作风时，多说道德怎么样，局限于一般的行为规范上。其实，这只是"道德"二字的极少一部分内容。真正的道德内涵是庞大的，其力量是无穷的。

道是什么？道是宇宙的本源核心，是天地人万物生生不息的动力源泉，是宇宙的结构模式和运行规律。

德是什么？德是道的外显，是道的载体和表现形态。

道是一种看不见、摸不着的高能量物质，充满着宇宙太空，养育滋润着天地人万物，大致宇宙星群，小致物质夸克，一切生命的生存与发展都是道德能量物质的巨大作用力。

德蓄聚的厚薄深浅，决定着万物道能的层次高低，规范着物性的特征和物体的轻重大小及其运化过程的长短。德就像人类万物生命分秒不能离开的阳光、空气和雨水一样，离开就是生命的终结。

一切万有生命物质，都是"道德"二字的充分体现。几千年来，一部五千字的《道德经》能够流传至今，并赋予人类管理、建设社会的特殊力量，不由不让人感叹道德的力量。

我们聪慧的祖先充分认识到了道德的重要性，将道德这种看不见、摸不着的力量物质，尊称为"神"，并将"神"的概念具体化、可视化，与人的"心"合而为一。心神合一的理论一旦出现，即显现出其强大无比的生命力，宗教用作说理工具，社会管理用作说理工具，医学用作说理工具，充分体现了宇宙给予人的特殊灵气及恩宠。

对人来说，德是道的能量化、人格化、伦理化。道体现于人就是德；德是道的外观，是道之可见、可观、可言、可触及的具体表现形式。道虽无形无象，但可以通过德去表现。道是不可见的精微物质，德是道的基础物质元素。德是做人之本，立命之根。人通过德的

品格而获得德的能量，德性的品与质不可分离，德是生命健康发展的能量源泉。道与德相合可化为神气，这种神气呈现阳性、向上、温热体贴、积极的正能量，在人体内与心相合，心为君主之官，为五脏六腑之大主。人体不注重修心养性，不走正道，导致德性品格缺失，必然损伤心神，而产生疾病和功能障碍。人类的健康从根本而言，都与德性品格中能量的多少含量有关，归根结底，是与心神损伤有关。当今人类，偏重物质，轻视精神，道德缺失，甚至否定心神的存在，产生了很多心智性疾病及环境性疾病、社会性疾病，都是没有认识到道德化神的道理。道德建设在医界的回归和重建，也是心神学说的发扬，显得尤为重要。人心正，神与道合，德与神通，才能与天地正气相融相应。心神学说的建立，恐怕不只有医学道理可言，还有其积极的社会建设意义。

大医精诚，悬壶济世，都是将道德的力量及精湛的医术集于医者一身，出神入化，普渡众生，这是道德与人的结合，才产生了苍生大医。同理，道德合一，与心神相化，对人的生理能量产生质的飞跃，大德者长寿说的就是这个道理。天地这种德，只有人类才可以从心接受，人通过体验、感悟、行动，化为神的力量，使人类社会充满了创新改造力量，产生了对生命的感悟和呼唤。道德与心神同频同化同步的时候，就是力量最强的时候。道德借助心神主宰着人身无形的精神系统和有形的生命系统。

中医的最高境界是什么？就是养心。所谓：下士养身，中士养气，上士养心是也。养心就是养神。法从心生，心净到身净，心胸豁达，神定气闲，情趣高洁，起居有常，自然百病消除。怎么养神？《内经》所谓"其知道者，法于阴阳，和于术数，饮食有节，起居有常，不妄劳作，故能形与神俱"是也。文中"知道"，即道德的总称，把通晓道德的知识，把宇宙间的阴阳、术数与人体间的起居、劳作、行为结合起来，即能产生神的力量，道理就是这么简单，方法就是如此明了，这才是道德心神的合化。

十五、结　语

我们从古代先哲为生命的脏腑定字、定名中可以发现这样一种有趣现象：五脏定名中，只有一个"心"没有"月"字旁；六腑之名中，只有"三焦"没有"月"边。其他所有组织器官都冠以"月"字为用。这说明只有心神才会直接产生一种自燃而明的生理辉光，而其他带"月"字结构的所有组织器官都只能像月亮那样，借助心神之光辉发出浅浅的光明，他们本身全都并不具备自身产生光的能力。皓月当空虽亮，却须借助太阳的光明，这种心神的作用，与自然奇观相并，难道是偶然的吗？

中医心神学说是现代心理学发展的萌芽，但现代心理学并不能解释中医心神学说所论述的中心内容，充其量只能围绕在中医心神学说的边缘徘徊。中医心神学说的无穷魅力，令现代科学也为之动容。

中医神，神在哪里？其奥妙究竟若何？我看中医就神在心与神的结合。心与神的结合，将无形变有质，将空旷变具体，令人的思维拓变到无限空间，给人充分的遐想空间，使人与宇宙空间联为一体，天人相应是也。

中医难懂，难在哪里？难在对神的理解。每个人心目中的神是不一样的，那么每个人的水平技艺就是有差别的。大道无私，天心至公，道德的力量，可以帮助我们消除对心神的旁解，正心正位正神。从来没有一种学科像中医这样对神有深刻的解释与实践。

中国人创造的中医学，其中的心神学说就超越了时空变化，使人类对生命的认识越来越接近真相。

人们对神膜拜、尊崇、向往、渴望。科学对神的现象及其中奥妙的破解、探索、研究，使得中医一旦将神引入医学理论当中，形成超越时空的心神学说，那么中医学无论何时都将永远走在科学及时代的前面！这就是我们老祖宗的智慧，也是中华民族的骄傲。

第六章 关于命门学说

命门学说是祖国医学理论中一个重要的组成部分，也是祖国医学理论中争论最多的问题之一。《内经》《难经》以后，几乎所有的医籍均涉及它，至今，仍是大家热烈争论的课题。

一、历代医家对命门的认识

"命门"一词，最早见于《内经》，系指眼睛（睛明穴）而言。如《灵枢·根结》云："太阳根于至阴，结于命门。命门者，目也。"自《难经·三十六难》提出"肾两者，非皆肾也，其左者为肾，右者为命门。命门者，诸精神之所舍，原气之所系也；故男子以藏精，女子以系胞，其气与肾通"之后，明确将命门作为内脏提出，遂为后世医家所重视，并对命门的部位及其生理功能争论不休，提出种种不同的见解。

1. 右肾为命门说

肾有两枚，左肾为肾，右肾为命门说，始自《难经》。晋代王叔和、元代滑寿及明代李梴等均认为右肾为命门。如《脉诀琼璠·脉赋》中说："肾有两枚，分居两手尺部，左为肾，右为命门"，认为人体内右肾为命门，并且定出肾与命门诊脉的固定部位。李梴的《医学入门·命门脏赋》对命门的部位和生理功能论述得更为详细。他说："命门下寄肾右，而丝系曲透膀胱之间，上为心包，膈膜横连脂膜之外，配左肾以藏真精，男女阴阳攸分，相君火以系元气，疾病生死之赖"；并进一步注释道："命门即右肾，言寄者，以其非正脏……命门为配成之官，左肾收血，化精运入，藏诸命门，男以此而藏精，女以此而系胞胎。"

持此说者，将命门的概念与生理功能概括为如下三个方面：

第一，指出命门在人体中的重要性，为精神之所舍，是人体生命的根本，是维持生命的门户，故曰命门。

第二，指出命门具有男子以藏精，女子以系胞的生理功能，说明了人体的生殖功能在于命门。

第三，指出命门与肾相通。二者虽有左肾右命门之分，但在生理功能上是密切联系的。即是说，命门具有肾的功能，肾也具有命门的功能。

2. 两肾俱称命门说

倡言此说者，首推元代滑寿。他虽承认左肾为肾，右肾为命门，但又认为"命门，其气与肾通，是肾之两者，其实则一耳"。至明代虞抟在《医学正传》中明确提出"两肾总号为命门"。他说："夫两肾固为真元之根本，性命之所关，虽有水脏，而实有相火寓乎其中，象水中龙火，因其动而发也。愚意当以两肾总号为命门，其命门穴正象门中之枢阑，司开阖之象也。惟其静而阖，涵养乎一阴之真水；动而开，鼓舞乎龙雷之相火。夫水者常也，火者变也，若独指乎右肾为相火，以为三焦之配，尚恐立言之未精也，未知识者以为何如？"虞氏这一论点，否定了左为肾，右为命门之说，认为"若独指乎右肾为相火，以为三焦之配，尚恐立言之未精也"，指出了命门的重要作用"为元气之根本，性命之所关"。

明代张介宾虽对命门有不同的解释，但他强调"两肾皆属命门"的观点，他在《类经附翼·求正录·三焦包络命门辨》中说："肾者，坎外之偶也；命门一者，坎中之奇也。以一统两，两以包一，是命门总乎两肾，而两肾皆属命门。故命门者，为水火之府，为阴阳之宅，为精气之海，为死生之窦。"张氏明确指出："命门总乎两肾，而两肾皆属命门。"此后，他又在《景岳全书·传忠录·命门余义》中进一步提出："命门为元气之根，为水火之宅，五脏之阴气，非此不能滋；五脏之阳气，非此不能发"，强调了命门中具有阴阳、水火二气，从而发挥阴阳、水火的相互制约、相互为用的作用。他在《类经附翼·真阴论》中还指出："命门之火，谓之元气；命门之水，谓之元精。"张氏的这些论述，认为命门不独属右肾，且"命门总乎两肾"，内寓水火、阴阳，即真阴、真阳，他的这一论点，给肾阴、肾阳理论奠定了基础。

3. 两肾之间为命门说

以命门独立于两肾之外，位于两肾之间，实以赵献可为首倡。

明代赵献可在《素问·灵兰秘典论》关于"主不明，则十二官危"的启示下，认为十二官之外还有一个人身之主，这个人身之主即是命门，把命门的地位置于心之上，称为"立命之门"，是人身"真君真主"。他在《医贯·内经十二官论》中说："命门即在两肾各一寸五分之间，当一身之中，《易》所谓一阳陷于二阴中，《内经》曰：'七节之傍，中有小心'是也，名曰命门，是为真君真主，乃一身之太极，无形可见，两肾之中，是其安宅也……可见命门为十二经之主。肾无此则无以作强，而技巧不出矣；三焦无此则三焦之气不化，而水道不行矣；脾胃无此则不能蒸腐水谷，而五味不出矣；肝胆无此则将军无决断，而谋虑不出矣；大小肠无此则变化不行，而二便闭矣；心无此则神明昏，而万事不能应矣，正所谓主不明则十二官危也。余有一譬焉，譬之元宵之鳌山走马灯，拜者舞者飞者走者，无一不具，其中间惟是一火耳。火旺则动速，火微则动缓，火熄则寂然不动……夫既曰立命之门，火乃人身之至宝"，明确指出了命门在两肾各一寸五分之间，强调命门是真君真主、十二经之主，在人身具有重要作用。同时，赵氏在此论中进一步提出了命门在人体的具体位置，说："命门在人身之中，对脐附脊骨。自上数下，则为十四椎；自下数上，则为七椎。"

赵献可这种认为两肾之间即为命门，命门即是真火，主持人体一身之阳气的论点，在明清两代的影响是很大的。张介宾与赵氏也有相同的认识。他在《景岳全书·传忠录·命门余义》中说："命门有火候，即元阳之谓也，即生物之火也。"清代医家陈士铎、陈修园、林珮琴、张路玉、黄宫琇等亦皆认为命门为真火，命门的部位在两肾之间。如陈士铎的《石室秘录》说："命门者，先天之火也。此火无形，而居于水之中。天下有形之火，水之所克；无形之火，水之所生。火克于水中，有形之水也；火生于水者，无形之水也。然而无形之火，偏能生无形之水，故火不藏于火，而转藏于水也。命门之火，阳火也，一阳而陷于二阴之间者也。"陈氏认为命门为先天之火，命门（一阳）在两肾（二阴）之间，其基本论点与赵氏一致。

4. 命门为肾间动气说

此说虽然认为两肾中间为命门，但其间非水非火，而只是存在着一种原气发动之机，同时认为，命门并不是一个具有形质的脏器。倡此说者首推明代孙一奎，他认为《难经·八难》所说的肾间动气即是命门。

孙一奎在《医旨绪余·命门图说》中指出："细考《灵》、《素》，两肾未尝有分言者，然则分立者，自秦越人始也。追越人两呼命门为精神之舍，原气之系，男子藏精，女子系胞者，岂漫语哉！是极归重于肾为言，谓肾间元气，人之生命，故不可不重也……越人亦曰：肾间动气者，人之生命，五脏六腑之本，十二经脉之根，呼吸之门，三焦之原。命门之意，盖本于此……命门乃两肾中间之动气，非水非火，乃造化之枢纽，阴阳之根蒂，即先天之太极。五行由此而生，脏腑以继而成。若属水属火，属脏属腑，乃是有形质之物，则外当有经络动脉，而形于诊，《灵》、《素》亦必著之于经也。"观孙氏所论，他对命门的认识有三个方面：

一是命门并不是一个具有形质的脏器，所以无经络之循行，又无动脉之可诊。

二是命门的部位虽在两肾之间，但它不过为肾间动气之所在，是一种生生不息，造化之机枢而已。

三是肾间动气虽为脏腑之本、生命之原，但不能认为是火，即所谓"非水非火，乃造化之枢纽，阴阳之根蒂"。

5. 命门为产门、精关说

倡此说者，首推张介宾，认为命门之义当为立命之门户。

张介宾在《类经附翼·求正录·三焦包络命门辨》中说："子宫之下有一门，其在女者，可以手探而得，俗人名为产门；其在男者，于精泄之时，自有关阑知觉。请问此为何处？客曰：得非此即命门耶？曰：然也。请为再悉其解。夫身形未生之初，父母交会之际，男之施由此门而出，女之摄由此门而入，及胎元既足复由此出，其出其入，皆由此门，谓非先天立命之门户乎？及乎既生，则三焦精气，皆藏乎此。故《金丹大要》曰：'气聚则精盈，精盈则气盛。'梁丘子曰：'人生系命于精。'《珠玉集》曰：'水是三才之祖，精为元气之根。'然则精去则气去，气去则命去，其固其去，皆由此门，谓非后天立命之门户乎？再阅"四十四难"有七冲门者，皆指出入之处而言。故凡出入之所，皆谓之门。而此一门者，最为巨会，焉得无名？此非命门，更属何所？既知此处为命门，则男子藏精，女子系胞，皆有归着，而千古之疑，可顿释矣。"他在《质疑录》中又进一步指出："命门居两肾之中，而不偏于右，即妇人子宫之门户也。子宫者，肾脏藏精之府也。当关元、气海之间，男精女血皆聚于此，为先天真一之气，所谓坎中之真阳，为一身生化之原。"清代陈修园在《医学实在易》和《医学三字经》中皆有与此相同的见解。

6. 小结

综观以上对命门的认识，各有不同的见解。

从形态言，有有形与无形之论。《难经》以右肾为命门，张介宾认为命门为子宫、为精室，均为有形。

从部位言，有右肾与两肾及两肾之间的区别。

从功能言，赵献可主火论，张介宾主水火共主论，孙一奎主肾间动气论。

但历代医家对命门的主要生理的认识是没有原则性分歧的，对命门的生理功能与肾的生理功能的认识也没有大的分歧。肾和命门同为五脏之本，内寓真阴与真阳，人体五脏六腑之阴都由肾阴来滋助，五脏六腑之阳又都由肾阳来温煦。

正因为如此，现代学者将肾与命门学说联为一体研究，将历代论著中出现的元阴、元精、肾阴、肾精、肾水、真阴、真水、命门之水、坎水等名词均归纳为肾阴；将元阳、元火、肾阳、真阳、真火、相火、命门之火、先天之火等名词均归纳为肾阳；将肾气、肾间动气、原气、元气、生气等名词均归纳为肾气，并认为肾气涵元阴、元阳。

二、命门不属于肾

囿于当时的科技发展水平，历代医家在阐述命门时总也脱离不了肾，甚至将命门与肾混为一谈。特别是治疗命门病证的药物与治疗肾病的药物、方剂基本一致，使得现代医者不由不发如下说法：古人所谓"左肾右命""两肾之间为命门"等见解，或许仅仅是一种猜想，并没有真正的解剖依据及实践依据；或者说，前人之所以另创"命门学说"，无非是为了强调先天之本的肾阴、肾阳在人体生命活动中的重要性罢了，认为命门与肾应当属于一个脏器，命门学说乃是一可要可不要的学术观点，若是删除这一多余的理论，也许能更明显地突出肾在脏腑学说中的重要地位。

相似、相近不等于相同，昨天、今天说不清楚并不意味着明天说不清楚，客观的存在总是不以人们的意志为转移的，这便是实事求是的科学态度。将命门简单等同于肾，将元阴、元阳、真水、真火简单地划归为肾阴、肾阳，与 20 世纪中期简单地"废医存药"有何区别呢？

我们知道，阴阳五行说是中医脏腑理论的重要说理工具。五脏皆有阴阳，突出了肾，那其他四脏功能位置岂不处于从属地位？突出了肾中阴阳，那其他四脏阴阳岂不围绕以肾为中心开展活动吗？这些基本道理相信大家都懂。

任何客观世界里物质发展的规律都是从无到有，从小到大，有循环往复，必有原点。而五行循环理论在解决五脏生理病理问题时，就会让人感觉始终跳不出生克制化这个图，最终陷入机械循环中。五脏相互资生、相互制约、相互协调的功能通过阴阳五行学说来阐述，不由不让人觉得是一个创举、一项发明。但脏腑功能的原点在哪里？它是怎样推动、调节五脏功能的？可以说，命门学说的创立，将中医脏腑学说从简单的循环当中跳了出来，使中医基础理论从简单走向了复杂，从单一走向了复合，升华提高了中医。看看古人是怎样阐述命门的功能呢？

历代医家普遍认为命门是人身真火寄存的地方。朱丹溪在《格致余论》中说："天非此火不能生物，人非此火不能有生。"命门是人体生命的根本，是周身各脏腑组织的原动力。所以张介宾说："凡寿夭、生育及勇怯，精血病治之基，无不由此元阳足与不足，以为消长盈缩之主"，说明命门是人体产生热能的发源地，就像汽车发动点火一样，人体五脏功能的启动全靠命门真火点动。

同时，历代医家在探讨人命本源的实质时，又把各有专司而相协调的脏腑功能统一于兼具水火的命门。如张景岳说："命门者，水火之府，为阴阳之宅，为精气之海，为生死之窦……此谓性命之大本""五脏之阴非此不能滋，五脏之阳非此不能发"。可见，人之有生全赖于命门之水火既济协调，脏腑功能的活动协调与否全靠命门调控。

值得重视的是，李时珍在《本草纲目》中明确指出命门的形态"颇类胡桃"，是一种"非脂非肉"的特殊组织，附着于肾。这在现在看来，命门就像肾上腺。现代医学的解剖学证实，肾脏上极附着肾上腺，肾上腺有分泌肾上腺皮质激素，维持生命活动的重要作用，丘脑下有分泌促肾上腺皮质激素的作用，命门与现代医学所指的内分泌系统有相似作用。

正因为命门具有动力与调控作用，所以赵献可认为命门是一个独立的东西，有超越十二经的功能，为十二经之主，是很有道理的。命门与肾的关系，应该是先天与后天、原发与继发的关系，两者功能相似，但并不等同，两者存在着层次、结构的差异。命门学说的建立，可以说是为古代医家结合当时的科技发展水平，在五脏功能的认识基础上的一大提高，其对研究人体奇异的生命现象意义非同一般。如人体先有命门，后有肾脏，按照这一思路，可以深入解决人的生命本源是什么的问题；如命门的地位及功用提到五脏的功能系统之上，既是五脏功能系统的原动力，又能够参与及调控五脏系统功能，则可以从更深层次解决病证发生的轻重缓急、治疗层次及预后转归，使中医理论体系立体化、直观化、形象化，而不是单一的横向层面的延伸。

周学海在《脉简补义》中说："水之体阳，其在下者动乎左；水之体阴，其在下者动乎右，右肾非无水，而火为主；左肾非无火，而水为主"，按左肾右命门之说，肾有水火，命门亦有水火，两者并无从属关系，肾及命门各自的水火总是处于阴阳对立的统一平衡之中，这种水火互济、互补、互用的关系，成为命门独立于肾之说的有力理论支柱。

三、命门学说的形成

近代学者的考证认为，命门学说是由金、元时代对"相火"机制的深入探讨，并将"相火"的生理病理与肾、命门联结起来，逐渐发展而形成的。其中，刘完素是命门相火学说的创始者，朱丹溪是相火论的完成者。到了明代，随着各医学家的争论，使命门学说日益趋于成熟，最后，命门学说完成于明代赵献可的《医贯》。

明代程朱理学盛行，为命门学说的形成奠定了重要基础。宋代理学家周敦颐著《太极图》说，阐发太极-阴阳-五行-万物的宇宙模式，后世中医学家沿其思路，认为《内经》的五行藏象论述有不尽完美之处，推断人体应有一个主宰五脏的更高层次的始原机构，儒家指认这一枢机应是太极。明代以后太极概念在中医学中广泛应用，如汪绂以太极论脏腑、张志聪以太极论胚胎、郑寿全以太极论病机、费启泰以太极论气血等，而最具实践意义并扩展了中医理论体系框架的就是明代赵献可提出的命门即是人身之太极说，赵献可作《肾中命门图》即由太极图变化而来。命门学说的形成，向人们展示了一个超越五脏的中枢，增加了人们认识生命奥妙的知识，更为开拓新的治法、研制临床行之有效的新方剂提供了理论依据。

1. 命门与相火

"相火"一词，最早见于《内经》，如《素问·天元纪大论》云："君火以明，相火以位""少阳之上，相火主之"。历代医家主要偏从用五运六气学说来解释，并非用于人身。至宋期间，偶有医家涉及"相火"与脏腑间的联系，如钱乙在《小儿药证直诀》中指出"肝有相火，有泻而无补"，严用和在《济生方》中指出"肾气若壮，丹田火经上蒸脾土，脾土温和，中焦自治"，也并没有将相火同肾、命门结合起来进行研究。

直至金元时期，刘河间在《素问玄机原病式》中明确指出："然右肾命门小心，为手厥阴包络之脏，故与手少阳三焦合为表里，神脉同出，见手右尺也。二经俱是相火，相行君命，故曰命门耳""左肾属水，男子以藏精，女子以系胞；右肾属火，游行三焦，兴衰之道由于此。故七节之旁，中有小心，是言命门相火也"，首次将相火与命门联结起来进行探讨，确定了右肾命门的属性为火。刘氏此说成为命门相火论的创造。

而后朱丹溪综合刘河间、张子和、李杲诸家的学说，在其所著《格致余论》中专门写出"相火论"，并对相火的生理病理作了进一步的阐述：

第一，生理——相火为人身之动气。朱丹溪从阳动阴静的理论中悟出了动气即是火的道理。他说："火内阴而外阳，主乎动者也，故凡动皆属火""天主生物，故恒于动。人有此生，亦恒于动。其所以恒于动，皆相火之为也""天非此火，不能生物。人非此火，不能有生"。这种所谓相火即动气，与后世薛立斋、张景岳、赵养葵等所论命门火的意义相近，认为相火既由肝肾二脏主管，而又分布于心包络、膀胱、三焦、胆诸腑。后世言相火，大都以朱氏此说为理论根据。

第二，病理——相火妄动为贼邪。朱氏强调相火妄动的危害性："火起于妄，变化莫测，无时不有，煎熬真阴，阴虚则病，阴绝则死"，认为相火既为生命活动之所系，它和心火一上一下，一君一相，皆为生理之常。如果相火反常妄动，则病变丛生，就成为危害生命健康的贼邪了。

朱丹溪对相火生理病理的论述引起了后世医家的极大争鸣与认同，如戴思恭、张景岳、赵养葵等一代名家悉同其说，使朱丹溪成为相火学说的完成者。

2. 赵献可完成了命门学说的建立

在此基础上，明代赵献可著《医贯》一书，明确地将命门与相火连接起来，指出命门主"火"，并从宏观、定性、动态方面研究，好似坎卦，一阳居二阴之中，为人身的黄庭；并说命门位置在"两肾各一寸五分之间"，恰好处于"一身之中"，能起"真君真主"的作用，形似《太极图》所绘的"白圈"；且通过临床实践，验证命门火不可水灭、不可寒攻的治疗方法，一再强调命门之火宜补不宜泻。他认为，凡火的有余，为二阴之水（右为阳水，左为阴水）不足，应用滋阴济水法配涵真阳，投六味地黄丸；衰时当养阳益火，在不损伤二阴的前提下，柔里遣刚，用桂附八味丸。自此，命门学说及理论、治疗及选方制药全面完成，建立了人体太极即命门的理论学说，为中医认识人体生理病理方面的奥秘增添了利器。

四、命门学说的现代研究

现代有不少学者为中医现代化或中西医结合需要对命门学说作了可贵探讨。一方面，在系统总结前人成就的基础上，将命门学说理论用以指导临床实践，采用温补命门的方法治疗一些慢性病和疑难病，扩大了命门学说的临床应用范围；另一方面，采用中西医相结合的实验室研究方法，运用现代生理学、病理学及生物化学学科的观点和方法探索命门的实质，研究命门与内分泌、免疫、物质代谢及自主神经系统功能之间的内在联系，认为从中可以找到中西医学在理论上的结合之处。主要有如下观点：

（1）陈新生[试论命门. 哈尔滨中医，1965，8（8）：6]认为命门是肾上腺皮质及其功能。

（2）赵棣华["命门"探讨. 新中医，1974，（1）：49]认为命门是下丘脑–脑垂体–肾上腺皮质系统。

（3）何爱华[对"命门"学说的浅见. 山西中医，1985，（2）：36]认为命门是自主神经系统。

（4）邵念方[谈命门. 山东中医学院学报，1980，4（1）：14]认为命门的物质基础是环核苷酸。

（5）萧佐桃[论"命门"学说. 湖南中医学院学报，1989，9（2）：62]在孟昭威经络是介于躯体、自主神经系统与内分泌系统之间的第三平衡系统的基础上，提出命门位于第二、三腰椎间，是第三平衡系统的"真正君主"，联络第一、二、四平衡系统，共同完成统摄和维系人体生理平衡的功能。

（6）贾耿[脑是命门先天物质与本能的实质所在. 中国中医基础医学杂志，2000，6（5）：15]认为脑是集元精、元气、元神于一体的先天脏器，禀先天之精主司五脏构形及人体的生长发育与生殖功能，所以脑先天就具有统帅五脏的功能，是凌驾于五脏之上的命门。

（7）任艳玲、郑洪新[试论命门与人体生命调控系统. 辽宁中医杂志，2002，29（10）：580]认为中医命门与现代医学神经–内分泌–免疫网络（NEI）存在着本质联系，在自身保持平衡协调的同时，完成对内环境稳态及循环、呼吸、消化、泌尿、造血、生殖等系统的调节整合，或者可以说对心、肝、脾、肺、肾的阴、阳、气、血平衡的调控，亦即对人体生命系统的调控。

此外，还有命门是腹主动脉说、腹腔神经丛说等。这些观点固能解释命门的某些功能，如作用的广泛性、重要性及调节平衡性质，或符合命门所在的腹腔部位，但毕竟中西医是两个不同的理论体系，存在认识事物的差异性。特别是中医学中任何一个脏器的实质，均是人体生命活动中某一类或多种生理功能的概括，具有系统论模式的精蕴，非解剖学某个脏器或系统的功能所包括。因此，要想从现代医学的角度去探讨命门，必须在保持中医特色的同时，全方位、多层次、多系统、多学科考虑问题，才有可能揭示命门的实质。

五、道医学对命门的认识

道家传统文化是中华民族文化宝库的瑰宝，道家文化分为文道、武道。道家的"文道"是一个内容非常丰富而且体系庞大的文化系统。道医学就是道家"文道"中的五术之一，道家五术分为医、卜、星、相、山五大门类。其中道医学名列五术之首，是道家历代修真者必修课之一。道医学的理论和方法，由于是一种自身实证基础上的医学技术，它已经超越世俗"眼见为实"智能认识论的限制，是人体生命科学中必须跨越太极阴阳相互之间的障碍和制约，自由穿越太极弦才能真正掌握和应用的学科，是一种深层次高领域的生命医学领域。赵献可、张介宾、朱丹溪在当时都深通理学，集儒释道思想于一身，当时道家理学盛行，故他们的学术思想必受道学影响。因此，站在道医学的角度谈对命门的认识，对揭开命门的真谛是有帮助的。

道医学认为命门是在修身慧观中产生的，分为深层内肾之命门（需要慧观发现之命门）、浅表与外界交通之命门（体表穴位定位，智识掌握应用之命门）。《内经》中只记载了体表定位之命门，而将需要修身慧观内视才能发现的命门隐而不发。

《灵枢·根结》中指出："太阳根于至阴，结于命门，命门者，目也。"道医学认为这里所提及的命门，只是体表门户之命门，而并不是形体内部中的命门。所以才会强调"命门者，目也"。目，在此指外观而视的"眼睛"，这个眼睛是谁的眼睛呢？当然是内肾中命门通过气脉到达体表而外视的眼睛。体表的命门穴只是内肾命门在体表的"潜望镜"。

道医学概括老子《道德经》中所言"玄牝之门，是谓天地之根"，认为无形有质的左右肾以有质有形的双肾为载体，同时全息地承载着左玄肾门、右牝命门的结构形态信息。因为在慧观之中，修身者可以明确地内观到这个"门"的客观存在性，而且可以"望"到这两个门前各有一位体元，一侧往门内加煤炭状物质以添火而旺，另一侧则加水状物质入门中以气化升腾。这两个门中的水火既济平衡，也就是人体生命这个内天地的根蒂。肾中的火，同样是从德一生水中所产生。因此，这一对水火就构成了人体内最大的一座"大型水力发电站"，一方面它们自己直接调用库储的德一能量所化生的真水，分解成水与火作为肾自身运转的动力能量源。另一方面，负责产生"电力"源源不绝向全身输送最根本的动力能量，以支撑全身其他各种器官组织的正常活动。

道医学认为玄牝之门者，右牝之门称为命门，左玄之门称为肾门。两者共称为内肾之门。内肾的这两个门，与体表的穴位门窗存在着表里物元交通、质元能量交换的关系，所以各自在体表经络中又存在着浅表能量交换窗口，口径较大，流量明显，作用较关键的称为门。为了形象地表达内右牝命门中之火，故直接名之为命门。这一命名，类同于灶门、炉门的命名方式。左玄肾门的体表门户是肾俞，"俞"字的本义是木凿空为舟，水上运行，极其形象地表述了内肾穴与内肾门之水在体表中的表里关系和能量传输关系。道医学针灸术中，对于扎命门和肾俞穴调节内肾的水火主张使用"无为而治"的手法，而不提倡有为施针的各种方法。这是因为内肾命门与肾门在体表的这个命门、肾俞的眼睛所反映的是内在的、高度的无为而运，针刺手法很难正确地把握其中的水火既济平衡的火候调节。所以只需要扎上针，连接上天地能量场以后，留针不动。这个"眼睛"就会自己通过针柄针体的传导性，掌握调节排出多少浊气病气，而不影响一对水火的动态平衡；纳入多少天德地气，进行补充稀释浊气病气而自我调节。如果盲目过度地运用手法，由于人的后天意识很难准确把握先天规律，施用过度的手法很容易打破这一水火动态平衡，以及抑制其中的自我调节功能。

从道医学对命门的认识可以看出，道医学与中医学对命门的认识有相同之处，也有不同之处。相同的是道医学与中医学《内经》，对其功能、形态论述大致相同；不同的是道医学讲究修身与慧观内视，而中医学基本丢失了修身慧观内求，重视逻辑推理及试验证伪，结果是中医学讲的命门又与实体解剖对不上号，从而产生了交叉混乱现象，使得大家见仁见智，争论不休，有时干脆搁置争议，专从中药方剂的有效性去寻找安慰。中医学这样做很容易使中医理论陷入停顿滞后现象，对复杂的人体生命现象不能得出信服于人的结论。道医学对命门的认识，如果中医能吸收过来，应该对理解深奥的人体生命现象会产生积极的作用。

六、相火与命门之火的联系与差异

张景岳在《类经·刺害》中曰："相火在命门，皆真阳之所在也"，认为相火即命门之火。自此以后，很多医家如虞抟、张志聪、李中梓、何梦瑶乃至唐宗海、张锡纯等都认为命门火即相火，即使现代《中医大辞典》也谓相火"其根源则在命门"。

相火与命门之火是否同一真火？两者究竟存在着什么样的差异与联系？我认为这是必须搞清楚的问题，否则很容易带来理论思维上的混乱，不利于对命门学说的理解及发扬，不利于中医学术的提高。

相火非命门之火，但相火与命门之火有密切联系。赵献可之"命门相火说"明确认为相火禀命于命门，认为无形的相火在命门之火的作用下"禀命而行，周流于五脏六腑之间而不息"。所以说命门之火为相火之源，相火为命门之火之属。《本草纲目》引张洁古《脏腑虚实标本用药式》语云："命门为相火之原，天地之始，藏精生血，降则为漏，升则为铅，主三焦元气"，并不直接将相火等同于命门之火，说明相火与命门之火是有区别的。其直接区别要点就是"相火禀命于命门"。命门之火是主，相火是从，听命于命门之火，两者是根源与枝叶的关系。

命门之火在人身具有重要作用，在《难经》中已有"生命之门"的含义，强调命门为"五脏六腑之本，十二经脉之根"。赵献可亦认为"命门为十二官之主"，还凌驾于心脏之上，其云：心若相火即为命火，则相火比君火更居高位，显然与"君火以明，相火以位"的经文有悖，故相火并非命火也。赵献可还将人身喻为"走马灯"，灯中"火旺则动速，火微则动缓，火熄则寂然不动"。陈士铎说得更直接："五脏六腑无不借命门之火温养之"，形象地描述了不独相火，而是五脏六腑十二官之功能都有赖于命门之火为原动力。徐大椿在《杂病证治》中曰："阳之在下者为阴中之阳，故曰相火，而出于肾"，可知肾寄相火，由命门所司，在命门之火的推动下熏蒸散布，游行三焦。

事实上，将命门之火与相火区分开来是十分有利于命门学说与脏腑学说的理论研究及指导临床的。命门学说是中医阐述生命原点的学说；脏腑学说是论述生命形成之后各项功能运转的学说；一属先天，一属后天；一说原动力，一说进行式。命门学说的提出，将中医对人体生命现象的研究着实推进了一大步，上升了一个新的高度。

七、命门无实证

命门既有功能，又有形态，是一个单独的脏器，但从中医阴阳五行、藏象等学说的基本精神来看，命门又不是一个单纯的形态单位，而是一个关系着人体"性命之本"、主宰五脏六腑功能活动的系统，所以命门的病证自然也根据其自身的生理功能有其特殊规律。如果用现代语言来表述，命门的主要功能如下：

1. 命门之火是人体原动力

赵献可明确提出了命门之火是人体生命原动力的观点。他在《医贯·玄元肤论》中指出："人生男女交媾之时，先有火会，而后精聚，故曰火在水之先"，非常准确地指出了先天生命产生的动力条件。《医贯·五行论》指出，命门之火不仅是先天元精的动力原，亦对后天脏腑阳气的存在与功能起着推动、温煦作用。赵献可认为，命门之火是"先天无形之火"，与后天有形之火不同，它是阳光，能生物，内含生机，不畏水。所谓先天之火即命门之火是"水中火""不焚草木，得雨益炽""水养火"，命门之火是人体生命的根本。

2. 命门调控五脏六腑功能活动

自《素问·灵兰秘典论》《灵枢·邪客》提出"心者，君主之官，神明出焉""心者，五脏六腑之大主"的观点后，历代医家大多认为，心是五脏六腑的调控中心。但明代赵献可、张景岳则指出，机体的调控中心不在心而在命门。《医贯》说："人身别有一主，非心也。命门为真君真主，乃一身之太极无形可见，两肾之中是其安宅"；并明确指出"命门为十二经主"，由于命门的有利调控，才使肾作强而技巧出、膀胱水道行、脾胃能蒸腐水谷、肝胆能作决断、大小肠能通行二便、肺能相傅而治节出、心能主神明而万事应。

于上可知，命门不单为独立的脏器，而且有超然于五脏六腑之外的功能，是人体生命活动的原动力，所以历代医家十分崇尚命门，并将其中寓有的阴阳水火，描写为"真阴""真阳""元精、元气、元水、元阳"，突出"真""元"字，用来与其他五脏六腑阴阳之气区别。可惜的是，历代有些医宗囿于肾与命门的密切联系，直接把命门火称为肾阳，命门水呼为肾阴，甚至认为左肾右命门学说的实质主要是突出肾中阴阳的作用等看法。这种只重视两者互相联系的一面，而忽视各自不同特点的区分，实际上犯了一个偷换概念的错误，很容易给临床诊断、治疗带来困难。

既然命门为超然五脏六腑之外的独立脏器，其中寓先始之阴阳水火，即所谓真阴真阳，其为病自然会影响阴阳平衡，故张景岳说："凡寿夭，生育及勇怯，精血病治之基，无不由此元阳足与不足，以为消长盈缩之主。"命门一病，直接影响生命根基。另外，由于命门藏一息之真阳，为肾之精室寓阴中之水，如此精纯要害之脏，自无容邪之地。况且命门不直接与水谷饮食之糟粕打交道，这些工作都由其主宰的五脏六腑去做，若命门功能出现问题，必然是真阴真阳亏损，只见虚象，断无实邪为患之可能。即便是命门之火亢，也是由于真阴虚引发其他脏器之阳气亢使然。故张景岳说："水亏其源，阴虚之病迭出。火衰其本，则阳虚之证丛生。"本者何也？命门水火也。所以说"肾无实证"不可，说"命门之病无实证"则可。

八、命门与五脏六腑的关系

命门学说的建立，将命门的地位及功能逐渐提到五脏六腑的功能系统之上。命门水火作为生命的原始物质基础和基本动力源泉，使命门不再是肾脏的附庸，而是总领五脏六腑，统辖全身的中枢器官。命门火熄，预示着人体生命活动现象的结束。

命门先天水火阴阳作为生命的本源物质，在人体的太极层面之上勾画出由先天无形阴阳而化生有形阴阳的生命蕴育过程。现代人体生命与遗传的理论就建立在细胞分子生物学的基础上。个体生命的初始是由健康的受精卵，经卵裂，形成卵裂球，再集合成桑葚胚，形成胚泡，并植入子宫内膜，继续发育到了胚层阶段，以此分化发育各器官。而各器官的正常与否又主要取决于遗传自父母基因的组合。赵献可在《医贯·内经十二官论》中说："人之初生受胎，始于任之兆，惟命门先具。有命门，然后生心……然后有肺……然后生肾……""男女合……此两气交媾，然后成形，成形俱属后天矣"。所以命门学说中所阐述的先有命门，后有五脏六腑；先有命门，后有肾脏发育模式的观点是极其符合人类生命现象的。命门学说的提出，将人体生命科学的研究推向了一个崭新的高度及水平。

命门内寓的真（元）阴真（元）阳，乃先天无形之水火，它们的关系是相依而永不相离，其水火之间只是互根，而无相互制约。后天五行层面上的脏腑生理病理，阴阳可分而水火有形，其阴阳不仅互根，而且相互制约、相互消长。命门与脏腑之间的关系是通过彼此功能，即中医所说的阴阳水火之气联系的。命门通过其真阴真阳推动和调节脏腑阴阳水火的功能活动；五脏六腑又通过运化水谷精微来滋养培补命门的真阴、真阳，所以命门与五脏六腑之间存在有机的内在联系。中医理论基础的核心是五脏六腑，五脏六腑的功能表现都是气血阴阳的动态平衡，而五脏六腑的功能表现又靠命门的推动和调节，命门与五脏六腑之间存在着必然的联系。

九、命门与天癸

"天癸"一词，首见于《素问·上古天真论》，历代医家对此认识不同，大致有以下几种见解：①男精女血；②月经；③肾水；④元阴；⑤元精；⑥肾间动气。

上述几种说法虽未尽一致，但总体来说并未脱离"精血"之范畴。如杨上善在《太素》中云："天癸者，阴精也。盖肾属水，癸亦属水，由先天之气蓄极而生，故谓阴精为天癸也。"张景岳虽不同意"精血"之解，认为"天癸非精血"，系一种"无形之水"，他说："元阴者，即无形之水，以长以立，天癸是也，强弱系之，故亦曰元精"，其说仍未离开"精"。沈又彭认为："天癸是女精，由任脉而来。"由此可知，历代诸家之说，虽从不同角度探讨"天癸"，但皆重于"精血"而解。

天癸既以精血而解，必与肾有关，这也符合《内经》原意。但历史上许多医家将肾与命门混为一谈，天癸与命门难脱干系，其中究竟有何种联系，就值得探索。

天癸是男精女血、月经说，早被历史上许多医家所批驳而丢弃。但天癸是肾水——元阴、阴精说，这些提法虽有所不同，但在理论上的实质内容比较一致，即均是以"肾为水脏""天一生水""癸为阴水"等为立论的依据，所以较为医者接受。《医宗金鉴》更是直言，谓"先天之癸，为肾间动气"，肾间动气者，命门也。无形中将天癸与命门联系在一起。后世许多医家虽不明言天癸与命门有关，但通过天癸与肾气关系的论述，其实质就是指天癸（即命门）了。

如现代许多医家通过对天癸的学术争鸣和讨论，对古代医家关于天癸和肾中精气的关系及其生理效应的论述就认为，天癸是肾中精气充盛到一定程度时的产物，随着肾中精气的衰退亦相应地减少，甚至完全衰竭，从而形成"形坏而无子"，进入老年状态。其认为天癸的主要生理效应，是促进性腺发育，促使机体具备生殖能力。

从《素问·上古天真论》中论述"天癸"的"至"与"竭"，总是以肾气的盛衰为前提来看，"天癸"实系由肾中精气派生分泌出来的一种物质，这种物质具有促进生殖功能成熟和生长发育的功能，但又别于"精"，而是精血之外的一种无形体液即"无形之水"，正如王孟英引俞东扶所言："经言男子二人肾气盛，天癸至，精气溢泻，若天癸即月水，丈夫有之乎？盖男女皆有精，《易经》言男女媾精可据。然指天癸为精血亦不妥，天癸为精，不当又云精气溢泻……如俞氏说，一若血与精之外，别有一种所谓天癸者。"这"天癸"在现在来看，就很好理解了。天癸就像腺垂体中分泌出来的激素，即生长激素、促甲状腺素、促肾上腺皮质激素、生乳素和促性腺激素，天癸的功能与这些激素的功能十分类似，具有促使人体生长发育、新陈代谢及生殖功能的作用。

综上所述，天癸属物质，并非像命门属器官，天癸与命门有本质的区别。鉴于命门与肾的关系，天癸的盛衰同样受命门功能的影响，先天命门之火与后天肾精相互作用才能产生天癸；天癸作用强否，又受制于命门之火与后天肾精强盛与否。历史上对天癸的理解混乱，就在于没有明确天癸的性质，同时又将先天命门与后天肾脏混为一谈，结果越谈越乱。所以用格物的方法厘清中医理论，才能达到致知的境界。

通过命门与天癸的讨论，可以分别天癸与肾水、元阴、肾精之间的差异，肾中精气不等于天癸，但肾中精气的盛衰决定着"天癸"的"至"与"竭"；还可以明确区分天癸与命门的关系，天癸属肾中精气派生出来的一种物质，只有功能，没有实质形态，而命门既有初生形态，又有实质功能，是一个实在的脏器，两者既有联系，又有区别，其实就是树根与枝叶的关系，切不可混为一谈。这样，才有利于正确运用中医理论指导临床治疗，才能开阔视野，提高治疗效果。

十、命门学说的发展为肾阴肾阳理论带来了繁荣

在《内经》时期，经文中并未出现肾阴、肾阳之说，论肾均以"水脏""牝脏"或"至阴"之说出现，根本没有肾属于阳或火的讨论。自《难经》提出"左肾右命门"之说和张仲景《金匮要略》创制肾气丸以治妇人转胞以来，在较长一段时间内也没有任何文献出现有关肾阳或命门火的论述。

直至宋代许叔微的《普济本事方》在论述"二神丸"的治疗作用时才出现了将"肾气"比作真元，比作"火力"的论述，开始改变了肾为"至阴"之脏的观点，而被认为还有"釜底之火"的作用。如许氏在《普济本事方·心与小肠脾胃病》中说："有人全不进食，服补脾药皆不验，予授以此方（指温补肾阳的二神丸）服之，欣然能食。此病不可全作脾虚……譬如鼎釜之中，置诸米谷，下无火力，虽终日米不熟，其何能化。"

在宋代严用和的《济生方》中更发展了许氏之论，出现了"坎火""真阳""真火"的概念。如严氏说："人之有生，不善摄养，虚劳过度，真阳虚衰，坎火不温，不能上蒸脾土，冲和失布，中州不运，是致饮食不进……此皆真火虚衰，不能蒸蕴脾土而然。"严氏在这里用《周易》中"坎卦"的理论来认识肾的属性。肾为"水脏"，水中之火，既是"坎火"，也是"真火"；肾为"至阴"之脏，阴中之阳，即为"真阳"。可见严氏对"坎火""真火""真阳"之论虽未明确提出"命门火"或"肾阳"的名称，但在理论上已奠定了基础。

到了朱丹溪、赵献可、虞抟、张景岳时期，随着相火学说的提出、命门学说的创立，在命门、相火、肾之间相互关系的争论与分辨中，逐渐明确了命门不仅是火，而且有水，水火者，阴阳也，逐渐形成了真阴、真阳（或元阴、元阳）为全身阴阳之本等理论。由于命门与肾的关系十分密切，而且命门的确切位置不好定位，所以这个时期命门与肾的功能绞在一起，或有的医家为了省事，干脆将肾与命门一起称为"肾命"。也就是说，命门之中有水火，肾中有阴阳，论命门水火即论肾中阴阳，说命门水火不好理解，说肾中阴阳则可据实有征，征而又信，无形之中，肾阴肾阳之说在大家脑海中更为深刻。所以说，命门学说的创立发展，命门元阴元阳的提出，也完善了肾阴肾阳理论。特别是张景岳提出的"补气以生精""补精以化气""阴中求阳""阳中求阴"治疗法则，具有划时代的意义，从而为肾阴肾阳理论带来了繁荣。即使到了现代，大家也愿意从肾阴肾阳角度来研究中医，提出了很多肾阴肾阳的实验室指标及物质基础，做了许多科学试验。相反，由于命门学说高深，其研究倒是没有像肾阴肾阳理论那样来得热烈。

更有甚者，现代学者同有些古代医家一样干脆弃命门学说不用，将命门与肾一起论述，认为各脏腑的阴均资于肾阴，各脏腑的阳皆取助于肾阳，要建立以肾为中心的观念，认为肾才是各脏器的调节中心，从肾入手忙着与现代医学接轨。随着研究中医理论的延伸，肾阴肾阳理论固然重要，但是将比肾阴肾阳理论更高深一层的命门学说弃之不用，无疑将对保持发扬中医特色、完整理解整理中医理论体系是没有帮助的，对认识人类生命活动现象也是一大缺失。

十一、命门的病证

命门的功能活动，既为周身各脏腑组织的原动力，又是人体生命的根本，由于"命门为元气之根，为水火之宅，五脏之阴非此不能滋，五脏之阳非此不能发"。因此，命门功能的盛衰关系到整个机体的健康与疾病的问题。

赵献可在《医贯》中云："火之有余缘真水之不足，毫不敢去火，只补水以配火，壮水之主以镇阳光；火之不足，只见水之有余，亦不必泻火，就于水中补火，益火之原以消阴翳。"命门既为阳气之根，命门之火只患其衰，不患其盛。所以命门的病证只有虚证，而无实证。命门的病证必然反映在水、火上，即真水亏、真火亏必然责在命门。

命门真水不足，常表现为精髓亏损而生虚热现象：虚热往来，自汗盗汗；神不守舍，血不归原；遗溺不禁，腰膝酸软，口干咽燥；头昏眼花，视力下降，耳鸣耳聋，五心烦热等。

命门真火不足，常表现为元阳式微而生阴寒现象：膝腹多痛，虚淋寒疝；便溏泄泻，呕恶胀满，翻胃噎嗝；水邪浮肿，眼见邪祟；阳衰无子，哮喘夕作等。

病久则"阴损及阳，阳损及阴"，上述两组病证同时交叉出现，而成水火两衰，即命门衰竭之证。

由于命门水火阴阳为五脏阴阳之根，又为五脏六腑之大主，所以命门水衰或火衰必包括五脏六腑之阳虚或阴虚的常见症状在内。又命门与肾的关系特别密切，故命门水、火衰弱之症，常与肾阴、阳虚的部分常见症同时出现，但两者绝不等同，应认真区别。

以上探讨的是命门真火不足、命门真水不足、命门水火不足的临床证候。但临床上，命门出现问题，常以"虚火"现象表现出来，这都是因为命门主一身阳气，与相火关系密切之故。下面列举五种与命门有关的虚火上浮或失位的情况，供临床参考。

一是龙雷之火，指命门水火两亏，扰动肾中相火不安其位，以致口渴舌燥，烦躁不宁，其脉浮大而无根，寸关尤甚，形成水盛火衰，龙雷上奔之势。此时寒凉绝不可用，阴柔亦且莫施，盖龙雷得雨而益横，唯桂、附等辛热之药可引火归原，所谓同气相求，据其窟宅而招之也。然二三剂后，即须和营填阴；否则姜、附之烈，必将犯上，冯氏全真一气汤摄上填下最为安全。

二是灯烛之火，指命门真水不足，不能制约肾中相火，相火偏亢，以致咳嗽带红，气短息微，或潮热骨蒸，脉象浮虚而数，如灯烛之火，油将自尽而焚，治之之法，忌用辛热，苦寒之品亦宜切戒，须用甘润至静之药，补阴配阳，宜六味地黄丸之类。赵献可说得好："灯烛之火，杂一滴水则灭。"所以不可选用苦寒之品直折真火。

三为格阳之火，指寒邪侵犯少阴，日久波及命门，命门火衰，以致阳气式微，被格于外，出现吐利、身热、脉浮无根，此真寒假热，格阳于外之象。临床禁用寒凉之品，即使参、芪之类亦切不可投，唯宜通脉四逆汤之类，破阴回阳。

四为戴阳之火，指命门火衰，阴盛而格阳于上，以致颧红，舌赤，咽痛喉干，寸脉浮大无根，此无根之火，浮越于上也。非反佐从治不能收功，白通加猪胆汁汤主之，所谓阴阳和则阳气自复矣。

五为失位之火，指命门火衰，调控功能失职，而阳陷于下，以致二便艰涩，或血渗下窍，视其情酌予黄土汤或补中益气汤之属，以恢复阳气运行之职。

十二、命门病证的治法

既然命门水火互济，阴阳互根，那么命门病证的治疗必须注意既济水火，互补阴阳。在这方面赵献可惯用六味地黄丸、八味地黄丸，以为六味地黄丸能补真水，八味地黄丸能补真火，认为火不可以水灭，药不可以寒攻，但还是不如张景岳来得圆通和严谨。张景岳确立的"善补阳者，必于阴中求阳，则阳得阴助而生化无穷；善补阴者，必于阳中求阴，则阴得阳升而泉源不竭"的原则，可以说，是最适应命门病证的治疗方法。

1. 阳非有余，治命门病证宜注重甘温扶阳

张景岳论"阳非有余"之用意，在于他观察到自然界和人类的生死造化都与阳气发生了密切的关系。人之所以能生，就在于命门元阳的作用，如果命门元阳消亡，人就不能存在。所以张景岳常说："天之大宝，只此一丸红日；人之大宝，只此一息真阳""万物之生由乎阳，万物之死亦由乎阳，非阳能死物也。阳来则生，阳去则死"，说明了命门真阳在人身中的重要作用。

命门主一身之阳气，五脏六腑的功能活动都要靠命门阳气调节。如果在病因作用下，大汗、大下、大吐、大泻、大出血、过服寒凉药物及疾病日久不愈等，都可能在直接损伤五脏六腑的功能时涉及命门真阳，真阳一损，最难恢复，所以张景岳在治疗命门病证时说："难得而易失者，惟此阳气，既失而难复者，亦惟此阳气，即考虑其亏亦非过也。"因此，治疗命门病证，应注意甘温扶阳，温补阳气。

2. 真阴难复，治命门病证要提倡精血互补

年迈体弱则阴精自亏，房劳过度则损耗肾精，热病后期最易消耗真阴，或下焦湿热久蕴，亦易耗伤阴精，五脏之阴水消耗，最终都要涉及命门真水真阴。所以张景岳说："命门有阴虚以邪火偏胜也，邪火之偏胜缘真水之不足也。故其为病则或为烦渴，或为骨蒸，或为咳血、吐血，或为淋浊，遗泄。此虽明是火证，而本非邪热实热之比。盖实热之火其来暴，而必有感触之故，虚热之火其来徐，而必有积损之因，此虚火实火之火大有不同也。凡治火者，实热之火可以寒胜，可以水折，所谓热者寒之也。虚热之火不可以寒胜，所谓劳者温之，何也？盖虚火因其无水，只当补水以配火，则阴阳得平而病自可愈。"命门为精血之海，命门真阴（水）不足，其治疗宜提倡精血互补，切不可寒凉直折。

甘温扶阳、精血互补是治疗命门病证的两大基本方法。但疾病后期，一般都是阳损及阴，阴损及阳，阴阳互损，并且阴阳互根，命门真水虚者，元阳也未必充旺，仅是由于命门真水亏损的程度较为严重，故阴虚的病理证候较为突出；同样，命门真火不足者，元阴也决不是充盈，仅是由于阳虚的程度较为严重，故在表现病理证候时就突出地显现出

命门火衰的症状。所以调理命门病证时，治病注意"从阳引阴，从阴引阳"，尤其注意阴阳并调。

十三、命门病证的制方

温补命门水火的方剂，赵献可选用之六味地黄丸、八味地黄丸，以之治败症则可，以之治急病则多疏，如真用治命门之水火诸症，其力犹为不逮。真正制作严谨、体现命门特点的要数张景岳的左、右归饮（丸）。这四首方剂可以作为治疗命门火衰和水亏的代表方。其最大的特点是：扶阳而不离滋阴，滋阴又不离扶阳，虽有重点，但不偏颇，较之辛热补火或苦寒养阴者有显著不同，应当说是理论和实践相结合的创造性典范。验之临床，此四首方剂就像张仲景创造的经方一样，掷地有声，效果非同凡响。命门学说能够流传至今，不能不说与其制方也有很大关系。

左归丸：熟地、山药、枸杞、山茱萸、川牛膝、菟丝子、鹿角胶、龟板胶。

左归饮：熟地、山药、枸杞、炙甘草、茯苓、山茱萸。

上两方为张景岳所制补养精血的代表方剂。两方同为补命门之真水，如张景岳云左归饮为"壮水之剂也，凡命门之阴衰阳胜者，宜此方加减主之"。然左归丸较左归饮滋补力量更强，而作丸剂服，以之慢补渐滋，使虚损之真水逐渐恢复，即丸者缓也之意。值得注意的是，左归丸中以熟地、枸杞、山茱萸、龟板胶大补精血、壮水为主时，又佐鹿角胶、菟丝子等甘温助阳之药，不独补阴而不损阳，更使阴精得鹿角胶阳升之力而源泉不竭。

右归丸：熟地、山药、山茱萸、杜仲、肉桂、制附子、菟丝子、鹿角胶、当归。

右归饮：熟地、山药、山茱萸、枸杞、炙甘草、杜仲、肉桂、制附子。

上两方为张景岳所制甘温扶阳的代表方剂。两方同为补命门之真火，如张景岳云右归饮为"益火之剂也，凡命门之阳衰阴胜者宜此方加减主之"。然右归丸较右归饮扶助元阳之力更强。右归丸以益火之源，旨在补阳时，方中却以大补精血的熟地、山茱萸、当归为前提，配合制附子、肉桂使其补阳而不损阴，更能达到"阴中求阳"的目的。

综观左归丸、右归丸立方的主旨在于补阴以涵阳，补火以配水，它与知柏八味丸、桂附八味丸的壮水以制火，益火以消阴虽大致相同，但却有其独特之处，自属精妙一筹。更重要的是左归丸、右归丸的创制，于阴中求阳，阳中求阴，体现命门阴阳水火互根互济的义理，将命门调节水火理论落到实处，其功甚伟。

十四、命门病证的用药原则

要想探讨人体生命的奥秘，首先须开启人体生命之门，命门学说就承担了这项艰巨的任务。

为了准确地治疗命门病证，制方是关键，而用药则是关键的关键。让我们再一次温习人体的生命过程。

《素问·上古天真论》曰："女子七岁，肾气盛，齿更发长；二七，而天癸至，任脉通，太冲脉盛，月事以时下，故有子；三七，肾气平均，故真牙生而长极；四七，筋骨坚，发长极，身体盛壮；五七，阳明脉衰，面始焦，发始堕，六七，三阳脉衰于上，面皆焦，发始白；七七，任脉虚，太冲脉衰少，天癸竭，地道不通，故形坏而无子也。丈夫八岁，肾气实，发长齿更；二八，肾气盛，天癸至，精气溢泻，阴阳和，故能有子；三八，肾气平均，筋骨劲强，故真牙生而长极；四八，筋骨隆盛，肌肉满壮；五八，肾气衰，发堕齿槁；六八，阳气衰竭于上，面焦，发鬓颁白；七八，肝气衰，筋不能动，天癸竭，精少，肾藏衰，形体皆极。八八，则齿发去。"

《素问·阴阳应象大论》曰："年四十，而阴气自半也，起居衰矣；年五十，体重、耳目不聪明矣；年六十，阴痿、气大衰、九窍不利、下虚上实、涕泣俱出矣。"

从上述两段经文可以看出，人体的自然衰退撇开病因作用不说，其实就是一个人身阳既非有余，阴亦属不足的过程，命门之阴阳尤为重要，损害了命门之阴阳，也就动摇了人身阴阳之根基。因此，治疗命门病证最大的用药原则就是"形不足者温之以气，精不足者补之以味"。治疗用药非厚味滋填，甘温润养之品不可，采用血肉有情之品更佳。

然而命门水火不足，常累及他脏，故当结合所累及的脏腑选用适当药物。这方面，张景岳也提出了一些具体的方法，如"凡气虚者，宜补其上，人参、黄芪之属是也；精虚者，宜补其下，熟地、枸杞之属是也；阳虚者，宜补而兼暖，桂、附、干姜之属是也；阴虚者，宜补而兼清，门冬、芍药、生地之属是也。"其中对于熟地、人参二药，尤为善用，认为此二药一阴一阳，一形一气，相为表里，互主生成，最能体现水火互济的妙用。

1. 补命火动物药

鹿茸，甘咸、温，禀纯阳之性，具生发之气，是纯补命门之火的上等佳品，《本草纲目》谓其治"一切虚损，耳聋目暗，眩晕虚痢"。本品不入汤剂，常作为粉剂，装入胶囊中吞服。每次用量 0.6～1.5g，每日 1～2 次，温开水送服，或随汤药冲服，也常常加入丸剂中使用。

鹿角，为梅花鹿和各种雄鹿已骨化的角，可作为鹿茸的代用品，唯效力较弱，一般用量 5～15g 水煎服或研末服均可。

鹿角胶，为鹿角煎熬浓缩成的胶块，功效虽不如鹿茸峻猛，但比鹿角为佳，并有良好的止血作用。用量 5～15g，开水或黄酒加温烊化服，或入丸散膏剂。

鹿角霜，为鹿角熬膏所存残渣，功力似鹿角而较弱，用量 10～25g。

海狗肾，咸、热，性热专壮命门之火，为血肉有情之品，《海药本草》谓其"主五劳七伤，阴痿少力，肾气衰弱，虚损，背膊劳闷，面黑精冷"。常研末服，每次 1～3g，每日 2～3 次，或入丸散及泡酒服。

狗鞭、鹿鞭，均有类似海狗肾的作用，并且温而不燥，补而不峻，每与鹿茸、肉苁蓉、淫羊藿等药共补命门之火。

2. 补命水动物药

龟甲、鳖甲，是补命水之最佳上品，两药甘咸、寒，禀纯阴之性长于滋水生阴，《本草通玄》谓其"大有补水制火之功"。两药一般入煎剂，宜先煎，用量 9～24g，也可研碎入丸剂。

3. 补命门水火动物药

紫河车，甘咸、温，不但补命火，还可兼滋命水，《本草经疏》谓其"人胞乃阴阳两虚之药，有返本还原之功"。一般用量为 1.5～3g。研末装胶囊服，也可入丸散。

海龙、海马，也是补命门水火药，但以补命门火为主，兼有补命门水作用，常入丸散剂中服用。

4. 补命门火植物药

韭菜子、葫芦巴、补骨脂、锁阳、仙茅、仙灵脾、巴戟天、肉苁蓉、菟丝子、核桃肉为命门火衰、下元虚冷之症的首选植物药，具有益火之源的功效。

5. 补命门水植物药

熟地、枸杞、山萸肉、五味子、麦冬、天冬、何首乌、桑椹子、沙苑子为滋养命门真水的植物药，可以壮水之主。

十五、结　　语

命门学说是中医藏象学说的重要组成部分，既与脏腑学说密切相关，又独立于脏腑学说之外，历代医家多有阐述，我们应本着百家争鸣、实事求是的科学态度从中汲取合理内核，并密切结合临床实践，进一步探索命门的实质，才能有效地指导临床，提高疗效。

第七章　关于三焦形质之争

三焦是六腑之一，分上、中、下三焦。中医所说的脏腑功能，往往超出它的实质解剖器官范围之外，其中三焦尤为突出，所以长期以来诸家围绕三焦形质之争最多，至今尚未定论。

一、三　焦　说

1. 三焦有形说

《灵枢·论勇》曰："勇士者目深以固，长衡直扬，三焦理衡……怯士者目大而不减，阴阳相失，其焦理纵"；张介宾在《类经附翼》中谓："夫三焦者，五脏六腑之总司，而'二十五难'曰：心主与三焦为表里，俱有名而无形。若谓表里则是，谓无形则非。夫名从形立，若果有名无形，则《内经》之言为凿空矣"；《景岳全书》则更是直言："三焦者，确有一脏，在脏腑之外，躯体之内，包罗诸脏，一腔之府也"，明确地认为三焦为有形之腑。

2. 三焦无形说

《难经·三十八难》谓："所以腑有六者，谓三焦也，有原气之别焉，主持诸气，有名而无形"；王清任的《医林改错》认为"余不论三焦者，无其事也"；周省吾在《吴医汇讲》中阐述："三焦有形无形之说，越人、华佗、王冰、东恒皆曰有名无形，余则或言无状，或言无形，纷纭无定。愚意当以无形之说为是，非若五脏六腑各成其形，可以定其象也"，明确认为三焦有名无形；并从三焦字义说明其无形。"火灼则焦，火即是气，以少阳为相火，即取焦字之义也。上中下有分司之任，故曰三也"。又从三焦的功能，本《内经》如雾、如沤、如渎，认为三焦"以其无形，故举功用之相似者以比拟之也"。

3. 三焦为腔子说

虞抟在《医学正传》中认为："人身之相火，亦游行于腔子之内，上下肓膜之间，命名三焦，亦合于五脏六腑。丹溪曰：天非此火不能生物，人非此火不能生育。夫《内经》以心包络为脏，配合三焦，而为六脏六腑，总为十二经也""或曰尝闻人身之有腑者，若府库然，能盛贮诸物之名也。若大小肠、胃、膀胱、胆五腑，皆有攸受而盛之者，未审三焦为腑，何所盛乎？曰：三焦者，指腔子而言，包函乎肠胃之总司也。胸中肓膜之上曰上焦；肓膜之下，脐之上曰中焦；脐之下曰下焦，总名曰三焦。其可谓之无攸受乎？其体有脂膜在腔子之内，包罗乎六脏五腑之外也。其心胞络实乃裹心之膜，包于心外，故曰心胞络。其系与三焦之系连属，故指相火之脏腑，皆寄于胸外，此知始而未知终也。其余诸说，皆辗转传讹之语耳！"

虞抟明确认为三焦指腔子而言，并具体划分出上、中、下三焦之部位，即胸部为上焦，脐上为中焦，脐下为下焦；并且认为心包之系与三焦之系相连属。

清朝医家何梦瑶也持此观点，认为三焦即腔子，其在《医碥》中鲜明指出三焦"惟张景岳谓即腔子，'脏腑如物，腔子如囊之括物之为物，人但知物，而不知囊之亦为一物。'其说甚通。予因是而思，人之脏腑止有十，而以心为君，余为臣，三焦即腔子，如京城，君臣所同居"。

4. 三焦为网油说

唐宗海著《医经精义》，认为三焦为网油，并作了对照说明。其在书中云："焦古作膲，即人身之膈膜，所以行水也。今医皆谓水至小肠下口，乃渗漏入膀胱，非也。《医林改错》西医均笑斥之。盖自唐以后，皆不知三焦为何物。西医云：饮入于胃，胃之四面，皆有微丝血管，吸出所饮之水，散走膈膜，达于连网油膜之中，而下入膀胱。西医所谓连网，即是膈膜，乃俗所谓网油，并周身之膜，皆是也。网油连着膀胱，水因得从网油中渗入膀胱，即古所名'三焦者，决渎之官，水道出焉'是矣。三焦之根出于肾中，两肾之间，有油膜一条，贯于脊骨，名曰命门，是为焦原。从此系发生板油，连胸前之膈，以上循胸中，入心包络，连肺系上咽，其外出位手背胸前之腠理，是为上焦，从板油连及鸡冠油，著于小肠，其外出为腰腹之腠理，是为中焦；从板油连及网油，后连大肠，前连膀胱，中为胞室，其外出为臀胫少腹之腠理，是为下焦。人饮之水，由三焦而下膀胱，则决渎通快。如三焦不利，则水道闭，外为肿胀矣。西医知连网之形甚悉，然不名三焦，又不知连网源头，并其气化若何，皆不知也。"张锡纯在《医学衷中参西录》中亦持此观点。

5. 三焦为右肾下脂膜说

宋代新安人张杲认为三焦之形是指"右肾之下，有脂膜如手大者，正与膀胱相对"。其在所著《医说》中谓："古人论五脏六腑，其说有谬者，而相承不察，今欲以告人，人谁信者？古者左肾，其腑膀胱；右肾命门，其腑三焦，丈夫以藏精，女子以系胞。以理言之，三焦当如膀胱，有形质可见。而王叔和三焦有脏无形，不亦大谬乎？盖三焦有形如膀胱，故可以有所藏、有所系；若其无形，尚何以藏、系哉？且其所以谓之三焦者，何也？三焦分布人体中，有上、中、下之异。方人心湛寂，欲念不起，则精气散在三焦、荣卫、百骸，及其欲念一起，心火炽然，翕撮三焦，精气流入命门之腑，输泻而去，故号此腑为三焦耳。世承叔和之谬而不悟，可为长太息也。予甚异其说，后为齐州从事，有一举子徐遁者，石守道之婿也，少尝学医，为卫州，闻高敏之遗说，疗病有精思。予为道遁之言，遁喜曰：齐尝大饥，群望相脔割而食，有一人皮肉尽而骨脉全者，遁以学医故，往视其五脏，见右肾之下，有脂膜如手大者，正与膀胱相对，有二白脉自其中出，夹脊而上贯脑，意此则导引家所谓夹脊双关者，而不悟脂膜如手大者之为三焦也。闻君之言，与所见悬合，可必证古人之谬。"

6. 三焦为精府说

宋代青田县陈无择赞同张杲所说三焦为肾下脂膜，并进一步说明其为"丈夫藏精，女子系胞"的精府。其在所著《三因极一病证方论》中阐述道："古人所谓左肾为肾脏，其脏膀胱；右肾为命门，其腑三焦。三焦者，有脂膜如手大，正与膀胱相对，有二白脉自其中出，夹脊而上贯于脑。所以经云：丈夫藏精，女子系胞。以理推之，三焦当如上说，有形可见为是。扁鹊乃云：三焦有位无形。其意以为上、中二焦，如沤、如雾，下焦如渎，不可遍见。故曰有位无形。而王叔和辈，失其指意，遂云无状空有名，俾后辈蒙谬不已，且名以无实，无实奚名？果其无形，尚何以藏精、系胞为哉？其所谓三焦者，何也？上焦者，在膻中，内应心；中焦在中脘，内应脾；下焦在脐下节肾间，动气分布人身，有上、中、下之异。方人湛寂，欲想不兴，则精气散在三焦荣华百脉；及其想念一起，欲火炽然，翕撮三焦，精气流溢，并命门输泻而去，故号此府为精府耳。学者不悟，可为长太息！"

7. 三焦为脏腑住所说

明代喻弁著《续医说》，该书中有专门一节探讨三焦，认为三焦有形，而此"形"并非"脏腑外别生一物，不过指其所而为形"，即以脏腑的住所为三焦。此说与"腔子"说意义相近。

8. 三焦为胃部上下之匡廓说

清代无锡沈金鳌在《杂病源流犀烛》中认为三焦在胃的部位，其在书中说："经曰：上焦出胃口，并咽以上，贯膈而布胃中；中焦亦并在胃中，出上焦之后；下焦别回肠，注于膀胱。而于阳明胃之脉，则曰：循喉咙，入缺盆，下膈属胃，其直者从缺盆下乳内廉，其支者起胃口，下循腹里，下至气街。此与三焦同行在前，故知三焦者，实胃部上下之匡廓，三焦之地，皆胃之地，三焦之所著，即胃之所施，其气为腐熟水谷之用，与胃居太阴脾之前，为相火所居所游之地。故焦也者，固以熟物为义也。"清代罗美著《内经博议》中有类似的论点。

9. 三焦为淋巴系统说

近人章太炎根据中医传统的三焦学说，对照西医学的淋巴系统，认为三焦为淋巴系统。其在《章太炎医论》中说："三焦者，自其液言，则所谓淋巴液、淋巴腺；自其液所流通之道言，则所谓淋巴管""脏腑间略分三部：曰如渎者，则淋巴管之象；曰如沤者，则淋巴腺凝如大豆之象；曰如雾者，则淋巴腺凝如粟米丛集成点之象。此三象者，上焦、中焦、下焦所通有，特互言以相发明耳！"这种中西互参观点，也是对三焦学说的一种见解。

10. 三焦为胸膜腹内三空处说

清朝顾彭年在《吴医汇讲》中认为，三焦是胸膈腹内三空处，明确指出："夫三焦者，即胸膈腹内三空处也，诸大贤皆谓有名无形者，所以别其不同于他脏、他腑之自具一形耳！非曰无形即无其处，正欲指空处，故曰无形也。《灵枢》指厚薄、纵横者，即借胸膈腹之腔子里面为言，非另具一形而为厚薄、纵横也。经又曰：如雾、如沤、如渎，而中焦又有作如沥者。盖即指胸膈腹内空处之水气为喻。如果有形，则雾乃气聚，有时而散；沤为水泡，时起时没；沥是余滴，可有可无，皆无常形，岂可比之上中二焦乎！至于下焦如渎者，亦不过以沟渎中水道，比下焦之水道，非以沟渎之壳子相比较也。即士材所谓肌肉之内，脏腑之外，虽有其处，原无其形，何反以无形为误？岂其意以既有其处，即不得谓之无形耶？此处与形不同：有其处，《内经》所以云云；无其形，诸贤所以定论。先圣后贤，言似异而旨实同也。"

考三焦之名，在现存古代文献中始见于《内经》。《内经》中三焦的基本概念有两种：

一是六腑之一，有特定的生理功能。

二是人体部位划分概念，是上、中、下三焦的合称。

自《难经》提出三焦"有名而无形"后，历代医家围绕三焦之有形、无形、何形之争，成为有关三焦争鸣的热点所在。综其要有上述十种看法之多。究其长期以来三焦形质之争的原因，有以下两点：

一是历代不少医家对《内经》《难经》有关三焦的论述理解不一，或所持论据不同。

二是明清以来，西洋医学开始传入中国，有些医家、学者利用各种可能，将中医藏象理论落实于西医解剖学脏器，因而有人认为三焦即胃部、网油、淋巴系统等。

二、三焦的生理功能

关于三焦的生理功能，后世医家的认识多趋一致。

（1）三焦是水液运行的通道。其主要依据是《素问·灵兰秘典论》所说的"三焦者，决渎之官，水道出焉"；《灵枢·本输》所说的"三焦者，中渎之府，水道出焉，属膀胱，是孤之府也"，说明三焦水道在人体水液代谢中的重要作用。

（2）三焦是元气通行的通道。其主要依据是《难经·三十一难》中说三焦为"气之所终始也"。《难经·三十八难》说三焦"为原气之别使，主持诸气"。《难经·六十六难》说："三焦者，原气之别使，主通行之气，经历五脏六腑。"考"原"与"元"两字古代通用，说明三焦是人体元气升降出入的道路，人体元气是通过三焦而通达于五脏六腑和周身各处的。

至于《金匮要略》有"三焦通会元真"之说，刘完素在《素问玄机原病式》中说："右肾属火，游行三焦，兴衰之道由于此。"张洁古在《医学起源》中说："三焦为相火之用，分布命门元气，主升降出入。"虞抟在《医学正传》中说："人之相火，亦游行于腔子之内，上下于肓膜之间，命为三焦。"赵献可在《医贯》中说："三焦者，是其臣使之官，禀命而行，周流于五脏六腑而不息，名曰相火。"《景岳全书》亦说："一阳之元气，必自下而上，而三焦之普濩，乃各见其候。"普濩者，普遍散布之义也，认为三焦是游行相火的通道，实际上是对三焦主持元气功能的进一步发挥。

关于三焦所属脏腑及其与脏腑生理功能的联系的认识，古今医家除对肝的三焦分属有所争议外，其余均较一致。

1. 心肺属上焦，司气血敷布

心肺居于上焦。心主一身之血，肺主一身之气，而心肺主司气血的敷布须有赖于上焦的宣通。《灵枢·决气》说："上焦开发，宣五谷味，熏肤，充身，泽毛，若雾露之溉，是谓气。"《灵枢·营卫生会》说："上焦如雾。"所谓如雾，是描述上焦及所属心肺敷布气血，如雾露弥漫之状散布全身，温养肌肤。

2. 脾胃属中焦，司水谷运化

脾胃居于中焦。胃主受纳而降浊，脾主运化而升清，而脾胃对水谷精微的转运与敷布必须有赖于中焦及气机水道的通利。《灵枢·营卫生会》说中焦"所受气者，泌糟粕，蒸津液，化其精微，上注于肺脉，乃化而为血"。"中焦如沤"所谓"如沤"，是形容水谷被腐熟、沤渍、浮游时的状态，指中焦及所属脾胃对饮食的磨腐运化功能而言。

3. 肾、膀胱属下焦，司水液排泄

肾、膀胱居于下焦。肾为主水之脏，膀胱司州都之职。肾与膀胱对水液输布、排泄的作用亦有赖于下焦的通利。《灵枢·营卫生会》指出："水谷者，常并居于胃中，成糟粕，而俱下于大肠，而成下焦，渗而俱下，济泌别汁，循下焦而渗入膀胱。""下焦如渎"所谓"如渎"，是形容下焦水道疏通，犹如沟渠使水中浊液不断外流的状态。三焦作为水液运行的通道，与肾、膀胱的功能密切相关。

所以，鉴于三焦如此重要的功能及广泛与脏腑的生理联系，李梴在《医学入门》中感慨地说："心肺无上焦，何以宗主营卫？脾胃无中焦，何以腐熟水谷？肝肾无下焦，何以决渎津液？"

4. 肝的归属之争

（1）指肝归属中焦者，以王冰为代表，认为《内经》明确指出肝居胁里，位置在中焦，如《灵枢·胀论》指出"肝大""肝偏倾"，可出现"胁下痛"，而肝位之高下、肝体之坚脆，均可以从胁肋处的外观测知。《内经》及王叔和的《脉经》所论，均以肝应关，而"关候膈中，主中焦也"（《医宗金鉴·四诊心法》）。从脉诊亦可推知肝当归属中焦。所以王冰在为《素问·金匮真言论》做注时明确指出："肝为阳脏，位于中焦，以阳居阴，故为阴中之阳也。"

（2）指肝属下焦之说者，以孙思邈为代表。孙思邈在《备急千金要方》中云下焦主"肝肾之病"，认为肝藏血，肾藏精，肝肾两脏精血同源，肝主疏泄与肾主封藏之间相互制约、相反相成，调节维护女子月经来潮和男子泻精的正常功能，可见肝肾关系至关密切。肝属下焦之说的生理学基础主要在于此。至清代吴鞠通在《温病条辨》三焦辨证中将温病后期出现的一系列精竭血枯的病证归于下焦肝肾的病变后，肝属下焦为广大医者接受。

以临床实践看，肝的归属是一个很有意思的问题。肝脾关系密切，如果病在气分，疏泄运化失职，出现一系列气滞气胀等功能失调疾病，应当考虑从中焦肝脾失调调治。同时肝肾关系也非同寻常，如果病在血分，影响藏血藏精功能，出现一系列精竭血枯之器质性损害疾病，就应当考虑从下焦肝肾亏损来调治。由此可知，将肝机械地归属中焦或下焦，未免太失偏颇。

三、三焦形质讨论

要之，以三焦的生理功能及与各脏器的生理病理广泛联系来看，三焦是人体一个不可或缺的器官。按照现代医学的发展进程及展望今后的发展前景，肝可移植，肾可移植，以及其他有形的脏器都可移植修补，但唯独三焦形质到底是在何处？如果这个问题搞不清楚，不能不说是中医基础理论的一个缺憾。正鉴于此，现代医者苦心孤诣，按照中西汇通的思路也在苦苦探求。

1. 三焦实指输尿管

王定扬在《江西中医药》1988 年第 4 期发表的《三焦新探》中指出："三焦到底是什么？其用为水谷吸收和输布，其形为中空可通，细推《内经》的语言，三焦应还是指胃、大肠、小肠、膀胱的水谷通道中的某一段。是哪一段呢？依《内经》语意，还应是小肠这一段，宣五谷之气以布全身，化生营血以溉五脏，济泌别汁而渗入膀胱，这不正是小肠的功能吗？化糟粕而出入水谷之道路，这不正是小肠的形质吗？焦者也，锅之底层也，人体中腐熟五谷的这口大锅的底层，不正是小肠吗？所谓孤府，孤者，居中而独大也，古人以脐腹当中州，小肠不正是居中而独大的器官吗？"

王氏还依据《内经》心移热于小肠则尿黄赤；《灵枢·四时气》云："小腹控睾，引腰脊，上冲心，而在小肠"；《灵枢·邪气脏腑病形》云："小肠病者，小腹痛，腰脊控睾而痛"，认为痛引腰脊、牵引睾丸，这都是输尿管痉挛或结石的痛状，而不是一般肠炎腹痛的痛状，认定古人小肠之名实指输尿管无疑，而三焦的实质就是输尿管。

2. 三焦实指胰腺

杨一工在《天津中医》1992 年第 4 期中发表的《三焦实质初探》中指出："三焦实体即现代医学中的胰腺"，建议以胰腺为中心开展对三焦实质脏器的进一步研究，并提出胰腺即三焦的依据如下：

（1）经络走向提示三焦实质脏器就在膈肌下面，如《灵枢·经脉》记载："三焦手少阳之脉，起于小指次指之端，上出两指之间，循手表腕，出臂外两骨之间，上贯肘，循臑外，上肩，而交出足少阳之后，入缺盆，布膻中，散络心包，下膈，遍属三焦""心主手厥阴心包络之脉，起于胸中，出属心包络，下膈，历络三焦"。按现代解剖学的观点来看，在这一部位中的脏器唯有胰腺与三焦的功能、位置相符合。

（2）《内经》中描述的三焦与现代解剖学中的胰腺相符。在《灵枢·论勇》中是这样记载三焦的："勇士者目深以固，长衡直扬，三焦理衡，其心端直……怯士者目大而不减，阴阳相失，其焦理纵。"杨氏认为这里的"勇"与"怯"应当是广义的勇、怯，因而勇应该包含勇敢、健康、强壮等内容，而怯则是指怯弱、病态而言。因此可以理解为正常的人其三焦应当横着生长，而在病理情况下则有可能出现三焦形体改变，即纵的情况，故而有"横""纵"之别。如果承认《内经》所言"三焦理横"为三焦的正常生理状态，那么胰腺恰恰是按头、体、尾的顺序横于膈下的腹腔之中的。古人把三焦分为上、中、下，现代解剖学把胰腺分为头、体、尾，可见二者都是相通的。

（3）二者的功能相同。胰腺的生理功能与消化密切相关，是人体重要的消化腺，分泌胰液，能消化淀粉、脂肪和蛋白质，这不正是"中焦如沤"的具体体现吗？

胰腺还有内分泌的作用，它分泌的胰岛素直接入血，参与调节糖的代谢，而《灵枢·营卫生会》则说中焦"乃化而为血，以奉生身，莫贵于此，故独得行于经隧，命曰营气"。

三焦有调节水液的作用，当胰腺的内分泌不足时，可以发生糖尿病，从而出现多渴、多尿的症状，造成水液代谢失常。

三焦有热的含义，古人称其为"焦"，而胰腺消化腐熟水谷食物，胰岛素能增进体内糖分的燃烧，亦同是"热"的生理表现。所以从两者的功能来看，胰腺与三焦二者之间是完全一致的。

（4）临床症状相同。当体内胰岛素缺少时，血液中糖的含量增加，并随尿排出，这就是现代医学所指的糖尿病。中医则称之为"消渴""消中""消瘅"等，又分为上、中、下消。中医认为三焦主消化腐熟食物，并为决渎之官，水道出焉，今消谷善饥，水道过利，不都说明三焦功能失司吗？明代张景岳曾明确指出："三消之病，三焦受病也。"

此外，《素问·举痛论》中说："热气留于小肠，肠中痛，瘅热焦渴，则坚干不得出，故痛而闭不通矣。"上述症状与现代医学中的急性胰腺炎有相似之处，如果说"瘅热焦渴"能出现急性胰腺炎，并且糖尿病又与三焦有直接关系，那么二者在临床症状学方面又相合无异了。

此外，杨氏还分别从中药柴胡、栀子入手，认为柴胡、栀子入三焦经，而柴胡、栀子又恰好对胰腺有选择作用，多用来治疗急性胰腺炎；以及从文字含义方面入手，认为古人写三焦为三膲，胰腺又有脺脏之称。膲与脺之间的关系是：膲言其功能，有腐熟水谷、燃烧糖分之热的含义，而脺则言其形，胰腺外形不似其他脏腑平滑整齐，故称为脺。此外，还可以从字形接近的词句"憔悴"中去领悟其中的含义。

根据以上几方面的分析，杨氏认为三焦实体即现代医学中的胰腺。

3. 三焦实指食管、胰腺、输尿管

张喜奎在《江西中医药》1989 年第 6 期发表的《也谈三焦》中指出："上焦为食道，中焦为胰腺，下焦为输尿管。"其依据如下：

《灵枢·营卫生会》明确指出了三焦有上、中、下三焦之分，即"上焦如雾，中焦如沤，下焦如渎"。《灵枢·经脉》言："心主手厥阴心包络之脉，起于胸中，出属心包络，下膈，历络三焦。"此言"历络"，历，有经历之意，言自胸至腹，依次联络上、中、下焦。又云："三焦手少阳之脉……下膈，循属三焦"，又用"循属"两字，更明确地指出了三焦非为一处，实一名而三物。

此三物何指？张氏依据《灵枢·营卫生会》曰："上焦出于胃上口，并咽以上贯膈而布胸中"，指出上焦的位置在胃上口直至咽以上，此当指食管及口腔而言。

《灵枢·营卫生会》又曰："中焦亦并胃中，出上焦之后，此所受气者，泌糟粕，蒸津液，化其精微，上注于肺"，指出中焦的位置在胃之傍，与胃相并，担当着水谷的消化，此当指胰腺而言。

《灵枢·营卫生会》又云："下焦者，别回肠，注入膀胱，而渗入焉"，指出下焦的位置在回肠之旁，与膀胱相通，其功能为渗入尿液，此当指输尿管而言。

4. 三焦实指内分泌系统

吴逸民在《辽宁中医杂志》1990 年第 10 期发表的《试论三焦与内分泌系统的相似性》一文中指出：将三焦与内分泌系统从渊源、解剖、生理、病理、临床及证治诸方面进行研究、剖析、类比和论证，可以得出三焦是广泛存在人体内，并有复杂功能的一个有形有质的大腑，与人体内分泌系统有着惊人的相似，可以说，二者都是说明机体中的同一器官和系统，只是理论、方法、角度不同而已。

四、三焦形质本源

综上可知，古今医家对三焦的形质认识是有很大争议的，用仁者见仁，智者见智来概括是恰当的。由于三焦在人体中主持人的两大生命物质——气和血的运行，因此，三焦在人体中占有很重要的位置，那么对三焦的认识不能只限于生理病理的认识，必须要对三焦的形质有一个认识才可以，只有这样，才可以揭示中医认识人体生理、病理及独特治疗疾病手段的神秘面纱，使中医归于本原。

要想揭开三焦形质的本原，首先要还原经文的原旨，不能望文歧义而想当然，我遍考经文，觉得有两点是可以成定论的：

1. 三焦一腑确有其名

三焦为腑之一，《素问·五脏别论》曰："夫胃、大肠、小肠、三焦、膀胱，此五者，天气之所生也，其气象天，故写（泻）而不藏，此受五藏浊气，名曰传化之府。"由此可见，三焦同胃、大肠、小肠、膀胱等各腑一样，禀天气所生，其作用主传泻而不主储藏。

在《灵枢·本输》中，三焦又称为孤府，它指出："三焦者，中渎之府，水道出焉，属膀胱，是孤之腑也。"《难经·三十八难》曰："脏唯有五，腑独有六者，何也？然所以腑有六者，谓三焦也有原气之别焉，主持诸气"，明确指出三焦为六腑之一。

《中藏经》亦谓："三焦者，人之元气之气也，号曰中清之腑，总领五脏六腑，营卫经络，内外左右上下之气也。"《类经》指出三焦是"脏腑之外，躯体之内，包罗诸脏，一腔之大府也"。这些论述从不同角度对三焦作了不同程度的阐述，充分说明三焦确为一腑。

既然三焦确为六腑之一，其名确立，并且其他五腑胃、大肠、小肠、胆、膀胱都有其形，位置确切，那么三焦反而云遮雾罩，徒有其表，实无其里，那古先贤们在创立中医学时，拿什么去传经说教呢？作为一个严肃的医学实践者，不尊重客观事实，肆意杜撰，岂不荒诞乎？作为一个与中华文明一起流传了几千年的中医学，至今仍大放光彩，我想其理论再高深，也还不至于这样经不起推敲吧！因此，三焦在人体中是确定存在的，只不过后人没有正确认识吧。

2. 三焦之形经文可考

人是客观存在的物质体，已被认识的人身物质之最为细微者莫如气，古人尚以"若雾露之溉"来形容其物质的存在形式。三焦的物质形式是分布于胸腹腔的一大腑，在人体脏腑中唯它最大，包罗诸脏，故有外府之称。关于三焦之形态，下列经文论述可谓确确：

《灵枢·论勇》有"焦理纵者，生理横者"之言。《灵枢·营卫生会》中更明确提出上、中、下三焦，指出："上焦出于胃上口，上至舌；中焦并胃中出上焦之后，下焦别回肠，注于膀胱。"《难经》则结合三焦功能对其作了更明确的划分，指出："三焦者，水谷之道路，气之所终始也。上焦者，在心下下膈，在胃口，主纳而不出，其治在膻中，玉堂下一寸六分，直而乳间陷者是。中焦者，在胃中脘，不上不下，主腐熟水谷，其治在齐傍。下焦者，当膀胱上口，主分别清浊，主出而不纳，以传导也，其治在齐下一寸。故名曰三焦，其府在气街""三焦者，原气之别使也，主通行三气，经历于五脏六腑"。由此可知，三焦为六腑之一，有其存在的物质形态，但是又有别于其他脏腑器官，它作为一个大腑，囊括体内诸脏，又可分为上、中、下三焦。至于后世断章取义，不尊重经文原旨，妄下结论，对三焦的认识出现盲人摸象或南辕北辙，偏离远矣。特别是近现代，西学渐进，妄自菲薄，总想走捷径，把中医的传统认识生拉硬扯到与西洋医学汇通上，反失自我，特色尽失，离中医越来越远。

既然三焦确有其名，又确有其形，验之临床，又确能指导临床医生运用三焦理论理法方药，那为什么不能像大肠、小肠、胆、膀胱、胃那样从解剖学上得到证实呢？事实如此，三焦，无论是用 CT、磁共振、核医学、X 线、彩超，还是剖腹查看，都找不到三焦，在这些手段下它根本不存在。要解决这个问题，就不得不从中医是怎么认识人体生命现象的方法入手，不得不从中医是怎么看待解剖学的态度开始。

五、中医学的本质

1. 中医通过解剖观察来认识人体的内脏器官，与现代解剖学是基本相符合的

古人很早就通过解剖观察来认识人体的内脏器官，如《灵枢·经脉》曰："若夫八尺之士，皮肉在此，外可度量切循而得之，其死可解剖而视之，其脏之坚脆，府之大小，脉之长短，血之清浊，……皆有大数"；又说诸如肺脏居于诸脏最高位置，并盖在心脏的上面，心肺都位于横膈膜上面，肝肾则居于下方；并且对肠胃容量长度等都作了详细的记载，与现代解剖学印证，基本上是相符合的。《难经》说："会厌为吸门……胃为贲门……太仓下口为幽门，大肠小肠会为阑门"，是说会厌是呼吸出入的门户，胃的上口为贲门，下口为幽门，小肠大肠相会处，称作阑门，这些都是正确的，而且这些名词一直沿用至今。

甲骨文的"心"字也说明，那时的人不但知道心的确切形状，而且知道心与血液循环有关，甚至知道有几条血管出入心脏，故有"心有七窍""心有四支"之说。

不但如此，古代中医的外科手术也相当发达，据《医经》记载，黄帝手下有一位名医俞跗，此人能依据五脏腧穴割裂皮肤，解开肌肉，将人体的经脉调理顺畅，他还能打开颅骨治疗里面的疾病，是有史以来最早的脑外手术，甚至可以冶炼患者的精气。至于疏理膈膜，冲洗五脏六腑，更是小菜一碟。当时《医经》中还记载有一位名医伯高，也是一位解剖高手，他曾经仔细测量过人体各部位骨骼的标准尺度，并以此计算经脉的长短。他提出

的骨骼及脏器长度的比例数同现代解剖学得出的结论基本相等。

由此可见，在中国古代高度发达的中医学，是有丰富的人体解剖学作为基础的。

2. 中医学与解剖学没有必然的联系

既然中国古代有极其发达的人体解剖学知识，如果在此基础上像西方医学一样发展一套医学理论，是合情合理的。然而事实是，我们的祖先在创立中医学时，居然将自己已有的知识弃之不用，他们建立起来的医学竟然与人体解剖学没有必然的联系。

第一，中医学人体脏器与解剖学不符。现代解剖学证实肝在腹部的右方，中医学认为"左肝右肺"，双肾则分为左肾右命门，功能是不一样的。后世医家朱丹溪治肝病创立左金丸，张景岳补肾分左归饮、右归饮，都是运用中医理论取效的。

第二，中医学脏器间的联系与解剖学不符。中医运用五行学说配五脏功能，将它们之间变成相互协调、相互资生、相互制约的关系，因此，它的脏器功能要比解剖学大得多。例如，心与肾各有不同的功能，一个在上面，一个在下面，解剖学上未发现它们有什么必然的联系，而中医学偏偏从水火相济，心肾相交上将它们有机地联系在一起。著名的方剂黄连阿胶汤、交泰丸等都是运用这种理论创造的。再说肺与大肠，一个主呼吸，在上；一个主排泄，在下，但中医学却认为肺与大肠相表里，治疗大肠病可用清肺的方法。这都是现代解剖学无法理解的。

第三，解剖学无法证实中医学的重要组织结构——经络。中医学的经络遍布全身，主宰人体的生命运动，是联系人体五脏六腑、四肢百骸、上下内外及气血运行的通路，现代科学技术成果表明经络是客观存在的，但这样的一个重要的生命组织在解剖学上是找不到的。

第四，解剖学无法证实中医学的人体能量形式——营气、卫气、宗气、元气、中气。解剖学证实，人体需要从饮食中获取能量，而且科学技术能够识别这些能量的化学形式，如维生素、脂蛋白、微量元素等。而中医学说人体需要气，由于气的推动作用，才使营养物质输送全身，维持正常的生理活动，并将气分为营气、卫气、宗气、元气、中气等，而气的作用，又可通过脏腑器官组织的功能活动反映出来。但是中医学所说的气，绝不是我们每时每刻呼吸的空气，而是另外一种我们完全不知的能量形式，因而解剖学没有办法确知它们的运作方式，也就是说"气"没有解剖意义，它在解剖学上是不存在的。

综上可知，中医学虽有丰富的解剖经验及人体解剖认识，但中医学不是建立在实体解剖上的医学。这究竟是为什么呢？这又与我们探讨三焦形质有何关系呢？这个问题稍后涉及，且让我们接着道出中医学认知生命的原委。

3. 中医学是研究人体活体生命活动现象的学科

古代科技生产力不发达，没有人体解剖室，没有显微镜及实验室，观察、研究人体一切基于原生态。尽管当时靠直观取得了骄人的人体解剖知识，但仍远远不能解释当时医疗实践已经积累起来的许多经验，特别是一些重要的人体活体生命现象。但古人有古人的聪慧，历史的长河中总有那么几个或一群献身科学的贤人、高人，总结、升华、概括那时已知生命现象的理论，或对未知生命现象的探索。那个时候大自然就是学校，浩瀚的天空就是实验室，自身的修炼、灵感、思维的空前活动就是科学手段，诸如天人相应、取类比象、由表知里等了解、总结人体生命现象的理论横空出世，将对人体活体生命活动的观察推向了一个新的高潮。这就是中医学。这也是为什么几千年来中医学能传承下来的原因。因为中医学是对人体活体生命现象的客观总结。这也是中医学不被现代人理解的地方，因为是研究活体，所以在解剖学实验室等静止状态下无法得到印证。

人是一个有思想的活体，中医学的精髓就在立论于这种意义上的血肉有形的五脏六腑、四肢百骸和经络气血的充满着精气神的鲜活世界里。中医学尊重人的解剖体里脏器事实存在，又不将人的活体等同于肌肉、骨头、血液的堆积物，中医学看活体的思想观不拘泥于解剖体，而是全面考察和理解生命活体功能变化的多样性和复杂性，中医学的世界是丰富多彩、令人炫目的。建立在实验室和解剖室基础上的现代医学可以解释人的身体组织、细胞，但这些组织、细胞在活体整体合作下产生什么样的生命变化，出现什么样的精神意识活动，这方面中医学的认识符合人类文化多样性和科学多元化并行的特点，中医学并不排斥现代科学技术。相反，现代科学技术的发展，由对中医质疑、否定、再肯定的循环世界里走出来，到今天转而靠拢，甚至钦佩、信服、惊叹，甚而迷恋的大转弯。现代科学技术不发展到一定程度，在现在看来要超越古人的哲慧是难上加难的。

事实证明，传统并不等于陈旧，传统与现代之间也不能简单地以优劣高低来区分。不理解的不一定没道理，看不到的不一定不存在。这也是起码的评价事物的科学精神。有形的载体，你就认为它是孤立存在的，其实这些现代科技的事物原理同中医学看待人体一样，是有内在事实联系的，是有其科学合理内核的，只是人的活体生命现象太过复杂、高级，我们现在没有认识罢了。近几十年的经络现象研究证实，经络是活生生存在于人体中的。那么，三焦现象不正是与上同理么？

六、"三焦"之争

绕了这么大一个弯子，总算勉强把三焦存在于人体的客观事实阐述清楚了。但为什么三焦形质之争在中医内部这么激烈呢？这里还有一个对传统认识的把握问题。

首先让我们回到《内经》时代，即战国至汉这一段历史。胡孚琛先生在《道学道论》中指出："先秦时《老子》一书问世，标志着道家学派的形成。《汉书·艺文志》载道家学者著作 37 家，933 篇，再加错划入别派的《宋子》《尹文子》《吕氏春秋》等，为先秦诸子之冠，说明道家是先秦最庞大的学派""先秦时期，道家学派在发展过程中以道学统摄诸子之学，进行了两次学术大综合。以道学为宗的第一次学术大综合，发生在齐国的稷下学宫。中国知识分子第一次凭学术在国家取得社会地位，不做官吏而享受大夫的待遇，以学者的身份议政并从事教育和学术研究。'慎到，赵人。田骈、接子，齐人。环渊，楚人，皆学黄老道德之术。因发明序其旨意'（《史记·孟子荀卿列传》）。道家统摄诸家之学后使自己的形态变为黄老之学，为汉代以黄老之术治国奠定了理论基础"。

著名学者蒙文通在《略论黄老学》中说："百家盛于战国，但后来却是黄老独盛，压倒百家。"白奚先生在《先秦哲学沉思录》中说："黄老之称，始见于汉代史籍。"《史籍·乐毅列传》说："窦太后好黄帝、老子言，帝及太子、诸窦不得不读黄帝、老子，尊其术。"《论衡·自然》说："贤之纯者，黄、老是也。黄者，黄帝也；老者，老子也。"《汉书·礼乐志》说："窦太后好黄老言，不说儒术。"这些史料，呈现出黄老学在《内经》成书年代的辉煌实况。白奚先生在其所著《先秦哲学沉思录》中总结道："黄老之学是先秦尤其是战国中后期的一个强大的学术思潮，在前秦的百家之学中占有非常重要的地位，对先秦学术乃至整个中国古代的学术思想产生了深刻的影响。"

黄老学的鼎盛期正是《内经》的成书期。毋庸置疑，《内经》的作者深受当时学术主流思潮的影响，《素问》及《灵枢》经文，处处可见道家思想的烙印。精研道学而根据道家思想来研究中医学，是可以促进中医学和还原中医学的。诚如刘长林先生在《中国象科学观》中所言："在阴阳五行和气的理论中，充分体现着中国传统深层的思维方式和认识方法。这种思维方式和认识方法又通过这些理论，深深地渗透到整个中医学术体系的各个方向。而那些深刻的内容集中地凝聚在《周易》和老庄的著作里，所论'天下随时'（《随·象》）、'道法自然'（老子第 25 章）、'立象尽意'（《系辞·上》）这三项原则，正是中国认识论的精华。因此，惟有懂得了他们，才能真正把握中医学的活的灵魂。隋唐时代的大医药家孙思邈尝言：不知《易》，不足以言太医。"所说极是。

可见，深入理解道家学派的学术思想有助于正确阐释《内经》关于"三焦"的要旨。

可惜的是，汉武帝时，选拔春秋公羊学大师董仲舒、公孙弘为首列，独尊儒术，非儒家的诸子百家被罢黜。儒学在而后的两千年历史中占据国家和社会的主导地位，即使《内经》这批道家整理编纂的医书也逐渐被儒家伦理化、儒学化，儒家学者用经学的观念和词句向《内经》中渗透，用黄帝和臣子的问答以示经的严肃性并说明君君臣臣之义，原道家的阴阳五行仅咸痕迹，代之的是今文经的阴阳五行学说。儒道各有特点，以儒代道，以儒废道，贻害无穷，诚如谢利恒先生在《中国医学源流论》所证："自宋以后之医学，实由医家以意推阐得之，其人多本儒学，既非儒学，既非儒家，并不能囿于此风气，遂移儒者谈经治道施于医。"用儒家思想的中医学来说道家基础的中医，不能不说是中医学本身的一大缺憾，诸如"三焦"理论发生争执，一切都尽在情理之中了。

发扬中医学特色，连特色的源头都没有弄清楚，以后歧义四生、望文生义之乱象都可以说不难理解了。追本溯源，还原经旨，是还原和研究中医学出现"三焦"之争的重要方法之一。

七、道医学与三焦

《内经》实际上是一部道家的医学著作，故从道学的角度诠释《内经》的三焦形质，才能还原本来面目。

道家文化分为文道和武道。道家的文道是一个内容非常丰富而且体系庞大的系统。道医学就是道家"文道"中的五术之一，道家五术分为医、卜、星、相、山五大门类。其中道医学名列五术之首，是道家历代修真者的必修课之一，也是道家法脉传承中代代相继、口传心授的重要内容。

　　道医学的理论和方法，是一种自身实证基础上的医学技术，它已经超越了世俗"眼见为实"智能认识论的限制，是人体生命科学中必须跨越太极阴阳相互之间的障碍和制约，自由穿越太极弦才能真正掌握和应用的学科，是一种深层次高领域的生命医学领域。

　　道医学认为人的生命是一个虚相的精气神与实体的血肉骨的复合双重结构体。其立足点是建立在"虚中生万有"的虚的研究之上，虚中有实的精气神就是生命的实相。

　　道医学由于核心是要把握住"非常道"的世界，主动进入"虚中生万有"而慧观有质无形的虚态空间，全面观察、认识事物的本因、内因、外因，特别是对本因的了解、掌握。所以需要医者具备修身，才能达到慧观能力，将慧观和智观和谐统一地整体把握，才能灵活加以应用。

　　汉以后的中医，由于当朝独尊儒术的缘故，加上自身慧观确实难以修炼，都是应用直观加伦理的方法，就是我们现在所说的智观来诠释脏腑理论（包括三焦）等，越走越远离生命真相的核心了。

　　正是因为道医学和传统中医学在研究五脏六腑时，在历史记录中并未将虚态的器官和实体的器官严格地分开来进行阐述，而是将虚实糅杂在一起，大家又全都是以西医的解剖学先入为主，以西解中，弃心用脑，眼亮却慧盲，再加上现代研究者本身已经不再像道家那样修身内求，所以对心怎么能主神志，肝怎么能藏魂，肺怎么能同魄有关，脾肾何以同意、志有关，云里雾里，不知所云何意。特别是无法理解中医学里的"三焦"形质从何而来，与其昏昏，使人昭昭，为求证解，又不得不胡说八道，最后将一个好端端的中医学搞得乌烟瘴气，谬说四起。

　　现代著名养生家王晓巍在其所著的《经络养生智慧》一书中感慨地说：现代西方医学没有三焦的说法及类似的理论，笔者认为这是我国古代医学家将自然界中的天、地、人思想，同人体内的某些部位与之相对应的结果。当然，通过特异功能的透视观察，此三焦的现象确实存在，虽在解剖上未有发现，但就此予以批判是不严肃的，也不是科学的态度。我们知道世界上包括人体在内，人类所不了解的东西仍然很多，甚至比我们所了解的东西还多得多。

八、何 谓 三 焦

　　三焦是什么？我在前面所论，只是告诉大家如何认识中医学理论，如何还原古人认识三焦的本来面目。因为我也不是一个道家学者，更没有道家所说的慧观、慧眼，但我有一个正确的科学方法观及认识观，懂得辨是非曲直。这里，我向大家推荐一本书，那就是无名氏所作《内证观察笔记》，无名氏在书中运用道家内证观点阐述的三焦确能令人信服。

　　无名氏说："在对三焦经进行观察前，述者只是通过书本上的关于三焦经及其穴位的文字，知道三焦经络和穴位是确实存在的，对于三焦经的具体内容，虽然看过一些记载，但还是不明白。在一次对三焦经长达两个小时的完整观察结束后，述者自己在日记上写下了三焦运动让人'目瞪口呆'几个字。中医经典的记述是如此精确。只是时间相隔太久，如果没有内证的观察探索，现在的人们怕是无法理解三焦和经典。"

　　关于"三焦"的"焦"字，学者们的论述已经不少了。从观察来看，三焦的"焦"字表达的意思其实很简单，焦，意思就是焦黄，没有神秘的事在里边，大俗大雅。举个日常生活中最常见的例子，过去，中国人吃烙饼、烤馒头，现在还有烤面包，不论是烤面包还是中国人传统的烤馒头、烙饼，最终全是烤到焦脆、金黄。这就是内证观察到的三焦的"焦"字的真实含义。

　　手少阳三焦经旺相的表面有三个特点：

　　第一个特点是金黄色，这是手少阳三焦经的基色和主色。为什么？太阳之气是亮金色，阳明之气金黄色稍次之，少阳之气淡金黄色，有点像烤黄的馒头和面包，或金色。据观察，在每天亥时（晚上9点到11点），整个三焦运动达五遍之多，就是从头到下焦、下肢这样轮番运动，一遍又一遍。这样运动是什么？为了烤馒头？当然不是。是为了用焦黄的少阳之气，把人体各个部分和经络穴位全部净化一遍，让每一个部位都沉浸在手少阳三焦经的金黄色真气之中。要让整个人体在少阳之气中焦黄、熟透、焦香、酥松。从这个角度看，手少阳三焦经，是人体的清洁工，最后要让人体变成一个金黄色的世界。

　　第二个特点是整个人体参与气化。你想想，把一个大活人，像在大烤箱中烤点心一样，分上、中、下三个部分，表和内多个层次，用真气反复烤五遍，长达两个小时，外面烤黄，里面烤热，烤柔软。这对生命本身来讲，是一天中的一次大清洁，少阳之气在扶正驱邪。不论是西医解剖的肉体，还是中医讲的所有经络穴位、五脏六腑，全进来运动一番，这是一场生命运动的盛宴，是人体中的奥运会，各路诸侯全来参与。在中医里，这称作人体的全面气化，无微不至的气化。馒头烤热了会冒气，人也一样。正常的手少阳三焦经运动完之后，人体中的阳气充溢，会有胀胀的、洋溢的那种感觉。气化之后，人体中的真气多了，所以，三焦经的运动是给人体充正气。

　　第三个特点是温暖。烤焦的馒头当然温暖极了。用北方的话讲，软和、热和、受活。整个人体，焦透了，美极了，舒适极了。在这种状态下睡觉休息，感觉如何？

　　至于三焦是什么脏器在活动着，无名氏则接着记述如下：

　　"胰腺是三焦最重要的部分。中国古代的先贤们绝对不是没有观察到胰腺，我们古代的中医，绝对早知道了。请大家看一个资料。

　　廖育群先生著的《〈古脉法〉的故事》，中间讲了周潜川先生关于胰腺的观点：'丹家以六腑之中无三焦而有胰脏，而手少阳经应为胰经，而丹家在里支表里相配上，以脾与胰为表里……此真理不可抹杀也。今日医家舍胰经不论，是医不如屠夫也。正因为脾胰为表里，故太阴脉之上端亦候胰也。'

　　在手少阳三焦经的运动中，胰脉确实扮演着极重要的角色。一是胰腺是手少阳三焦经运动的最早启动者，而胰腺又经常直接受到胆经的影响。二十八星宿最早也是从启动胰腺来启动三焦经的。

　　二者，在三焦经的运动过程中，胰腺多次单独运动，还与胃同时产药两次，产生黑洞吸入白气一次，与昴宿真气相接一次。虽然三焦经体积很小，但人小志气大，作用重要。产药，只有重要的脏腑有此功能，如五脏六腑。胰腺能产药，说明胰腺和五脏六腑功能水平相当。

　　那么为什么古代先贤不把三焦经称为手少阳胰腺经呢？因为三焦的运动以三焦为中

心来进行，胰腺为辅。其实，在三焦运动中，整个人体和五脏六腑全部参与进来，发挥着它们在本经运动中同样的作用，和这五脏六腑比较起来，胰腺确实是太小了。真正唱主角的是三焦，所以以三焦为名。隐藏在背后的无名英雄，当然是胰腺。所以胰腺应当归入三焦经。"

从古经典记载及无名氏内证观察可证实，三焦确有名有形，不局限于某一特定脏器，但又包括该特定脏器在内。可以说，三焦是集五脏之腑功能之升华，是典型的活体生命功能活动的表现。弄清楚了三焦形质问题，也就明白了中医学与西医学的拐点在哪里。中医是一个有特色的学科，特色在哪里？特色就在三焦。

九、探讨三焦

通过三焦形质之争的回顾与展望，可以把人们对中医学认识人体生命现象的科学性肯定下来，因为存在就是合理。可以把古代中医学发展脉络搞清楚，中医学不单纯是临床医学，其实是儒学、道学思想的汇总，中医学是中国传统文化的大交汇，是中华民族几千年科学实证与优秀文化的大结晶。同时，中医学也急需建立起来自己的人体解剖学。

中医解剖学的轮廓是什么样子？

西医学看的是人的肉体。中医学看的是人的另外一个客观存在的身体和生命。中西医所看的人，二者是绝对统一的，又不完全是一回事。一个人，除了他的血肉、骨骼、内脏器官和基因以外的东西，全是中医解剖学研究的内容。另外，整个宇宙、生活环境，古人认为和人的生命有直接关联，甚至直接主导人体运动本身，所以这也是中医解剖学研究的对象，简单地来讲，西医学把人的肉体已经解剖到极端了，而要探索人的肉体以外的东西，就只有靠中医解剖学了。

中医解剖学的重要手段除肉眼观察、在尸体上解剖外，还强调修炼。修炼并不神秘，修炼要求医者一要读经，二要实践，三要精诚。修炼并不要人们个个成为千里眼、透视者，但要知道个中奥妙，就好比现在，并不需要人人都会制造原子弹。

《圣经》里说："通往天堂的门是道窄门。"通过三焦的探讨，我们可以说中医学正是这样一道揭开人类生命真相的窄门。通过这道窄门，人们最终会发现：人类文明史上最有争议的许多话题，如宗教问题、灵魂问题、神秘主义等，都是寻常的医学问题。

第八章 关于中医对胆腑的认识问题

胆为六腑之一，但它储藏胆汁，而不接受水谷或糟粕，所以与其他六腑有所不同，故又把它归属于"奇恒之腑"。

胆呈囊形，附于肝之短叶间，与肝相连。《难经·四十二难》说："胆在肝之短叶间，重三两三铢，盛精汁三合。"现代生理学认为，胆囊是一个有弹性的囊，和胆道系统相连，有储存胆汁和进食后将胆汁排入肠道的功能。在这一点上，中西两种医学的认识基本上是一致的。但中医学认为胆与人的精神情志活动有关，有主决断的功能，这在现代医学看来是完全不可能的；而现代生理学关于胆囊可以吸收胆汁中的水分和无机盐，使胆汁浓缩便于储存，并可通过弹性舒张，调节胆道内压力以避免损伤肝脏的描述，在中医学理论中也没有体现。两种医学对胆的认识有较大的差别，临床上极易混淆，产生治疗上的偏差。胆病又属临床上的常见、多发病证，故不揣浅陋，从中医学角度阐述对胆腑的认识问题。

一、胆属奇恒之腑

中医藏象学说将人体内在的脏器，分为五脏、六腑与奇恒之腑。在《内经》成书之前，对脏腑的概念及划分存有争议，《素问·五脏别论》云："余闻方士，或以脑髓为脏，或以肠胃为脏，或以为腑，敢问更相反，皆自谓是，不知其道。"至《内经》才明确了三者的关系。

五脏六腑和奇恒之腑，中医认为它们在组织结构和生理功能上是各有特点的。

在组织结构上，脏多为实质性的脏器，腑多属空腔器官，奇恒之腑的组织结构既不同于腑，也有异于脏，不与水谷直接接触，而是一个与外界相对密闭的组织器官。

在生理功能上，五脏的共同特点是化生和储藏精气，故曰其藏，指储藏精气之义。六腑的共同特点是受盛和传化水谷，排泄糟粕，故谓其府，指府库也，有聚、藏货之义。所以《素问·五脏别论》说："所谓五脏者，藏精气而不泻也，故满而不能实。六腑者，传化物而不藏，故实而不能满也。"《灵枢·本脏》说："五脏者，所以藏精神气血魂魄者也；六腑者，所以化水谷而行津液者也。"这些论述，不仅是对五脏和六腑生理功能的概括，同时也指出了脏与腑在生理功能上的区别。其中所谓"满而不能实"和"实而不能满"，主要是针对精气和水谷的不同特点而言。

奇恒之腑在组织结构上虽有异于脏，在形态上多属中空而与腑相似，但在生理功能上却具有类似于脏的储藏精气作用，既区别于腑，又不同于脏，故古代医家把它们称作"奇恒之腑"。《素问·五脏别论》说："脑、髓、骨、脉、胆、女子胞，此六者，地气之所生也，皆藏于阴而象于地，故藏而不泻，名曰奇恒之腑。"奇恒者，异于平常之意也。

胆属奇恒之腑，是因为胆的主要功能是储藏和排泄胆汁。由于胆汁来自肝脏，是由肝的精气所化生，为清净之液，故《灵枢·本输》称："胆者，中精之府"，《难经·三十五难》称"中净之府"，《备急千金要方》称"中清之府"。张介宾在《类经·藏象类》中说："胆为中正之官，藏清净之液，故曰中精之府。盖以他腑所盛皆浊，而此独清也。"《东医宝鉴》说："肝之余气泻于胆，聚而成精。"

胆的储藏胆汁功能有类似脏的储藏精气功能，但胆汁又向小肠排泄，参与消化水谷的过程，又具备腑化水谷的功能，故中医学上将胆归属于奇恒之腑，以示与其他五脏的区别。

五脏的特点是"藏而不泻"，六腑的特点是"泻而不藏"，而胆属"又藏又泻"，既一身兼二职，又集两种相反功能于一身，可谓相反相成，足见其在人身作用中的重要地位。胆在临床中的实用价值，以其既属六腑之一，又属奇恒之腑，可见一斑。

二、凡十一脏，取决于胆

《素问·六节藏象论》提出"凡十一脏，取决于胆"。围绕着这个问题，历代医家各陈己见，肯定者有之，否定者有之，存疑者亦有之，更有说《内经》既说"五脏六腑，心为之主"，又说"凡十一脏，取决于胆"，这是否矛盾呢？

"十一脏"指五脏六腑，共为十一。"决"是"决断"之意。对十一脏取决断于胆持肯定意见的医家，多从以下立论：

（1）以胆为中正之官主决断立论：如唐代王冰云："然胆者，中正刚断无私偏，故十一脏取决于胆也。"

（2）从脏腑与四时之气相应立论：如李杲在《脾胃论·脾胃虚实传变论》中指出："胆者，少阳春升之气，春气升则万化安。故胆气春升，则余脏从之。"

（3）从胆为半表半里、通达阴阳立论：如张介宾在《类经》中谓："足少阳为半表半里之经，亦曰中正之官，又曰奇恒之府，所以能通达阴阳，而十一脏皆取乎于此也。"

（4）从胆气勇怯方面立论：如程杏轩的《医述·脏腑》引《医参》语曰："气以胆壮，邪不能干，故曰十一脏皆取决于胆。"

（5）从胆具刚精立论：如明代方以智在《通雅·脉考》中云："十一脏取决于胆，胆具刚精，而以定恐用娠。"

（6）从少阳相火立论：如元代滑寿在《读素问钞·藏象》中注："胆为中正之官，而其经为少阳，少阳相火也，风寒在下，燥热在上，湿气居中，火独游行于其间，故曰取决于胆云。"

今人也有对"凡十一脏取决于胆"持否定意见者。如郭霭春从校勘角度否定了"凡十一脏取决于胆"，认为本句非经文原有，纯系后人所增，他在《黄帝内经素问校注语释》中说："后人符合十二官之说，窜入'凡十一脏取决于胆'一句。"宗全和也认为：此语乃后人评注误入正文所致，并对此作了进一步的解释："注文当为'凡十一脏缺于胆也'，'取决'一字，系'缺'字的合音通假字。"

　　更有持怀疑论者认为，胆只不过是一个内藏精汁的奇恒之腑，将胆推到人体脏腑主宰者的高度，甚至置于心君之上，这不是自相矛盾、难圆其说吗？骨子里还是怀疑"凡十一脏取决于胆"的正确性。

　　还有奇思妙想者，将"凡十一脏取决于胆"释为"凡土脏，取决于胆"。其理论是胆对机体各脏腑组织器官具有一定的调节作用，但将胆冠于诸脏腑之首，似与"心者，君主之官"的经旨相悖。古代书籍皆上下书写，若"土"字之"十"和"一"稍拉开距离，或因"土"字日久磨损，极易误为"十一"二字，故"十一"二字疑为"土"字之误，如此，"此至阴之类，通于土气"，后与本句"凡土脏，取决于胆也"衔接更显顺畅。从医理而论，"通于土气"的"至阴之类"，当包括脾胃、大小肠等，其功能均有赖木性疏泄和气机调畅之功，即"木能疏土"之义。联系起来看，即脾胃、大小肠等土脏的功能须赖胆之疏泄通达，就很有道理了。从临床实践看，凡胆病总或多或少地兼见脾胃、大小肠等土脏气机郁滞的证候，而治疗胆病的常用方剂如大小柴胡汤、蒿芩清胆汤、茵陈蒿汤等，俱是在调理胆气的同时，兼有疏通畅达脾胃气机的作用。从而从临床实践印证了"凡土脏，取决于胆"的正确性。这种说法，乍一听似乎很有道理，而且医理亦说得通，但将希望寄托在古人把字印错上，好像太过于想象丰富了。如果古老的中医在很多地方出现类似难以理解的问题，我们不是从科学实验、临床实践上下功夫将其搞清楚，而是专从故纸堆里想方设法去找答案，走上一条从书本到书本的道路，中医的原创思维及科学性就会令人怀疑。因此，从这个角度来看，这种改法是不值得肯定的。

　　那么，到底应该怎样正确理解"凡十一脏取决于胆"呢？我认为这还是要从胆腑的功能说起。

　　《灵枢·本输》云："胆者，中精之府。"《难经·四十二难》更彰其义，曰胆"盛精汁三合"。这个"精汁"，就不能狭义地理解为"胆汁"了，应该广义地理解为五脏化生的精气物质了。其实，古代医学家早就关注过这个问题，只不过后人认为太过普通，不够玄妙，没引起注意罢了。"精汁"，再怎么说，那是实实在在的，摸得着、看得见，哪有"相火""胆气春升"的解释来得好像学问很大似的。

　　王叔和在《脉诀》中云胆所盛"精汁"乃"肝之余气溢入于胆而成精"。张志聪在《黄帝内经灵枢集注》中说："他府之所受者，皆至浊之物，而唯胆则受五脏之精汁也""夫精者，生之本也"，所以胆所储存的"精汁"，是人身赖以生存的重要物质。

　　从胆所盛"精汁"这个角度去理解"凡十一脏取决于胆"，是最符合中医理论的，也是最简单实在的。取者，聚也；决者，通也。十一脏的精气汇聚到胆腑，产生"精汁"这种物质，再疏通到脾胃、大小肠等消化器官，参与水谷的代谢，不正活生生地展现了胆腑的功能吗？胆腑这种具备"仓库"及"输送"的功能，不正如交通运输过程的枢纽中转机关吗？正是因为胆腑具备交通枢纽中转功能，所以胆腑必须要像公路上的警察一样，履行"中正"决断的作用，才能使人体内的气血运行畅通，不致出现混乱堵塞情况。所以说"凡十一脏取决于胆"，正是形象准确地说明了胆腑的维护人体内复杂的气血运行的职能。

　　胆腑维护气血交通枢纽、影响五脏六腑功能的作用，充其量只是起到现代交通警察的作用，并不能主宰五脏六腑的功能。"凡十一脏取决于胆"与"心为君主之官""心为五脏六腑之大主"的经义是不相矛盾的，"决"和"主"是有本质区别的。

所以说，世界上万事万物的道理其实很简单，也很容易理解，关键在于你是否有实事求是的科学态度。

三、胆气是不能升的

胆为六腑之一，虽属奇恒之腑，但终究是腑。在中医学中，六腑传导化物，只降不升，一升则会出现病理状况。胆藏精汁，精汁为五脏之精气所化，其性为火，其体为水。这种带火性的液体一旦不降入肠道帮助腐熟水谷，升入食管，就会出现一系列灼热烧伤症状，出现损伤性疾病。所以胆气是不能升的。

持胆气主升之说者，首见李东垣《脾胃论·脾胃虚实传变论》。此论云："六节藏象论"云：'脾胃大肠小肠三焦膀胱者，仓廪之本，营之居也……凡十一脏皆取决于胆也'。胆者，少阳春升之气，春气升则万化安。故胆气春升，则余脏从之。胆气不升，则飧泄、肠澼不一而起矣。"很清楚，胆气主升是李氏用以说明胆气升发的作用，在人体气机升降出入运动中，犹如春天少阳升发之气，万物生长，是五脏六腑升降的根本，把胆气主升的重要作用提到了相当高的位置。

胆气主升之说，经李氏这么一论述，世多宗之，影响极大。如沈金鳌在《杂病源流犀烛·胆病源流》中云："十一脏籍胆气以为和，经曰：少火生气，以少阳即嫩阳，为生气之道也。"张志聪在《黄帝内经素问集注》中说："胆主甲子，为五运六气之首，胆气升，则十一脏腑之气皆升。"即使现代全国高等医药院校教材《内经讲义》亦宗李氏之说，以"胆气春升，则余脏从之"作解。

其实，用时辰季节来与人体脏腑相配，只是中医学"天人相应"的一个说理方法。时辰季节的阴阳升降与人体脏腑经络阴阳气血是不能混淆的，更不能离开事实的存在去寻找只言片语来作为说理工具，偷换概念。胆应春主升，那胃应长夏不亦要主升吗？推而演之，大肠、小肠、膀胱也有与时会相配，那又应该主什么呢？可见，牵强附会的东西，始终是站不住脚的。

再从临床实践来看，胆气郁结、湿热内蕴证在门诊中最为常见，临床上一般采用清、疏、通、降的法则进行治疗，常用方剂如茵陈蒿汤、大柴胡汤、小柴胡汤、四逆散等，常用药如清泄胆热的栀子、青皮、黄芩、黄连、蒲公英、白花蛇舌草，疏胆利气的柴胡、青皮、枳实、郁金，利湿利胆的茵陈、金钱草、海金沙、木通，利胆通便的生大黄等。以上这些方剂和药物，每个方、每味药都体现了胆宜清利通降的特性，没有一个方、一味药是用来升胆气的。

或有人说，李东垣在《脾胃论》中就擅用升麻、柴胡升提。其实，升麻、柴胡在著名方剂补中益气汤中是用来升提中气，非用来升提胆气的，况且升麻这味中药也不入胆经。即使是柴胡能疏肝利胆，其作用也非柴胡本身有升提作用，正如刘渡舟说："所谓升发作用，并非柴胡本身具有上升的作用，而是通过其疏泄肝的功能使气机上行，从而产生升发作用"。此言不虚。

综上所述，胆以通降为顺。胆气主升的观点纯属臆测，没有半点临床实用价值。

四、邪在胆，逆在胃

中医认为，胆与胃同属六腑，功能化水谷、行津液，二者在生理与病理上关系密切。早在《内经》时代，对于胆胃相关理论即有阐述。《灵枢·四时气》即提出"邪在胆，逆在胃"的论点，症见"善呕、呕有苦"，认为"胆液泄，则口苦；胃气逆，则呕苦"，称为"呕逆"，并提出"取三里，以下胃气逆，则刺少阳血络，以闭胆逆，却调其虚实，以去邪"的治疗大法。

生理上，胆内藏精汁，为中精之府，附于肝，受肝之余气而化胆汁，借助肝之疏泄，胃之通降，下输肠中，助胃腐熟水谷，生化气血，滋养全身。故胆在生理状态时"其气本降"，病则上逆。因胆胃相关相连之故，故其病最易逆在胃。

胃主受纳、腐熟水谷，为传化之腑。腑以通为用，胃以降为顺，其功能泻而不藏。胃属阳明，胆属少阳，二经脉循于耳前在少腹交会。由于经气的相互贯通，所以在生理上少阳、阳明是相互维系的。阳明胃气的敷布离不开少阳胆气的转枢，少阳胆气的转枢离不开阳明胃气的资助，因此胆气不足则生机不旺，胃气不旺则化源不足。

从脏腑来看，肝与胆，脾与胃，互为表里，肝、胆、脾、胃四者之间的关系是十分密切的。所以黄坤载说："肝气宜升，胆火宜降。"若胆郁不疏，滞而化火，不得宣泄，则反逆犯胃，临床常见口苦、嘈杂、泛酸、嗳气等；若兼有湿热，则兼见胁痛、背痛伴呕恶，甚则发热、黄疸等，即所谓"邪在胆，逆在胃"也。临床上治疗此病，必须以通降为主，调畅气机。调畅气机当首推仲景四逆散，通降则宜半夏泻心汤、大柴胡汤之属。

即使现代医学亦认为，胆囊与胃肠属消化系统。胃上接食管，食物经胃下口通向十二指肠。胆在肝右叶下，胆汁通过胆囊管、总胆管下行进入十二指肠，因而十二指肠自然成了胆与胃的交会点。胆石症、胆囊炎患者，由于胆汁郁结，疏泄不畅，引起胆汁反流于胃，反流液中的胆酸盐等物质反复地刺激胃黏膜，破坏了胃黏膜屏障，而致胃黏膜慢性炎症、糜烂及溃疡的发生，引起胆胃同病。由此可知，胆胃之间无论是从中医角度，还是现代医学方面来看，它们之间存在密切的内在联系。在临床上，"邪在胆，逆在胃"的病例屡见不鲜，"胆胃不和"可以说是常见病、多发病之一。

"邪在胆，逆在胃"在临床上的表现大多以呕吐为主症。此呕吐与脾胃虚弱不能受纳之呕吐不同，临证须辨其虚实。

"邪在胆，逆在胃"之呕吐苦水，一般属实，病位在胆，去其邪热乃愈。若因中焦脾胃虚弱，不能承受水谷，多食后即吐或呕吐清水，病变部位主要在胃，全由胃气之虚所致，待胃气恢复，升降得宜，呕吐自愈。正如《景岳全书·呕吐》所云："呕吐一证，最当详辨虚实，实者有邪，去其邪则愈，虚者无邪，则全由胃气之虚也。"临证在辨别时需详加辨析，不能千篇一律地把脾胃虚弱之呕吐归为"邪在胆，逆在胃"之呕吐，以免虚虚实实。

至于治疗"邪在胆，逆在胃"的病变，千万不能只注重治胆，而忽视治胃。临床上常有些胆病患者，虽经清热利胆、疏调气机之剂治疗，除胸中懊恼、上腹部疼痛、口苦等症状减轻外，胃脘痞闷、呕吐等情况依然如故，这都是没有兼顾到治胃的缘故。实践经验表明，"邪在胆，逆在胃"的治疗，只注重治胆忽视治胃，常常会阻碍气机，影响胆气舒展，胆热扰胃的症状常常会再度出现。临证治疗，应在治胆的基础上，佐以健脾和胃之品，切勿一味治胆。

五、胆 主 决 断

胆的功能，在中医学里不单单指分泌胆汁协助消化而言，更重要的是胆在人体精神意识思维活动的范畴中起了一定的作用，有主决断的功能，这在现代医学看来是完全不可能的。为什么呢？西医用手术治疗胆结石时，可以切除胆囊。如果胆主决断，与人的勇怯有关，人们常说"胆大包天""胆小如鼠""胆战心惊""提心吊胆"等，那么把胆通过手术摘除了，人岂不是很容易被吓死吗？

人身上不可能有两个胆，这是肯定的。那么问题出在哪里呢？问题就在于中西医认识角度不同。打个比方，同样一只皮球，可以从外形、尺寸等描述它是圆的，也可以从阴暗变化、投影、与周围参照物的对比相判断它是一个皮球。再如孔子曾遇到一个难题，两个小孩争论距离的远近，一个小孩认为太阳刚出来的时候离得近，中午离得远。因为日出时大得像车盖，到了中午，就只有盘子那么大了。远的东西看起来小，近的东西看起来大。另一个反对说，太阳刚升起时远些，中午时才近些。因为太阳刚升起时凉，到中午就热烘烘的。一个是依据分析测定，另一个则来自直觉和感受，这是人类两种基本的认知方法，能说哪一个对，哪一个不对吗？几千年来人们依据胆主决断之能，采用利胆的方法，治好了很多精神混乱、遇事不能决断的患者，事实摆在这里，能否定胆主决断之能吗？不能。

中医学认为，外来的刺激因素可以影响到内脏的功能，但是由于胆量壮或怯对于外来因素的刺激、感受有所不同。胆气壮的人，五脏六腑之气，也因之壮盛，外来的刺激等邪气就不易侵犯，故不易产生恐惧、忧郁的情志。胆气虚怯的人，五脏六腑之气亦虚，若遭受外来邪气刺激，则气血运行紊乱，久之必致积而成疾，说明胆量的大小与疾病有连带关系。所以《医述》说："气以胆壮，邪不能干。"《灵枢·四时气》曰："善呕，呕有苦，长太息，心下淡淡，恐人将捕之，邪在胆。"《素问·奇病论》曰："此人者，数谋虑不决，故胆虚。"《素问·灵兰秘典论》曰："胆者中正之官，决断出焉。"

以实践为起点，最后回到实践，中医学的这套思维方式是符合科学规律的，也是很有实用价值的。那么从实践中观察到的胆主决断理论，在中医理论上又是怎么阐述的，我觉得很有必要进行研究总结。

（1）胆能主决断，与胆本身内藏精汁有关。前面我们说过，胆内藏的精汁，是由五脏的精气所化生，是人体赖以生存的重要物质。反过来说，胆内藏的精汁质量好坏，又与五脏的功能强健与否有关，所以说，胆的壮盛与否，表现在外就是勇怯与否，善谋多断与否，其实可直接反映人体五脏功能正常与否。

（2）胆、心相通。胆属足少阳经脉，《灵枢·经别》曰："足少阳之正，绕髀入毛际，合于厥阴，别者入季胁之间，循胸里属胆，散之上肝，贯心以上挟咽……"说明胆的经别与心是直接相连的。《灵枢·经筋》云："足少阳之筋……上走腋前廉，系于膺乳。"膺乳是心之动气所聚之处。《灵枢·经脉》言："手厥阴心包络之脉，起于胸中……其支者循胸出胁。"肝胆位于胸胁，故心包络与其气息相通。《灵枢·经脉》曰："胆，足少阳之脉……以下胸中，贯膈……循胁里……其直者，从缺盆下腋，循胸，过季胁……"明确地指出了胆心两经之脉交互联系。此外，《医贯·内经十二官论》有"凡脾胃肝胆……各有一系，系于包络之旁，以通于心"的论述，说明胆、心借心包络相互联结。心是主神志的，总管人的精神、意识、思维活动。胆为奇恒之腑，内藏精汁，功能虽主储藏、排泄胆汁，调气机助消化，但胆有直接与心相通的经脉连接关系，那么胆在心神的主导下行使一部分精神意识的决断功能就毫不奇怪了。

（3）胆的决断功能属中医"神"的范畴。我在"关于心神学说"中说过。中医认为神的作用即阴阳的作用，阴阳的矛盾作用无所不在，升降出入的气化运动永无休止，神的作用则充满其中。胆处中焦，位居半表半里、半阴半阳，为气机升降之枢纽，"少阳为枢"，具有通达阴阳，协调气机上下出入的功能。胆在人体气机升降中这种特殊的作用和位置，决定了胆必须具有"神"的功能。

正因为胆主决断，参与人体精神意识活动，所以历代医家对于人体精神意识功能紊乱的神志病证多从胆入手进行调治。如《伤寒论》曰："少阳中风……胸中满而烦，不可吐下，吐下则悸而惊""伤寒八九日，下之，胸满烦惊，小便不利，谵语，一身尽重，不可转侧者，柴胡加龙骨牡蛎汤主之"。即典型的从胆的角度进行说理、论方。更有明代李梴在《医学入门·脏腑条分》中谓："《五脏穿凿记》曰：心与胆相通，心病怔忡，宜温胆为主；胆病战栗癫狂，宜补心为主"，明确地指出治疗神志病证，不但可以从心主治，也可以从胆论治。至于后世据此理解，用温胆汤治疗神志病证，屡获奇效，更是从临床角度证明了胆与精神意识活动的关系、胆主决断的正确性。

六、少 阳 为 枢

《素问·阴阳离合论》云："太阳为开，阳明为合，少阳为枢……"少阳即指足少阳经脉及其络属之腑——胆腑。枢，即枢机也。《说文解字》云："枢，户枢也。户所以转动开闭之枢机也""机，木也。主发谓之机"。少阳为枢，即指足少阳经及其胆腑主疏泄的功能，在人体脏腑气机升降出入中具有重要的调节作用。

经络是人体的重要组成部分，联系组织器官，沟通表里上下；通行气血阴阳，濡养温煦周身；传导内外上下感应，调节功能活动，以维系协调人体复杂的生理功能。经络的生理功能主要是经气运动的结果。少阳为枢，主要指少阳经脉循行于表里之间，外则太阳，内则阳明，对三阳经经气的升降出入起着重要的调节作用。故吴昆云："少阳在于表里之间，转输阳气，犹枢轴焉，谓之枢。"张介宾曰："少阳为枢，谓阳气在表里之间，可出可入，如枢机也。"

如果人体正气不足，功能下降，风寒外邪相侵，则首犯阳经，出现太阳病恶寒发热，少阳病寒热往来，阳明病壮热不恶寒。三阳病的发生，正是人体经络之气奋起御邪，邪正交争的三种不同病理状态。三阳经，犹如三道屏障，而少阳经则处于半表半里的位置，是驱邪外出的关键，犹如枢纽中转一样。若邪深入阳明，则很快伤津耗液，正气大伤，很快就会长驱直入，陷入阴分，累及三阴。故《伤寒论》以"和"为少阳病治疗大法，形象地描述了少阳犹如机枢的特殊功能。

少阳胆腑，与厥阴肝脏互为表里，肝的疏泄功能正常与否可以通过观察胆汁的分泌与排泄来衡量。特别是胆居中州，其疏泄功能可助中焦运化，使脾能升清，胃得和降，保证中焦枢纽的正常运转，并以此化生后天诸气，如营、卫、宗、中之气，填精补液生血，进而调畅周身气血、津液运行及脏腑经络的功能活动，故《读医随笔》云："凡脏腑十二经之气化，皆必藉肝胆之气化以鼓舞之，始能调畅而不病。"把少阳胆与厥阴肝一样，推向了人体气机升降出入的调节中心。特别是吴鞠通在《医医病书》中指出："盖胆为少阳……输转一身之阳气"，明确地将少阳胆指为人体气机的输转调节中心。因此，少阳为枢，形象逼真地描述了胆在脏腑经络气机升降出入中的作用。

少阳枢机不利，开合失司，可致多种病变，外感和内伤皆有之，累及脾胃、肝肾、心肺者，更是多见。特别值得一提的是，临床上一些无证可辨，或常法治疗无效的疾病，不妨从和解少阳一试，有时竟能收到意想不到的效果。小柴胡汤、四逆散之类在临床上应用广泛，其原理就与调节少阳枢转功能有关。

七、胆宜利不宜补

胆的功能和特性决定了胆腑出现病理变化，其结果必然是气机升降失常。由于胆气的疏泄与通降失常，气机升降失司或气机逆乱，当升不升，当降不降，胆气郁闭，病邪留滞，则可变生诸如胁痛、黄疸、寒热往来、胃脘痛、呕逆、腹痛、腹胀、腹泻便秘、蛔厥、眩晕等诸多病证。其治疗宜因势利导，只宜利，不宜补。一旦夹杂黄芪、红参、熟地、黄精等诸多补药，必然呆滞留邪，阻塞胆道畅通，影响疗效。

利胆之法，最早于临床中运用的首见于张仲景的《伤寒论》《金匮要略》，如其中的大柴胡汤、茵陈蒿汤等就是最成功的范例，后世医家多有发挥，如刘完素提出的"伤寒湿热极甚而发黄者，开结退热，双利大小腑以除水湿，则利和而自愈也"。

利胆可以改善胆气的疏泄通降功能。通过利胆可以达到通降郁闭之胆气目的，祛除胆中蕴结的留邪，促使胆汁疏泄循其常道，加快胆汁的分泌，增加胆汁的流量，使胆气条达疏泄，胆道通畅，气机升降复常，达到治疗由于胆功能失调所引起的病证。张锡纯在《医学衷中参西录·论肝病治法》中认为："肝气宜升，胆火宜降，然非脾气之上行，则肝气不升，非胃气之下降，胆火不降。"因此，利胆过程中，除了疏利胆气之外，还必须根据临床见证结合疏肝理气、升提脾气、通降胃气等方法，以使利胆之法达到最佳效果。

利胆之药诸如茵陈、大黄、金钱草、海金沙、柴胡、郁金、青皮、枳实、木香、龙胆草、虎杖之属，大多破泄通降有余，而过于辛燥香散，苦寒败胃，易于伤阴耗气，故在使用时宜中病即止，不可任用。如确需久服，则须酌情辅佐柔敛和营，健脾益胃之品，以免邪祛正伤，如红枣、白芍、茯苓、白术之类，均属首选。

八、胆有虚寒吗？

胆在五脏六腑中的生理功能是积极主动的，胆性刚决中正，内寄相火，故其病理状态多火证、多热证，清利胆火、胆热则属治疗胆病的常规用法。但不能据此否认胆有虚寒证的一面，胆和其他脏腑一样，亦有虚寒、实热之别。

胆虚寒证的临床表现，早在《灵枢·邪气脏腑病形》就有记载："胆病者善太息，口苦，呕宿汁，心下淡淡，恐人将捕之，嗌中吤吤然，数唾。"胆虚失其通降条达之能则借太息以伸之，胆虚寒胃气上逆则口苦，甚至呕吐胆汁；"心下淡淡，恐人将捕之"则为胆虚寒所致忧虑恐惧，胆气不足之症，胆气不足，影响了心神，则惊悸、善恐。咽为胆之使，为气机升降之门户，胆虚影响气机升降可导致咽喉不利，如有物堵塞感。"数唾"更使胆气虚寒，乃水液不化，痰涎上泛所致。

从以上可以看出，胆虚寒证在临床上可以表现为两大症状群：一是痰饮上逆症状群，二是神志症状群。痰饮上逆是因为胆虚寒影响了脾胃，导致脾胃功能失调；神志症状则责之胆影响了心，导致心神不宁。《金匮要略》中的小半夏汤、小半夏加茯苓汤、半夏厚朴汤等可以说是治疗胆虚寒证的专方。方中半夏是治疗胆虚寒证的主药，味辛，性温，辛能疏泄，温能祛寒，功擅温胆化痰，和胃降逆，胆虚寒证非此药不能除。唐代著名医家孙思邈深谙此理，干脆在小半夏汤基础上加陈皮、枳实等，改名为温胆汤，并在《备急千金要方》中说："大病后虚烦不得眠，此胆寒故也，宜服温胆汤。"温胆汤即是为胆虚寒主证而设。盖大病久病，使机体阴阳气血不足，脏腑功能衰退，胆的通降疏泄功能亦必然损伤，导致胆气虚寒。而且孙思邈在《内经》的基础上，进一步提出胆虚寒证的脉象是"左手关上脉阳虚者"，症状是"病苦眩""足指不能摇，躄不起""失精疏"等，为进一步诊断胆虚寒证提供了依据。

胆喜温和而主通降，性喜宁谧而恶烦扰，故治胆虚寒证，只宜用温降通达之药，不宜大热大补，附子、干姜之属自在不用之列。盖因胆属奇恒之腑，与其他脏腑功能特性不同之故。胆虚寒证用"温胆"二字，"温"字之用，即说明乃舒畅条达之意，而非温暖、温热、温煦之意。其温和之意，意在和的基础上，祛除虚寒之证，恢复胆的温和、舒畅条达之性，使其静谧，枢转自如。

九、胆 病 宜 安

《内经》中虽有"凡十一脏取决于胆"之论述，强调了胆的特殊重要性，但在临床上却很少有人把胆作为五脏六腑之决定者而体现于临床治疗中。反倒是临床上大都比较重视心、肾、肝、脾，称之为"先天之本""后天之本"等，其相应的调治之法也层出不穷，而对胆病的治疗局限于和降、疏泄、通利、清泄等法。特别是现代，很多学者为了体现胆的重要性，又拿不出明显的治胆方略，干脆将胆病与肝病辨证论治合并讨论，此举显得笼统局限，同时亦束缚了对胆病的进一步研究。

我觉得，胆既为诸脏主持决断，又在人体气机升降出入中居枢机地位，特别是《内经》将胆与脑一样列为奇恒之腑，绝不是简单地将胆与其他五腑区别。中医学论治人体生理、病理，一般是两个层次，首先是气机，其次是气机功能基础上产生的神志变化。若胆在人体脏腑经络气血运行的升降出入运动中居重要地位，其实是在人体脏腑经络气血运行基础上升华为精神意识活动后与心一样有重要的决断地位。中医学并不是没有认识到脑与精神意识活动的关系，而是通过其整合的优势，将脑神经即中枢系统的功能都分解到心与胆上，兼溶解到其他脏器上。所以中医学将胆与脑一样列为奇恒之腑，即昭示着后世医家要注意胆在人体生理病理中的不可或缺性。

现代有很多资料都已表明胆与其他疾病的密切关系。国外学者已注意到非胆囊疾病的胆囊壁改变，国内学者亦有报道。低蛋白血症、门脉高压症、肝硬化、急性病毒性肝炎、肝癌、恶性淋巴瘤、慢性肾衰竭、慢性心衰、腹水、精神分裂症、失眠等疾病，都显示与胆囊壁的改变密切相关。这些胆囊壁的改变不一定是胆囊本身的病变，可以是其他内脏病理生理反应的一部分。特别是胆囊切除术后，临床医生们观察到的种种弊病的大量临床报告发现，胆囊具有相当复杂和极为重要的功能，不可或缺和替代。

尽管现代医学的胆囊与中医学的"胆"不能完全等同，但中医学认为"胆"为奇恒之腑，既藏精汁，又疏泄精汁以助运化，故包括了现代医学胆囊的功能。只不过现代医学与中医学认识角度不同，没有充分认识到胆与精神情志活动的密切关系罢了。

所以治疗胆病，应以安为先。胆安即心安，心安则十二官安。临床上我在治疗胆病时，本着安胆为第一要务这一原则，常在疏泄、通利、和降、清泄方中加入酸枣仁、首乌藤这两味药，患者普遍反映服药后睡眠、情绪大为改善，随之观察到气色圆润，两目有神，脉象亦随之和缓，特别是舌苔变化明显。安胆在临床治疗中起到了四两拨千斤的作用。中医学强调胆在人体中的重要性，不是为了说理，而是为了更好地服务于临床。

十、胆内寄五脏之火

古代有部分中医学者为了更好地说明胆在推动人体气机生发方面的功能特性，用胆属少阳，通于春生之气，内寄相火来解释。其认为这样说，胆的生发推动火力才能到位。

其实，发源于肾的火称相火，发源于心的火称君火。无端地将相火内寄胆腑，很容易使火的概念混乱，导致中医理论上的混淆，使人不知所云。

胆内藏的精汁，是由五脏精气所化。五脏精气所化的精汁汇聚到胆腑，这个五脏精气，即包含五脏功能，功能气化在中医学中称"火"。这个火，不燥不寒，温和适宜，属"少火"，能起到温煦脾胃，助其蒸腾腐熟运化水谷作用。所以说，胆藏精汁，即内寄了五脏之火。从这个层面上来认识胆藏精汁的功能，可谓于生理、病理都说得通，也符合胆在人身上的作用，极具临床实用价值。

胆内寄五脏之火，胆与心、胆与肺、胆与肝、胆与肾、胆与脾的关系才能说得通，经文上所说的各种病证才有一个合理的解释。如《素问·阴阳别论》说："二阴一阳发病，善胀心满善气。"所谓"二阴"，即少阴心肾，一阳即指少阳胆，王冰注曰："肾胆同逆，三焦不行，气稽于上故心满，下虚上盛故气泄出也。"心肾精气都汇聚到胆，胆内寄心肾之火，肾胆、心胆同病，自然可以理解。再如《素问·阴阳别论》云："一阳发病，少气善咳。"《素问·咳论》亦云："胆咳之状，咳呕胆汁。"胆与肺的关系历来不好理解，后世多从五行木与金来解释。如果按五脏精气汇藏胆囊来解释，就很简单明了了，即胆内寄肺火，承受肺脏精气，肺胆同病，自然会出现咳嗽。

勇怯属胆，《内经》描述勇士与怯士的区别，在外指目光神气。胆藏五脏之精气所化的精汁，内寄五脏之火，如果五脏功能强健，气血旺盛，自然目光炯炯、神采飞扬，俨然一壮士哉。古人将勇怯与人体胆气联系在一起议论，是有其人体科学依据的。自然我们也可以从人外在表现的目光神气，察知体内胆气的盈虚，进而测知其五脏功能的强弱。

十一、结　语

中医学对胆腑的认识，是丰富多彩，极具创意的。

首先将胆汁理解为"精汁"，这个"精汁"又来源于五脏，将五脏的功能与胆的生理病理联系起来，体现了中医的整体观，扩大了人们了解胆的视野，拓宽了治疗胆病的思路，很有实践价值。

其次依据胆居中州位置，提出胆在人体脏腑经络气血升降出入中的枢纽作用，要求人们重视胆对十一脏的调节控制功能。

特别是胆主决断功能，与勇怯有关，将部分脑的功能移植到胆身上，是中医学对胆的功能极富创意的认识，验之临床，又极具实践意义，可以说是中医学对胆功能高度概括的最具精华部分。将胆与心一样置于人体生命活动的最高层面——精神意识思维方面，这个殊荣，五脏六腑中，除了心，只有胆才可以获得。就凭这一点，人们很有必要对胆腑重新进行审视，全面认识，仔细推敲研究一下其中原因，也许中医学的精华就在其中。

随着现代科技的飞速发展，将中医学传统精华中对胆腑的认识与现代高科技的研究成果相结合，会形成崭新的一套胆腑理论。

第九章 关于肺主宗气

气，是一种极细微的物质，细微到难以察知其形状，所以古人说它是"无形"的；同时，气又是一种活动力很强，并且不断运动着的物质，故从事物的运动变化中可测知气的存在。

中国古代哲学认为，气是构成整个宇宙的最基本物质。这种观点被引进医学领域，认为气是构成人体的最基本物质，也是维持人体生命活动的最基本物质。

人体的气禀受于父母的先天精气、后天脾胃所化生的水谷精气及肺所吸入的自然界之清气。中医学认为，人体的气由于主要组成部分、分布部位和功能特点不同，有各种不同的名称：

人体生命活动的原动力，由先天之精气所化生，依靠后天水谷之精气的不断补充培育，才能发挥正常的生理作用，称作元气。

脾胃等脏腑对饮食物的消化吸收、升清降浊等生理功能，称为中气。

与血共行于脉中，富有营养作用的气，称作营气；行于脉外，其性慓疾滑利，流动迅速，卫护肌表，控制调节腠理的开阖，排泄汗液及维持体温的相对恒定的气，称作卫气。

由肺吸入的清气和脾胃所化生的水谷精气结合而生成的气，称为宗气。本书重点阐述肺主宗气之职能。

一、宗气的概念

宗，是根本之意，《广雅释诂》释为"本""聚"。宗气，是积于胸中之气，胸中又称"膻中"，因为是全身气最集中的地方，故亦称为"气海"。如《灵枢·五味》在论述宗气时说："其大气之抟而不行者，积于胸中，命曰气海。"又如孙一奎在《医旨绪余·宗气营气卫气》中说："宗气者，为言气之宗主也。此气抟于胸中，混混沌沌，人莫得见其端倪……"宗气，是人体生命活动的宗主，故被历代医家尊称为"宗气"。

宗气，又称大气。如明代孙一奎认为："宗气又叫大气，是为诸气之宗主……肺脏必因之始能呼，肾脏必因之始能吸，营气赖之始能营于中，卫气赖之始能卫于外。"张锡纯在《医学衷中参西录》中说："《内经》之所谓宗气，亦即胸中大气""是大气者，原以原气为根本，以水谷之气为养料，以胸中之地为宅窟者也""夫均是气也，至胸中之气，独名为大气者，诚以其能撑持全身，为诸气之纲领，包举肺外，司呼吸之枢机，故郑而重之曰大气"。

二、宗气的组成与分布

宗气以肺从自然界吸入的清气与脾胃从饮食物中运化而生成的水谷精气两部分为主要组成成分，其中又以肺从自然界吸入的清气为主。如《灵枢·邪客》说："五谷入于胃也，其糟粕、津液、宗气分为三隧"；《灵枢·五味》说："谷始入于胃，其精微者，先出于胃之两焦，以溉五脏，别出两行营卫之道。其大气之抟而不行者，积于胸中，命曰气海"，指出宗气来源于水谷精微，上注于胸中与肺吸入的大气相结合。因此，肺的呼吸功能与脾的运化功能是否正常，对宗气的生成与盛衰有直接的影响，特别是肺的呼吸功能与宗气的生成有直接关系，如《灵枢·五味》所说："出于肺，循喉咙，故呼则出，吸则入。"

宗气的分布，首见于《灵枢·邪客》的"宗气积于胸中，出于喉咙，以贯心肺，而行呼吸"，说明宗气形成之后，主要分布于胸肺之中，贯注于心肺之脉，然后向两个方向运行。一方面经过心肺，进行经脉运行；另一方面通过肺，经气管、喉咙进行呼吸。

三、肺主呼吸，直接参与宗气的生成

肺主呼吸，即是指肺是体内外气体交换的场所。通过肺的呼吸，从自然界吸入清气（氧气）和呼出体内浊气（二氧化碳等废气），实现体内外气体交换的新陈代谢功能。通过不断的呼浊吸清，吐故纳新，人体肺内吸入大量的氧气，进入血分，促进五脏六腑功能的开展，促进气，特别是宗气的生成，调节气的升降、出入运动，从而保证人体生命活动的正常进行。《素问·阴阳应象大论》说："天气通于肺。"《素问·六节藏象论》说："天食人以五气，地食人以五味，五气入鼻，藏于心肺，上使五色修明，音声能彰。五味入口，藏于肠胃，味有所藏，以养五气，气和而生，津液相成，神乃自生。"这两段经文，其中就有肺主呼吸，吸入清气，生成宗气，以使气和津生，人体生理功能强健的意义在内。

肺的呼吸功能均匀和调，是宗气的生成和气机调畅的根本条件。肺的呼吸功能失常，必然影响宗气的生成和气的运动；如果肺丧失了呼吸的功能，清气不能吸入，浊气不能排出，人的生命活动也就终结了。所以说，肺的呼吸功能直接影响宗气的生成。如《类经图翼·经络》引华元化曰："肺虚如蜂巢，下无透窍，吸之则满，呼之则虚。一呼一吸，消息自然。司清浊之运化，为人身之橐籥"。橐籥就是风箱，古代用以鼓风吹火的装置，说明肺在有节奏地进行呼吸。肺就是通过控制呼吸的节律来主宰人体各个脏腑的节律，即形象地描述了肺的呼吸功能。

肺有节律的一呼一吸，对全身之气（包括宗气）的升降出入运动起着重要的调节作用。呼吸的通道不但有鼻孔，而且全身毛孔随时都在呼吸。所以肺主皮毛、其窍在鼻，都是与肺主呼吸息息相关的。佛道两家强调修调息，就是讲修炼呼吸，呼吸修好了，宗气的生成能力加强了，肺及其他四脏的功能就完善了，自然能够身体强壮、思维灵敏。

肺主呼吸功能正常，不但可使自然界清气源源不断地进入人体，以充沛正气，维持正常生命活动，而且水谷精微物质的敷布利用亦与肺的呼吸作用关系密切。《灵枢·动输》说：

"胃为五脏六腑之海，其清气上注于肺，肺气从太阳而行之，其行也，以息往来"，指出胃中水谷精微物质即精气，需靠肺的呼吸功能而运动。目前，许多人通过气功锻炼，调整呼吸节律，就能增强食欲，使体质健壮，也有力地证实调整呼吸对水谷精微物质的运化有促进作用。正如程士德教授说："饮食物所化生的精微物质，必须通过肺气的化合，才能为人体利用，起到营养周身的作用。"肺化合作用的提出，有力地证实了肺的呼吸作用能将自然界清气和饮食水谷精微物质化合成宗气。所以说，肺主呼吸直接参与了宗气的生成。

四、肺主宣发和肃降，营造了宗气生成的内环境

宗气是人体内一种至纯至净至清的精微物质，其性清扬向上，活力十足，最忌恶浊，其生成必须具备洁净的环境。肺主宣发和肃降的功能特性，使肺能够为宗气生成创造一个良好的内部环境。

肺主所谓宣发，即是宣出布散、发越开发之意。肺的宣发，可以将体内的浊气（二氧化碳等废气）通过呼吸道呼出体外，为吸入清气（氧气）创造条件；肺的宣发，还可以通过调节腠理皮肤之开合，将津液的代谢产物化为汗液排出体外。

肺主所谓肃降，即是清肃、洁净和下降之意。肺的肃降，可以保持呼吸道的洁净。其清肃而下行的特性，可以为吸入清气腾出更多的空间，同时将体内代谢产物和多余的水液下输于肾与膀胱排出体外。故林珮琴在《类证治裁》中说："肺为华盖，职司肃清。"

同时，大便是体内废物排泄的另一重要途径。虽然传导大便的主要器官是大肠，但是，大肠与肺互为表里，其经脉互相络属，大肠的传导功能需靠肺的下行肃降功能以资助。肺的清肃下行功能正常，大肠方能传导正常，保持大便通畅。

肺的宣发和肃降，是相反相成的矛盾运动，是肺的生理活动不可分割的两个方面，它们在生理上相互依存和相互制约。即是说，没有正常的宣发，就没有很好的肃降；没有很好的肃降，也必然会影响正常的宣发。宣发和肃降正常，则气道通畅，呼吸调匀，人体内的废物得以正常排出体外，为吸入清气与体内水谷精微化合成宗气创造一个良好的生成环境。现代医学通过对肺的非呼吸功能的研究指出，肺是一个非常活跃的代谢、内分泌器官。

至于肺的宣发和肃降，能将脾所转输的津液和水谷精微一部分布散到全身，外达于皮毛，起到营养灌溉作用；另一部分与吸入之清气结合化成宗气，使体内外气体得以正常交换，则是肺独有的生理功能。如果二者的功能失去协调，就会发生"肺气失宣"或"肺失肃降"的病变，而出现喘、咳、肺气上逆之证。所以《素问·脏气法时论》说："肺苦气上逆"，《素问·至真要大论》亦说："诸气膹郁，皆属于肺"。所以，肺最宜宣发肃降，二者升降相因，有机配合，才能使体内气血津液上通下行，外达内走，清者自升，浊者自降，宗气生成，发挥主持全身之气的作用。

五、肺朝百脉，使宗气随血液运行至全身

朝，即聚会的意思。肺朝百脉，即是指全身的血液，都通过经脉而聚会于肺，通过肺

的呼吸，进行气体的交换，产生宗气，然后再随血液运行、输布到全身。也有人将"朝"字释为"潮"，认为血液随着呼吸如潮水入于肺；也有人解释"朝"为"朝向"，认为肺吸入之清气与水谷之清气化合为宗气后，"朝向"百脉，促进血液的运行。不管哪种说法，都认为与血液运行有关，属不争的事实。

"肺朝百脉"出自《素问·经脉别论》。其说："食气入胃，浊气归心，淫精于脉，脉气流经，经气归于肺，肺朝百脉，输精于皮毛。"从这段经文中我们可以看出，肺通过呼吸吸入自然界清气后，必然与胃中水谷精微之精气化合，生成宗气，再通过肺朝百脉的作用，将宗气随血液运行至全身，起到濡养、推动作用。这后面的功能，即所谓"输精于皮毛"，这个"精"字，既非自然界之清气，也非饮食水谷精微之精气，而是两种气通过肺的化合作用后产生的宗气，属高于两种气中的精微物质，所以古人用"精"来表达，以示区别。

肺朝百脉，明确指出了肺是经脉之气运行的终归和始源。一是受百脉之朝会，全身血液都要流经于肺；二是百脉如潮，能使百脉之气血（含有宗气）如潮水般有规律地周期运行。正是肺具有汇流百脉及通行经络的功能，才能使全身气血津液（含有宗气）环流周身，周而复始，上下内外，息息相关，起到温养全身的作用。

血液运行的基本动力在于心脏的搏动，故曰心主血脉。由于肺气能贯通百脉，故能协助心脏主持血液循环。即《类经》所谓："经脉流通，必由于气，气主于肺，故为百脉之朝会。"肺在协助心脏主持血液循环过程中，由其化合生成的宗气也随血液循环运行全身，同时又推动着血液运行，两者相辅相成，互为因果，共同维持着人体生理功能的进行。从现代医学解剖观点来看，肺内有许多大小不一的静脉和动脉，它们主要参与体内血液小循环，并且营养肺脏本身和维持其功能。由此可见，肺朝百脉的特殊功能为宗气的运行提供了可靠的保证。

六、肺主治节，治理调节着宗气的运行与分布

《素问·灵兰秘典论》说："心者，君主之官也，神明出焉；肺者，相傅之官，治节出焉。"古人将心与肺比作封建社会的君与相，"相"的职责为辅佐君主治理国家，为群臣之首，使之上下内外各方面都协调平衡，国家兴旺发达，可见"相"的地位是相当重要的。将肺比作"相"，足见其在人体中的地位与作用。

张景岳说："节，制也。""治节"，即是治理和调节的意思。肺主治节，说明肺在人体中起着治理调节的作用。心者，生之本。既然心为生命的根本，那么肺的功能就是辅佐心脏治理调节全身的气血运行等，以维持人体的生命活动。人体的生命活动，靠心的主持、肺的治理调节，使全身脏腑器官得以维持正常的生理功能。

脏腑的生理功能是以精、气、血、津液作为动力和物质基础的，而精、气、血、津液的输布和转化是由肺、脾、肾等脏腑共同完成的，其中肺又起着主要调节、治理协调作用。所以说，肺主治节，主要在于能够治理调节人体精、气、血、津液的运行和输布。

首先，肺能调节水与津液的输布。

《素问·经脉别论》曰："饮入于胃，游溢精气，上输于脾，脾气散精，上归于肺，通调水道，下输膀胱，水精四布，五经并行，合于四时五脏阴阳，揆度以为常也"，说明饮料即水液入胃以后经脾胃消化吸收上输于肺，经肺的调节作用，使水道通畅，多余的水分，下达膀胱，排出体外，水精中有营养的水分输布于五脏经脉，散布于全身，是由于肺气的作用，也就是"上焦开发，宣五谷味"的作用之一。"揆度"即推测、对比、衡量、权衡调节的意思。张志聪说："揆度，度数也。"即是说通过肺的权衡调节以维持正常之意，也就是肺主治节作用。

其次，肺能助心行血，主一身之气，调节治理气血的运行与分布。

陈修园在《医学实在易》中说："凡脏腑经络之气，皆肺气之所宣。"肺能主一身之气，在于肺主呼吸，直接从自然界吸入清气（即氧气），成为人体维持机体生命活动必不可缺少的成分之一，也是人体气的主要组成部分。如果肺的呼吸异常，必然会导致全身气机的升降出入异常，直接影响宗气的生成。所以，肺有节律地一呼一吸，是治理调节全身气机正常升降出入、运行分布的重要保证。

《素问·经脉别论》曰："食气入胃，散精于肝，淫气于筋；食气入胃，浊气归心，淫精于脉，脉气流经，经气归于肺，肺朝百脉，输精于皮毛，毛脉合精，行气于府，府精神明，留于四脏，气归于权衡，权衡以平，气以成寸，以决死生"，形象地说明食物入胃经消化吸收后的精微物质，一部分被肝吸收储藏起来，另一部分入心，心主血脉，经肺的输布调节，输送到全身，内营脏腑，外濡肌肤。这里"气归于权衡"的描述，即是肺助心行血，调节治理的贴切说法。

综上所述，肺在人体内能够起着调节治理精、气、血、津液的运行与分布作用，而宗气属于气的组成部分之一。那么，肺能调节宗气的运行与分布的作用，自然包括在肺主治节中。

现代医学研究表明，肺主治节时对水液代谢的作用，除通过血管紧张素Ⅱ影响醛固酮分泌水平以达到对水盐代谢和血容量的调节外，还可以通过前列腺素直接影响肾小管的功能、肾血流分布和对抗某些激素而起作用。研究认为，肺脏可以通过 PG 系统与机体各组织器官广泛联系，通过合成和灭活的方式调节水液中 PG 的水平而实现其治节作用。

现代医学认为，血液的循环主要是靠血压来维持的。有人从研究肺对血压的影响来研究肺对血液的"治节"作用。研究认为，肺脏能够通过影响血液中某些血管活性物质的水平以达到调节血压的目的。血压形成的主要因素是心脏的泵功能、血管系统的外周阻力和管壁的弹性作用。构成外周阻力的主要部分是小动脉和微循环的小血管。这些血管大都受交感神经支配和某些血管活性物质的调节。舒缓激肽是目前认为作用最强的舒血管物质，而血管紧张素Ⅱ是目前认为最强大的缩血管物质。舒缓激肽的主要灭活作用在肺，而血管紧张素Ⅱ主要是在肺内由血管紧张素Ⅰ经转化酶作用转化而成的。因此血液流经肺脏一次，可以除去强大的舒血管物质——舒缓激肽，产生一种强大的缩血管物质——血管紧张素Ⅱ，可见肺在维持外周血管阻力，保持血压稳定上起着重要的"治节"作用。

传统理论及现代医学研究都表明，肺脏具有"治节"作用。肺在施行治节的过程中，除协调治理调节各脏腑功能外，主要表现在于主气。这个气，自然包括宗气。人身的生长发育，饮食的消化、吸收、输布、排泄，机体组织的修复、新生、开阖屈伸，无不有赖于气，肺脏通过治理调节气的运行和输布，起到了濡养四肢百骸、推动脏腑生理功能的作用。如果肺的治节作用失职，可引起一系列脏腑功能紊乱，特别是气血功能紊乱的病理变化和临床症状。因此，临床上运用血分药的同时多配以气分药。如补血之中少加补气之药，活血之中加用行气之味，甚至在失血时主要用补气药——独参汤，或以补气为主的当归补血汤，即用黄芪30g、当归6g治疗。其理论来源于肺主治节，具有协调治理调节宗气的运行和输布作用。肺气，特别是肺所主的宗气能固，自然能助心行血也。《医学真传·气血》说："人之一身，皆气血之所循行。气非血不和，血非气不运。"人体全身的气（内含宗气）的升降出入运动都受肺的支配和调节。

七、宗气的功能

历代医家描述宗气的主要功能时，主要是以下两个方面：

一是走息道以行呼吸。凡语音、声音、呼吸皆与宗气有关。若语言清晰，声音宏亮，呼吸和缓而节律均匀，是宗气较充盛的表现；反之，若语言不清，声音微弱，呼吸短促，乃是宗气不足之征兆。如喻昌在《医门法律·明辨息之法》中所说："息出于鼻，其气布于膻中。膻中宗气主上焦息道，恒与肺胃关通，或清而徐，或短而促，咸足以占宗气之盛衰。"

二是贯心脉以行气血。凡气血的运行、经脉的搏动，皆与宗气有关。若脉搏和缓，节律均匀而有神，表示宗气较充盛；若脉来躁动，至数不规则，或微弱无力，或躁动散大则是宗气不足之征。其主要依据来自于《素问·平人气象论》"胃之大络，名曰虚里，贯膈络肺，出于左乳下。其动应衣，脉宗气也。盛喘数绝者，其病在中……绝不至，曰死；乳之下，其动应衣，宗气泄也"。这段经文说明"虚里"脉与宗气的关系十分密切，若其搏动正常，是宗气无病；不搏动，是宗气绝，故曰死；搏动躁急，引衣而动，则是宗气大虚。"虚里"，相当于心尖搏动部位，所以临床上常常以"虚里"处的搏动状况和脉象来测知宗气的盛衰。心主血脉，既然血脉搏动与宗气有关，那么宗气肯定能协助心脏推动气血运行。

此外，还有论述宗气有温煦、濡养、固摄、防御作用的，如《难经·二十二难》说："气主煦之"；郑重光在《温疫论补注·原病》中说："凡入口鼻之气，通乎天气。本气充实，邪不能入""因本气亏虚，呼吸之间，外邪因而乘之"；喻昌在《医门法律·先哲格言》中说："其所以统摄营卫脏腑经络而令充周无间，环流不息，通体节节皆灵者，全赖胸中大气，为之主持"。凡此种种，无论如何阐述，均不离气的主要作用。

宗气具有走息道以行呼吸、贯心脉以行气血的作用，那么，不免有人会发问：这不就是肺的功能吗？既然肺有此功能，而将宗气也冠此功能，岂不画蛇添足、多此一举吗？而且肺在人体中是真实可见的，宗气则是摸不着、看不见的，进而有些人心存疑惑，认为中医不科学，中医的气乃至阴阳、五行等学说背离了唯物主义，故弄玄虚。

要将这个问题说清楚，就必须从人们是怎样认识生命科学的学问说起。

自然界生命的生、长、壮、老、已过程，都是气运行、演变的结果。自然界包括有生命和无生命两大类别，大到月亮、地球、太阳、星星、宇宙等，小到人、动物、植物、矿物、微生物等，都属于有生命的一类。而在人类诞生后，人们在与自然界共存的日子里，慢慢发现了一些规律，经过代代相传和自身总结，逐渐产生了一些关于研究生命现象、生命活动的本质、特征和发生、发展规律，以及各种生物之间和生物与环境之间相互关系的学问，于是，一些有关生命科学的学问慢慢诞生了。特别是有关气的学说，就是最早的一门生命科学学问。

气学说认为自然界的大气无时无刻、无孔不入地存在于整个宇宙，所以，宇宙的形成，就是大气演化的结果。无论是存在于宇宙中的有形物体，还是运行于有形物体之间的无形的极细微物质，都必须借助气而存在，由于精气的联结和中介作用，宇宙构成了一个万物相通，天地一体的整体。人亦不例外。

我国最早认识人的生命科学的典籍——《内经》中，已经对气做了较详细的论述，并分了很多门类别，如天地之气，阴阳之气，季节、气候之气，脏腑之气，营卫之气，宗气，元气，邪气，正气，精气等，这些论述都是对气的一种较高层次的认识。

大而言之，气是充满宇宙的物质之一，如《素问·天元纪大论》说："太虚寥廓，肇基化元，万物资始，五运终天，布气真灵，总统坤元，九星悬朗，七曜周旋，曰阴曰阳，曰柔曰刚，幽显既位，寒暑驰张，生生化化，品物咸章。"意思是说，宇宙茫茫，辽阔无边，但宇宙及万物的生成是元气变化的结果，天运地气相互感召，运行不已，周而复始。正是因为天运地气各有规律，所以才使得自然界的规律井然有序，而天地间的精气，滋润和调控着万物，上有日月星辰的照耀，下有山河湖海的运行，这才成为有阴有阳、有刚有柔的天地之道。由于阴阳定位，分出寒暑往来和昼夜相移，如此生化不息，万物才能有一个繁育茂盛的景象。

小而言之，气是维持人体生命活动的物质之一。《素问·宝命全形论》说："天地合气，命之曰人。"可见，阴阳二气相交相合，才能产生生命。

由此可以看出，气的概念是比较广泛的，大可以到宇宙，小可以到眼前。气的形态是不规则的，也是用肉眼难以或者无法观测到的，但是我们却能真实体验到，气的确存在于我们的身体及整个宇宙甚至更广的时空中。

气是物质的，不是虚构的，也不是幻化的，它真实地存在着。比如空气就是一个最好的证明，虽然它肉眼看不到，但是却真实地存在着。人体中也是如此，我们经常会遇到打饱嗝、矢气等现象，这些现象证明人体内存在着气。中医认识的气，包括宗气，虽说有点抽象，没有一个量化的标准，不容易理解，但中医对所有的人体之气的描述，都确实存在着。列宁指出："凡是认为自然界是本源的，则属于唯物主义的多种学派。"中医的气学说属于唯物主义的多种学派之一。囿于当时的科技水平，中医认识的气，好像听起来有点玄乎，实际上中医对人体生命科学的认识，一出世便站在理论的制高点上，把握住真理的实质，开启了人体生命科学的奥秘之门，正如《道德经》所言："玄之又玄，众妙之门。"

气是构成人体生命活动的基础物质，也是维持人体生命活动的最基本物质，人体的脏腑活动都会产生气，维持着人体的生命活动。可以说，人体的宗气，以及元气、营气、卫气、中气等，都是维持人体生命活动的本源。如果体内没有这些气，就会导致体内环境失调，脏腑功能紊乱，严重的生命停止。

所以说，气是实实在在地存在着的，是物质的，也是功能的。宗气也不例外，这样我们才能从实质上认识到宗气的功能存在。

八、正确呼吸能够提高宗气功能

宗气的生成，主要由肺吸入自然界之清气与脾胃运化产生的水谷精气相结合，由肺化合而生。那么，宗气产生功能的强健与否，除脾胃运化功能外，主要在于肺功能的强健与否。

自然界之清气（也是氧气），是地球上所有生物生存的必须前提，没有清气所有动物都无法生存，人类更是如此。人体生命活动随时需要自然界之清气供应，但体内又不能储存，必须不断地通过肺之呼吸来供应，实际上呼吸就是生命。据佛经记载，释迦牟尼有一天用"一个人的生命有多长时间？"这个问题考问弟子，弟子们有一百多年、几十年、几年、几个月、几天等不同答案，佛祖都摇头表示不对。只有一个弟子经过认真思索后回答道："人的生命只在一个呼吸之间而已。"佛祖笑着说："很好，你的答案是正确的。"可见古人很早就认识到呼吸的重要性。只要呼吸一停止，生命就无法延续了，因而一般都将死亡称为断气了或没气了。"佛争一炷香，人活一口气"，说的就是这个道理。我们在寺庙里烧香拜佛时，常看到庙里立着哼哈二将，哼其实代表着鼻子，哈其实代表着嘴巴，隐喻着香客平时要锻炼呼吸，才能保持身体强健，无病无灾。

古时的气功分为儒家气功、佛家气功、道家气功、医学气功、武术气功，但不管哪种气功，除注重调身、调心外，还特别要求练气功者注重调息。调息就是自觉地意守或调控呼吸，控制呼吸的节律、深度和频率，从而提高自然界之清气的吸入量，由肺化合成宗气，积蓄能量，增强潜能，达到改善心肺功能，调整阴阳，协调脏腑，疏通经脉的作用，有利于脏腑功能的修复和疾病的治疗。可见锻炼呼吸，增强肺功能，促进宗气的产生，对人体是何等的重要。

现代科学研究资料亦表明，人只要活着就要呼吸，一个健康的成年人在安静的状态下，每天要有吸入 1.2 万升新鲜空气以供给机体氧气，维持人体的正常生命活动。日本研究呼吸问题 30 年的龙村瑜伽研究所所长龙村修无不担心地指出：呼吸时注意提高免疫力的人少之又少，现在进行浅呼吸、无力呼吸的人却很多。大多数人只利用了自己肺活量的三分之一，进而使呼吸力越变越弱。浅呼吸是使现代人健康受损的重要原因之一。

科学研究显示，同年龄段的中老年人，当其肺活量越大时，不仅表明他的身体更健康，而且还预示其寿命更长。人的肺活量和呼吸功能从 35 岁时开始递减，平均 10 年下降 10%～27%。但是经常参加运动，坚持呼吸锻炼的人，其肺活量和呼吸功能下降得慢，所以坚持体育锻炼对于增大肺活量和延缓呼吸功能下降十分重要。

人体研究表明，锻炼呼吸能够提高人体的免疫抵抗力，也即中医学所说的正气，其实就是肺脏功能增强后所化合的宗气。

那么，如何正确锻炼呼吸呢？古人提倡"一吸便提，息息归脐，一提便咽，水火相见"，即所谓鼻纳口吐，均匀细长，绵绵不断，气沉丹田的腹式呼吸。

用现代话来说，人的呼吸分为胸式呼吸（也称浅呼吸）、腹式呼吸（也称深呼吸）。胸式呼吸是指主要依靠肋间肌的收缩带动胸廓，从而牵拉肺部进行的呼吸。腹式呼吸是指将胸腔与腹腔分隔开的膈肌的上下运动为主，肋间肌运动为辅的呼吸。胸式呼吸时的肺活量小，肺组织利用率低，即肺的中下部分的肺泡组织活动度小，长期处在旷置状态，这不仅使人的氧气吸入量减少，还使这部分肺组织因长期少用而易退化及纤维化，从而为细菌生长创造条件。所以，有些老人，平时身体尚健，也无呼吸疾病，因不慎受寒而引起肺炎后，往往几天之内因呼吸衰竭而逝去。

腹式呼吸时，膈肌上下活动范围加大，使胸腔容积得到最大范围的扩展和回缩，同时腹腔脏器也得到充分的运动。正常的胸式呼吸一次约 5 秒钟，吸入约 500 毫升空气；而平静状态时做腹式呼吸，一次 10～15 秒钟，吸入 1000～1500 毫升空气。腹式呼吸可最大限度地利用肺泡组织，充分进行气体交换，还有利于肺组织健康。中老年人肺活量越大，显示其身体素质越好，寿命越长。我国古代养生家所提倡的"息息归脐，寿与天齐"之论，即是对腹式丹田呼吸优点的具体描述。

锻炼呼吸的最高境界是胎息。晋代葛洪说："得胎息者，能不以鼻口呼吸，如在胞胎之中，则道成矣。"为什么要胎息呢？这是因为用鼻呼吸，一窍即开，宗气外泄，泄而不止，劳及性命。

对于胎息，前人还以《胎息铭》以述其秘："三十六咽，一咽为先。吐唯细细，纳唯绵绵。坐卧亦尔，行立坦然。戒于喧杂，忌以腥羶。假各胎息，实曰内丹。非止治病，决定延年。久久行之，名列上仙。"道家认为，人习胎息，这是事半功倍之法，只要心神安宁，不烦不躁，体内气道就会畅通，关节就会开通，体内的正气就会终日不散，使肌肤润泽，精力充沛，体健康宁，百病不侵。

至于如何学会正确的腹式深呼吸，则须掌握以下两点：

一是腹式呼吸具体做法：先慢慢地由鼻孔吸气，使肺的下部充满空气，吸气过程中，由于胸廓向上提，横膈膜稍向下移，气由上向下，缓缓沉入腹腔脐下，腹部会像气球一样鼓起，然后再继续吸气，使肺上部也充满空气，这时肋骨部分就会上抬，胸腔扩大。这一过程约需 5 秒，最后屏住呼吸 5 秒。经过一段时间的练习，可以将屏气的时间由 5 秒增加到 10 秒，甚至更长。肺部吸足氧气后，再慢慢由口吐气，肋骨和胸腔渐渐回到原来位置。停顿 1～2 秒后再从头开始，这样反复做 10 分钟。这种腹式呼吸练习随时可做，如坐办公室、乘车、公共场所排队、爬山、上楼梯及睡前均可做，不拘时间长短，坚持练习，必对肺功能的增强及宗气功能的增强大有益处。

二是腹式呼吸的基本要领：思想专一，放松肩部；先呼后吸，吸鼓呼瘪；呼时经口，吸时经鼻；呼比吸长，不可用力。具体锻炼方法是：仰卧、站立、坐姿均可，按照每分钟 5～6 次进行，用鼻吸气时腹壁隆起，经口呼气时腹部下陷。进行腹式呼吸锻炼要因人而异、量力而行，关键在于呼气、吸气时腹部的隆陷幅度要尽各人当时的能力。由浅入深，每日早晚至少各练习一次，每次 10 分钟即可。

中医学认为腹居人体中部，是许多重要经脉循行、汇聚之所，腹部内的脾胃是人体的后天之本，是人体内所有营卫气血的发源地。人体五脏六腑、四肢百骸的营养，特别是吸入后的清气，要靠与脾胃所受纳运化后的水谷精气相结合，由肺化合后才能生成宗气。脾胃在中焦，又是人体气机升降的枢纽。脾胃功能正常，则清升浊降，气化正常，使机体保持阴阳气血的相对平衡。腹式呼吸时，随着腹肌的起伏，在加强肺功能的同时，脾胃功能也得到了加强，十分有利于宗气的生成及气血的运行，对人体身心健康有莫大的益处。

现代医学研究认为，腹式呼吸能提升肺活量，确保机体氧气供应，加速内脏器官运动，提高大脑供氧，清除代谢产物和不纯物质，净化身体，使免疫系统没有负担过量的毒素，先天的免疫功能才能发挥，提高机体免疫力。人体在做腹式呼吸时，使腹部肌肉内毛细血管也交替出现收缩与舒张，由此可促进血液循环，对心、脑等需氧量大的重要器官大有好处。同时，腹肌的收缩和放松，可以促进胃肠运动，改善消化功能。

九、肺是通过化合宗气后，再由宗气产生和调控魄的

我在"关于心神学说"中，对人体生命活动的三个层次——精、气、神已有详细论述，兹不再赘述。《素问·阴阳应象大论》说："精化为气。"从广义上说，是指五脏气化过程，分工合作，相互联系，相互制约，通过升降出入来完成各项生理功能。从狭义来看，单从肺脏而言，则是肺将吸入之清气与水谷之精气化合成宗气的过程。

精生气，气生神。肺化合宗气的任务完成后，其中一部分宗气走息道行呼吸、贯心脉行气血，被传输至全身投入使用，并反哺肺脏；一部分宗气不参与流动，储存于胸中的"气海"内，以供气机的内循环调用和气血的补充使用；剩余部分属宗气中的精华部分，则直接生魄，藏于肺脏，与心神、脾意、肝魂、肾志一起共同完成和调控人体的高级生命活动。所以《素问·解精微论》说："火之精为神。"单从宗气生魄过程言，这个"火之精"，即火中之火，指宗气中的精华部分。这个"神"，在此狭义地可理解为"魄"；而从广义理解，就是五脏气之精粹者产生五脏神的过程。《灵枢·本神》说："肝藏血舍魂，肝气虚则恐，实则怒；脾藏营，营舍意，脾气虚则四肢不用，五脏不安，实则腹胀经溲不利；心藏脉，脉舍神，心气虚则悲，实则笑不朽；肺藏气，气舍魄，肺气虚则鼻塞不利，少气，实则喘喝胸盈仰息；肾藏精，精舍志，肾气虚则厥，实则胀，五脏不安。"这段经文说的是肺主宗气，宗气生魄，宗气调控魄的意思。历代很多医家包括现代医家都认为魄属肺脏调控，其实这是简化了古人的意思。如肝不藏血，是产生不了魂的，魂是肝血充沛的基础上产生的；肺不主宗气，哪能产生魄呢？民间常说的"气力""魄力"，实际上说的就是"宗气生魄"的原理，没有充沛的宗气产生魄，哪有气力、魄力之说？后世医家省去中间环节，直接将神、魂、魄、意、志与五脏挂钩，反而使人费解。理论脱节，必然会带来实践的脱节，进而使理论空泛费解，导致实践上的茫然，这都会给无知者带来攻击的口实。

魄指人对冷、热、痛、痒等的感知能力及对外界刺激的反应能力等。《左转·昭公七年》说："人之始化，曰魄，即生曰魄，阳曰魂，用物精多，则魂魄强""附形之灵为魄，附气之神为魂。附行之灵者，谓初生之时，耳目心识，手足运动，啼呼为声，是魄之灵也"。张景岳说："魄之为用，能动能作，痛痒由之而觉也。"《礼记·祭义》说："耳目之聪明为魄。"概括起来说，出生后的一些本能的动作，哭啼声音，痛痒之感受，视觉、听觉等称魄。从字义上看，《孝经·授神契》说："魄，白也。白，明白也。"靠眼、耳、鼻、舌、身体皮肤等感官了解世界，才能明白，魄是认知过程的基础。

肺主皮毛，开窍于鼻，眼、耳、舌都不属于肺所主，言魄为肺藏可以，但言魄为肺主，

则不可。肺所化合的宗气，五脏、经脉、四肢百骸、五官七窍、皮肤腠理都可贯通。所以宗气生魄，由肺所藏，再由宗气调控，则可圆肺魄之说。否则，单靠肺脏，人用什么感知世界呢？这里面的道理，不言自明。

魄的功能主要由宗气产生和掌控，由肺所藏。肺主宗气，肺功能正常，宗气化生充足，则对冷、热、痛、痒等的感觉正常，意志坚定，行事果断有魄力。肺功能失常，化合宗气功能不足，则对冷、热、痛、痒的感觉过度敏感或过度迟钝，情绪抑郁，意志脆弱，行事优柔寡断，没有魄力。《内经》中所说："肺者气之本，魄之处也，其华在毛，其充在皮，为阳中之太阴，通于秋气。"将肺与宗气、宗气与魄、魄与肺之间的关系说得再明白不过。这个是中医学独创的，西医学是没有研究的。肺是藏魄的地方，魄气虽然无影像可见，但可以通过人体皮肤、皮色呈现出来。虽然魄气有点像秋天的肃杀之气，但气魄是人的一种生命精神的表现，也是衡量人体宗气充不充足的征象。

十、宗气不等于心肺阳气

有一种学术观点认为宗气即心肺阳气，宗气和心肺同居胸中，都是一身气血的出生地、起点站和归宿处，宗气和心肺阳气的生理、病理表现也完全一样。因此，宗气的实质是心肺阳气，而不是居于胸中，包举于心肺外的有名无实的气。

人生有形，不离阴阳。无阳则阴无以生，无阴则阳无以化。心肺阳气实则是心肺生理功能的总和。同大千世界一样，人体的生理功能也是奥妙无穷的。如果用单纯的心肺阳气去概括功能变化后的产物，恐怕是不符合事物可分性的科学原则的，也是与自然界事物进化发展的原理相悖的。就像饮食水谷经口入胃后，如果没有脾胃运化后，饮食水谷还是饮食水谷，不可能是他物。只有经过胃的腐熟、脾的运化、肝的疏泄、胆汁的参与，饮食水谷才能变为水谷精微，而为人体所吸收，起到濡养作用。这时的水谷精微虽然脱胎于原始饮食水谷，两者的实质是一样的，即都是人体必需营养物质，但起到的作用却大相径庭。同理，肺将吸入自然界的清气与水谷精气化合后，产生的物质只能是宗气，而不可能全部是本身所需要的阳气。宗气产生后，其功能类似于心肺，但绝不是心肺阳气。

近代著名中医学家张锡纯先生初学医时，原以为宗气就是心肺之阳气，因而他说："愚初习医时，亦未知有此气，迨临证细心体验，始确知于肺气呼吸之外，别有气贮于胸中，以司肺脏之呼吸。"又曰："盖人之胸中大气，实司肺脏之呼吸"，明确地认为宗气有别于心肺阳气。

张锡纯为了明确宗气与心肺阳气的区别，避免宗气与心肺阳气的概念相混淆，指出："夫大气者，内气也。呼吸之气，外气也。人觉有呼吸之外气不相接续者，即大气虚而欲陷，不能紧紧包紧肺外也"；并进一步指出宗气司呼吸具备肺气样作用的机制："愚思肺悬胸中，下无透窍，胸中大气，包举肺外，上原不通于喉，亦并不通于咽，而曰出于胸循喉咽，呼则出，吸则入者，盖谓大气能鼓动肺脏使之呼吸，而肺中之气，遂因之出入也。"如此则发其微而张其渺，避其虚而就其实，体现了一个学者实事求是的科学态度。张锡纯重肺气，亦明确认为心肺阳气是宗气之母，宗气产生后虽能司呼吸、贯心脉，有心肺阳气样作用，但相像并不等于等同。所以他明确指出："周身之热力，借心肺之阳，为之宣通，心肺之阳，尤赖胸中大气为之保护。"胸中大气者，即宗气也，张锡纯先生可谓精辟之极。我们知道，肺之阳气不足可用甘草干姜汤以温之，心之阳气不振可用桂枝温振心阳，宗气不足则非黄芪补益不可，宗气与心肺阳气在治疗学上也是有区别的。

十一、宗气病变没有实证

人体医学上的任何一种学说的问世都是为了更好地解决临证中出现的疑难病证。肺主宗气学说亦毫不例外。

宗气理论，渊源于《内经》，系统研究宗气者当推清初医家喻嘉言和清末民初医家张锡纯二人。特别是张锡纯先生认为宗气之主要病变，就是因虚而下陷。他说："此气一虚，呼吸即觉不利，而且肢体痿懒，精神昏聩，脑力心思，为之顿减。若其气虚而且陷，或下陷过甚者，其人即呼吸顿停，昏然罔觉。"在他看来，《内经》所谓"上气不足，脑为之不满，耳为之苦鸣，头为之苦倾，目为之眩"，就是宗气虚陷之证。张锡纯先生从临证中体验到宗气虚陷之证"多得之力小任重或枵腹力作，或病后气力未复，勤于动作，或因泄泻日久，或服破气药太过，或气分虚极自下陷"。

不仅如此，张锡纯先生还进一步阐明了宗气虚陷的病理机制。张氏引《灵枢·五色》曰："人无病卒死，何以知之？黄帝曰：大气入于脏腑者，不病而卒死。"张氏悉心体会后指出："夫人之膈上，心肺皆脏，无所谓腑也。经既统言脏腑，指膈下脏腑可知。以膈上之大气，入于膈下之脏腑，非下陷乎？"可见，张氏认为宗气病变以虚陷为主要机制。他进而指出："大气既陷，无气包举肺外以鼓动其阖辟之机，则呼吸顿停，所以不病而猝死也"，认为宗气虚陷后首先引起呼吸功能之衰减，因而临床症状以呼吸异常为主。

张锡纯先生认定宗气病变主要病机为"虚陷"，主要症状为呼吸功能异常，而虚者补之，陷者举之，遂自制升陷汤一方，迄今用之都不同凡响，验之临床可收桴鼓之应，真可谓千古名方。

对宗气病变的探索，张氏先前的医家无非是纠缠于《内经》中几段经文释义，属见经解经，几乎没有方药治疗。唯独张锡纯先生之宗气理论一出，使宗气之名实以明，方药以约，名正法举，自然药至方张，后人佩服至极，争相习效。

当然，亦有不少医家提出疑问：宗气病变不可能仅限于因虚致陷，而没有邪实为患者，认为《金匮要略》中论及的胸痹证，便是痰实结聚，阳不主事，大气斡旋受限的例证；认为喻嘉言《医门法律》中谈到以枳术汤治疗水饮结聚，就是胸阳不亏的宗气实证。

对这个问题，我认为是有些学者没有将气分为多层次所引起的。肺的功能表现，我们通常称为肺气，这是一种本原表现，其病理变化可出现虚证，也可以有实证，更可以有痰饮、瘀血、风寒邪气侵扰。但宗气是由肺吸入自然界的清气和脾胃运化的水谷精气相遇，经肺气化合后产生的，属气中之气，至纯至精。可以说宗气来源于肺气的化合，但又高于肺气一层，其产生的多少、强盛与否，只能视肺气的强弱而定，所以宗气病变只有虚证，没有实证。如果将肺气与宗气混为一谈，则宗气理论就没有必要出现。我在《关于命门学说》一文中对命门无实证有详细阐述，可以供类比参考。

中医学阐述人体的生理病理变化，通常是三个层次。首先是脏腑层次，这个层次摸得着，看得见，其功能变化用心气、肺气、脾气、肾气、肝气等表示，因为有个"气"字，往往以外部的象来推论脏腑的功能和观察了解里面肉体脏腑存在的运作情况。其次是五脏之气功能化合后的产物，这部分产物往往与产生它的五脏的母气相关，所以功能有母脏之能，如肺气化合后的产物称宗气，脾气化合后的产物称中气，属气中之气。这第二层次的气除具有母气的功能外，还具备相关脏气的功能，像宗气，除有肺气的功能，还具备与肺同居一室的心气功能，既通心脉以引气血，还具有中气的濡养功能。第一层次的脏气和第二层次功能变化后产生的子气相结合，达到人体生理病理变化的顶端，即广义神的层次。狭义的理解为肺藏魄，心藏神，肝藏魂，脾藏意，肾藏志。这第三层次的实质还是属气的变化范畴。所以我们在理解中医用气来表示什么时，千万在脑子里要有这三个概念，才能不致思绪混乱。

十二、宗气的病理过程

宗气与肺气、脾气、心气乃至肾气关系密切，宗气病变没有实证，那么宗气出现病变，便现虚证。宗气是肺司呼吸、心主血脉的动力，流动性特强，而又积于上焦膻中气海，其气不足，便易塌陷。如果因内伤因素见于禀赋虚弱、久病、久泻、误治、劳倦和用力过度等，外感因素见于急性热病后，这些因素都会导致宗气化源不足，引起宗气虚弱。宗气虚弱得不到自救或体内化源不足，则会虚极自陷，不能坚守其上焦位置而下陷于中下焦，这与中气下陷于下焦同理。宗气虚极自陷，化源又乏绝，最后的病理结果就是衰竭了。《灵枢·海论》说："膻中者，为气之海……气海不足，则气少不足以言。"《灵枢·五色》说："大气入于脏腑（指膈下脏腑）者，不病而卒死矣。"这说明了宗气由虚→陷→竭，导致人体死亡的病理过程。临床上某些心肺疾患，如心律不齐、肺气肿等，某些急性热性病之后，劳力太过和用凉解、破气药太过引起的心肺功能低下及心肺功能衰竭等，都表现出了上述病理过程。

宗气虚弱证比较好诊断，可以说是肺气虚弱、心气不足两证的表现兼有之。宗气衰竭证的最终表现与五脏衰竭表现无二，主要是呼吸、循环衰竭。宗气下陷证则介于虚弱与衰竭的中间状态，救治及时，则走上顺途，最需要深入研究，加以把握。

宗气下陷临床常见短气不足以息，或努力呼吸似乎喘，或气息将停，脉沉迟微细，关前尤甚，甚剧者或六脉不全，或参伍（结代）不调，胸满憋闷，语颤声低，面色㿠白或暗滞，面唇青紫，舌有紫斑，脘胀，小腹下坠或坠痛；其兼症或寒热往来，或咽干作渴，或怔忡健忘，甚或神昏。

宗气下陷证主要以呼吸、血运失调为基本病理，以宗气塌陷中下焦，上焦虚空、中下焦壅塞为病理特点，呈现出一派虚中夹实症状。这里的"实"字，千万不要理解为"实邪"，其实质是虚虚之象。

宗气下陷证与宗气虚弱证不同，本证除了宗气虚弱之症进一步加重外，尚有宗气下陷于中下焦之症，单纯用补气药难于见效，而加用升阳药如黄芪、升麻、柴胡、桔梗、葛根、桂枝等，重者加附子、肉桂等，能提高疗效。

宗气下陷证与中气下陷证又有所不同，但有联系。宗气下陷证以心肺呼吸循环见症为主，而中气下陷证则以脾胃消化见症为主，病情与预后，前者重于后者。中气也是宗气来源之一，如中气下陷日久不愈，可转化为宗气下陷证。

十三、张锡纯对宗气下陷证的鉴别诊断

自古至今，谈起宗气下陷证，未有超过张锡纯之论者。张锡纯的《医学衷中参西录》对宗气下陷证的论说具有深远的理论意义和临床价值。

宗气下陷证有其特定的证因脉治规律，这是容易为临床医者掌握和运用的。然而在有的患者身上会出现一些似是而非的症状，容易误诊、误治。综观张氏之说，约有以下几点需要指出来，供临床医生参考。

1. 喘证

张氏指出，宗气下陷者，气短不足以息，或努力呼吸，似乎喘。医者不识病因，犹误作气逆为喘，而用降气之药，则陷者益陷，凶危立见矣。

张氏根据他丰富的临床经验指出，喘证"无论内伤外感，其剧者必然肩息（《内经》谓喘而肩动者为肩息）。大气下陷者，虽至呼吸有声，必不肩息。盖肩息者，因喘者之吸气难。不肩息者，因大气下陷之呼气难也……又喘者之脉多数，或有浮滑之象，或尺弱寸强。大气下陷之脉，皆与此成反比例，尤其明征"。

2. 寒饮结胸

张氏指出，宗气下陷证脉象沉迟微弱，胸中短气，与寒饮结胸证颇相类似。为了避免误诊，张氏明确地说："诊其脉似寒凉，而询之不畏寒凉，惟觉短气者，大气下陷也""寒饮结胸短气，似觉有物压之。大气下陷之短气，常觉上气与下气不相接续"。要求临床医生不要忽视问诊的重要性。

3. 血上溢

张氏指出，方书谓吐衄、倒经等血上溢之证多缘于血随气升，而用降气止血之药，不知宗气下陷证亦可有血上溢征象出现，并伴有一派宗气下陷之主证主脉，要注意按法治之，千万不能混淆。张氏说："夫大气为诸气之纲领，大气陷后，诸气无所统摄，或更易于上干。且更有逆气上干过甚，排挤胸中大气下陷者……又转有因大气下陷，而经血倒行，吐血衄血者。是知大气既陷，诸经之气无所统摄，而或上或下错乱妄行，有不能一律论者。"

4. 气郁

张氏指出，方书谓气郁者常太息，即呼吸之间，时出长气一口，以畅其气机也。然宗气下陷者，胸中必觉短气，故亦常太息以舒其气也。若投理气开郁之药，必然愈开愈陷。故张氏谆谆告诫曰："愚原业医者，凡遇气分不舒之证，宜先存一大气下陷理想，以细心

体察。"要求临床医师全面掌握辨证分型原则。

5. 中消

张氏指出，方书谓中消者恒多食善饥，当责诸胃热。然宗气下陷者，胃中之气亦可速于下行，饮食亦因之速下而飨善饥。如不细心鉴别，将宗气下陷证按胃热证处理，是错误的。

综上所述，张锡纯对宗气下陷证的鉴别诊断，可以说是经验丰富，要点突出，很有临床实用价值。特别是他评价东垣精于中气下陷而不识宗气下陷的一段话："东垣于大气下陷证，亦多认为中气下陷，故方中用白术以健补脾胃，而后来之调补脾胃者，皆以东垣为法。夫中气诚有下陷之时，然不若大气下陷之尤属危险。间有因中气下陷，泄泻日久，或转至大气下陷者，可仿补中益气汤之意于拙拟升陷汤中，去知母加白术数钱。若但大气下陷，而中气不下陷者，白术亦可不用，恐其气分或有郁结，而芪术并用，易生胀满也。"这顿话在现在听来振聋发聩，觉得长于宏观理论的中医学实际上也是门精细医学，不由得让人对张锡纯的精湛医术产生由衷的钦佩。

张氏依据其丰富的临床经验指出，宗气下陷证多见于内伤慢性衰弱性病证或外感急难危重病证，这在现在看来，实系心肺功能极度低下，全身呼吸、循环、肾功能衰竭所致，若认证不确而投以开破气分之药，往往祸不旋踵；并指出其主要兼证，或为寒热往来，千万不可误以为是柴胡汤证；或为咽干口渴，千万不可误认为是热盛津伤；或为满闷怔忡，千万不可误认为是气逆胸中；或为神昏健忘，千万不可误认为是心肾虚弱。临床上不可不知，切须入细，以免误诊误治。

十四、治宗气下陷证的专方——升陷汤

方药组成：生黄芪18g，知母9g，柴胡4.5g，桔梗4.5g，升麻3g。

张锡纯学用结合，从纵论宗气之职司时，创制升陷汤以治宗气下陷证，开创了治疗宗气病变的先河。

宗气下陷的治法宜升补宗气，升陷汤方中诸药的作用原理，张锡纯说："升陷汤，以黄芪为主者，因黄芪既善补气，又善升气。且其质轻松，中含氧气，与胸中大气有同气相求之妙用。惟其性稍热，故以知母之凉润者济之。柴胡为少阳之药，能引大气之陷者自左上升。升麻为阳明之药，能引大气之陷者自右上升。桔梗为药中之舟楫，能载诸药之力上达胸中，故用之为向导也。至其气分虚极者，酌加人参，所以培之本也。或更加山萸肉，所以防气之涣也。至若少腹下坠或更作疼，其人之大气直陷至九渊，必须升麻之大力者，以升提之，故又加升麻五分或倍作二钱也。方中用意如此，至随时活泼加减，尤在临证者之善变通耳。"

我们知道，黄芪为补肺气之首选药，而张氏则以其为升补宗气之专药，原因为何？一者肺主呼吸，化生宗气；二者黄芪还有大补脾气之用，主呼吸之肺气与水谷精微化生之脾气充足，则宗气之化源不乏，自然行其提挈包举之用而不至于虚馁下陷，可谓一箭双雕之妙用。需要指出的是，宗气虚弱、宗气下陷时用黄芪大补宗气，其力足足有余，宗气衰竭

时，黄芪恐回天乏力，此时非加野山参、熟附子不可，所以张氏提醒后世医者临证时"随时活泼加减，尤在临证者之善变通耳"。

桔梗是升陷汤中不可缺少的使药，为诸药舟楫，能载药上浮，直达胸间气海。有资料表明，通过代谢组学研究结合药理指标测定，升陷汤对大鼠慢性心力衰竭具有一定的治疗作用，方中缺少桔梗后治疗效果不如全方，从而证实了桔梗在升陷汤中具有引经报使作用。

说升陷汤脱胎于补中益气汤，毫不为过。现代医者知补中益气汤者多，知升陷汤者少，临床凡遇宗气下陷证者，多以补中益气汤代之。其实，两方虽意在升补，但主治功用不同，组方用药有异，若不加以鉴别，则不能准确地指导临床治疗。升陷汤量大功专，作用较速；而李东垣的补中益气汤则是采用小量频投的方法，缓图其功。升陷汤主治宗气下陷，此时一般脾胃虚弱证候还未出现或不甚明显，方剂力以升举，故量大功专，重用黄芪六钱甚达数两，并合以升麻、柴胡、桔梗诸药之升力，在治疗中往往数剂则顿显功效。补中益气汤主治慢性脾胃虚弱证候，病势既缓，治之无速。况脾主运化，胃主受纳，故必以小量药扶持，假以时日，使脾胃生气得以复苏，方可收功，故补中益气汤原方中黄芪仅用5分，人参仅用3分，全方总量不过2钱4分，足见东垣之用心良苦。古人云，差之毫厘，谬之千里，升陷汤与补中益气汤两方虽有相似之处，但药似神不似，其意更不同，全在医者临证竭尽心力把握之。

宗气的功能并不是仅司呼吸，而且能贯心脉，宗气虚陷久之必影响心脏功能。因而，张氏在创制升陷汤基础上，又设制理郁气陷汤一方，除用黄芪补宗气外，复以桂枝温心阳，乳没祛血瘀，是为宗气虚陷，阳不主事，心脉不得贯通之病变而设。临证用方设药，总以圆通活泼、善事加减、直达病所为务。

十五、喻嘉言所论"大气"已接近于宗气，可惜自我否定，没有形成影响力

清朝初名医喻嘉言，推崇《伤寒论》，强调"治病必先识病，识病然后议药"的辨证论治思想，著有《医门法律》《尚论篇》《寓意草》等书。喻氏精研岐黄之术，专门在《医门法律》中阐述"大气论"，以胸中大气为主题进行专论。

喻氏说："大气一说，《内经》尝一言之。黄帝曰：地之为下否乎？岐伯曰：地为人之下，太虚之中者也。曰：冯乎？曰：大气举之也。可见太虚寥廓，而其气充周磅礴，足以包举地之积形，而四虚无著，然后寒、暑、燥、湿、风、火之气，六入地种而生其化，设非大气足以苞地于无外，地之震崩坠陷且不可言，胡以巍然中处而永生其化耶？人身亦然，五脏六腑，大经小络，昼夜循环不息，必赖胸中大气斡旋其间，大气一衰，则出入废，升降息，神机化灭，气立孤危耳。"喻氏此说可谓气宏论充，所谓"大气"功能极接近宗气实质。

可惜的是，喻氏没有跳出传统经典桎梏，赋予"大气"新的理论内容，将"大气"局限在《金匮要略》"气分，心下坚，大如盘，边如旋杯，水饮所作"的水饮久积胸中不散的病证中，自我否定此处所论"大气"既不同于膻中之气，也不同于宗气，使人对喻氏之

"大气"论莫名其说,也使喻氏"大气"论成为学术上的孤岛,没有形成学术影响力,失去了一次中医学术上创新的机会。

虽然喻氏试图在"大气论"中强调"大气"对全身的气有主持作用,若大气不行,诸病便由之而生;既病之后,仍有赖大气之流转,病变才得以消除。所以未病之时,要求人们保养大气;已病之时,要善于流通或补益大气。但是此处所论"大气",跟人体的脏腑功能根本对不上号,言之凿凿,用之无物,没有办法在临床上进行实用。

十六、宗气与皮毛相关

皮毛,包括皮肤、汗腺、毫毛等组织,为一身之体表。皮毛是机体直接接触外界、对外界气候变化最敏感的组织,是机体抵御外邪侵袭的第一道屏障。

《素问·咳论》说:"皮毛者,肺之合也;皮毛先受邪气,邪气以从其合也……则为肺咳。"

《素问·痿论》说:"肺主身之皮毛""有所失亡,所求不得,则发肺鸣,鸣则肺热叶焦""肺热叶焦,则皮毛虚弱急薄""肺热者,色白而毛败"。

《素问·经脉别论》说:"肺朝百脉,输精于皮毛。"

《灵枢·经脉》说:"手太阴气绝,则皮毛焦……皮毛焦则津液去皮节,津液去皮节者则爪枯毛折,毛折者毛先死。"

《灵枢·本神》说:"肺喜乐无极则伤魄……皮革焦,毛悴色夭,死于夏。"

以上经文皆说明肺与皮毛有密切关系。由于肺主气,具有宣发卫气和水谷精微以温养皮毛的功能,故有"肺主皮毛"之理论。如《灵枢·经脉》说:"太阴者,行气温于皮毛者也。"肺的生理功能正常,皮毛得养,则皮肤致密,毫毛光泽,抵御外邪的能力强;若肺气虚弱,皮毛失于温养,则皮肤、毫毛憔悴枯槁,抵御外邪的能力低下,容易招致外邪侵袭。

抵御外邪是皮毛的主要作用。至于皮毛具有呼吸作用,后世则多略而不谈。在《内经》中,把皮毛中的汗孔称作"玄府",又称"气门",一般认为是排泄汗液的,也有模糊地认识汗孔随着肺气的宣发和肃降进行气体交换的作用,但大都被《内经》"天气通于肺"一言遮蔽,对皮毛的呼吸作用视而不见。这是很不全面的。

皮肤呼吸是客观存在的,在人体,尤其在散热活动中,皮肤呼吸作用更加明显。有关资料表明,人体每天经皮肤散热为 2156 千卡,占总散热量的 87.5%,而呼吸散热为 266 千卡,只占 10.8%,充分证明了皮肤呼吸在人体生理活动中的重要作用。在一些低等生物中皮肤呼吸表现得尤为明显,如青蛙在冬眠期间几乎全靠皮肤呼吸。有人曾做过试验,把青蛙的皮肤弄干燥,这时青蛙因失去呼吸功能会很快窒息死亡,但如果把青蛙的肺摘除而保持皮肤湿润,青蛙可存活很长时间。

肺主皮毛,皮肤汗孔随着肺的一呼一吸而一开一合,与肺同步进行着人体内外的清浊交换。如果皮肤呼吸遭到破坏,除直接影响肺主呼吸和肺气宣降功能外,还因汗孔开合失司,体内大量的浊热不得散发,而引起发热、烦躁等症。

肺与皮毛都具有呼吸作用，其区别在于一个主，一个副而已，相互协调、相互促进、相互配合地与自然界进行清浊交换。具体地说，在吸入自然界清气方面，以肺为主，以皮毛为辅；在排出体内浊气方面，以皮毛为主，以肺为辅。如此在人体新陈代谢过程中，起着不可缺少的作用。

肺主呼吸，化生宗气。皮毛也有呼吸作用，直接与自然界相通，那么宗气的化生，皮毛肯定是直接参与进去了。我们依据《灵枢·本脏》说："卫气者，所以温分肉，充皮肤，肥腠理，司开合者也"，认为卫气赖肺宣发到皮毛，笼统地说肺卫管理控制皮毛汗孔的开合，我认为似乎不太严谨。这个"卫气"是哪里产生的？这个"卫气"与肺有什么样的归属关系？这个"卫气"难道就是简单地司汗孔开合吗？翻遍整部《内经》及后世医家所述，我都觉得十分突兀。"卫气"就像一个断了线的风筝，飞到哪算哪，在医学道理里，没有源头，老师怎么说，学生就怎么学，蒙蒙昧昧，不多问几个为什么。难怪《伤寒论》第一方——桂枝汤，因其组方严谨，疗效突出，应用于临床范围广泛，到最后用"调和营卫"来解释其功用，实在令人不敢苟同。

肺与皮毛同主呼吸，共同完成宗气的化合。皮肤汗孔的开合排泄多余的浊气，使清生浊泄，宗气与人体皮毛的关系十分密切。《素问·经脉别论》说："肺朝百脉，输精于皮毛。"这个"精"就是肺与皮毛化合后生成的宗气。肺与皮毛之间管理控制的中间环节是靠宗气来维持的。这样我们就明白了桂枝汤的作用原理。其实桂枝汤也是调理宗气的方剂。宗气是自然界清气与水谷精气由肺化合后的产物，故桂枝汤中健脾调胃药居多数。宗气的功能是十分广泛的，作用是多脏器的，桂枝汤能调宗气，其应用范围自然广泛。我们在临床中常用桂枝汤与玉屏风散合方调补宗气治疗体弱多病者，用桂枝汤合祛风药治疗皮肤疾患及鼻咽疾患，都与调理宗气有关。搞清楚了宗气与皮毛的关系，对临床诊治大有帮助。如果说我们依据"虚里"搏动观察宗气的实质变化，还不够前卫的话，那么根据皮毛与宗气的关系，我们完全可以从皮肤、毛发、汗孔排泄情况，甚至直接从皮毛表面来观察宗气功能的强衰，将对"宗气病变"的诊断大大地向前推进了一步。人体的健康指数也将随着对宗气功能的进一步加强而大大提高。

十七、肺气、肺血、肺阴、肺阳与宗气

中医学最讲究以阴阳气血概括、总结人体生理病理。譬如以五脏分阴阳，则肺的属性为阴，故《灵枢·顺气一日分为四时》称肺为"牝脏"。《素问·金匮真言论》称肺为"阳中之阴"；《灵枢·九针十二原》《灵枢·阴阳系日月》称肺为"阳中之少阴"；《素问·六节藏象论》称肺为"阳中之太阴"。

就肺本身而言，亦有肺气、肺血、肺阴、肺阳之分。

肺气，指肺的主要功能；肺阴，即滋养肺脏之津液及肺本质等有形物质，为肺之体。历代医家对肺气、肺阴论之较详，而对于肺阳、肺血则较少论及。

既言肺阴，则必言肺阳。肺阴是体，肺阳是用。肺阳的生理，虽主要体现于肺功能，但又不同于肺气，肺阳是整个肺功能的动力部分，具有推动肺气活动和化生肺阴的作用。

肺血，肺朝百脉，肺与血脉在生理上是息息相关和不可分割的。从现代医学解剖来看，肺内有许多大小不一的静脉和动脉，它们主要参与体内血液小循环，并且营养肺脏本身。临床上常可见久咳或咳甚损伤肺之血络致使出现咳吐血液症状。这都是肺血客观存在的铁证。

肺气、肺血、肺阴、肺阳在生理上相互化生、相互促进、相互协调、相互制约，共同完成肺脏功能，在病理上则相互影响、相互转化。如肺阳虚可以引起肺宣发敷布水谷精微的功能失职，使生血之源不足而引起肺血虚；肺血虚又能影响肺气，肺气不足，日久动力减弱，而导致肺阳虚。再从肺气与肺血的关系看，气与血互相转化，肺气虚无力输布水谷精微化生血液滋养肺脏，可影响肺血虚。肺血虚又可影响肺主气的功能而使肺气虚，可见肺气与肺血可以相互影响。

宗气，不同于肺气、肺血、肺阴、肺阳。宗气是肺气、肺血、肺阴、肺阳共同作用后，将自然界的清气和脾胃运化后的水谷精气结合在一起化生的产物。肺气、肺血、肺阴、肺阳是宗气之母，宗气是肺气、肺血、肺阴、肺阳之子。

十八、现代科技研究揭示了宗气理论的奥妙

宗气是由肺从自然界吸入的清气和脾胃从饮食中运化而生成的水谷精气相结合而成。应用现代科技知识不难发现：自然界的清气是自然界的氧气，水谷精气则是机体从消化物中吸收的糖类、氨基酸、脂肪酸、甘油、维生素、某些无机离子和水等小分子营养物质。中医学受古代科技水平限制，当时人们还无法认识这些物质的分子结构，只能以清气、水谷精气等名称加以称谓，其实质是一样的。

然而，清气和水谷精气能在人体内结合吗？它们结合后的产物——宗气又是什么呢？现代分子生物学和生物化学揭示：某些无机离子在物质代谢中充当激活剂；在激活剂和酶的催化作用下，糖类、氨基酸、脂肪酸、甘油等营养物质遵循一些确定的途径进行代谢，其中很多代谢途径都需要"氧"，如脂肪酸的 β-氧化、葡萄糖的有氧氧化、氨基酸的氧化脱氨基等。尤其是糖类、氨基酸、甘油、脂肪酸等物质的中间代谢产物，往往都先经由三羧酸循环，再经呼吸链，最后仍需"氧"的参与，进行生物氧化，其特异性的终产物是 ATP（三磷酸腺苷）。由此清晰可见：清气和水谷精气的确在人体内发生了结合，这便是氧气与来自消化道中小分子营养物质的结合，其终产物——ATP 与宗气很相似。

ATP 是能量物质，凡机体的呼吸、循环、代谢、体温、肌肉组织的运动等几乎所有的生命活动无一不由它分解供能，这与宗气的作用是基本吻合的。临床医学也可提供反证，如患者乏氧时，食欲低下时，患呼吸、消化系统疾病时，体内能量物质（ATP）生成减少，往往会出现精神萎靡、懒言少语、声音无力、呼吸不畅、身体倦息、四肢发冷、脉搏细微等宗气虚弱的证候。

由此可见，在两千多年前科技水平还十分低下的古代，仅凭朴素的唯物论和辩证法为指导，祖国医学竟能如此恰到好处地将人体与外部自然环境正确地联系，认为自然界之清气与水谷精气结合产生宗气这一物质，从而有效地指导人们研究人体生理病理，这是一件

多么伟大的事情啊！

十九、结　语

肺在人体中是一个很奇妙的脏腑。与自然界直接相通的脏腑中，除了胃，就是肺了。

天气通于肺。肺在人体中就像一个魔法师，将大自然赋予人的精华源源不断地吸入，化合变生出宗气，推动、辅佐、调控人体其他脏腑组织经络气血的功能。天人相应，毋宁说是天肺相应。

气，有自然之气，有人体脏腑功能之气，更有自然之气与人体脏腑功能之气交汇融合化生的宗气等。魄（包括神、魂、意、志）更是气中之气。气是无限可分的。现代科学探索世界本源，曾经寄希望于原子，认为其是不可分割的最小微粒。后来的研究打破了这个结论，中子、质子、核外电子也逐渐被证实不是最小的物质实体。"基本粒子"也被证实，粒子加速器使粒子对撞，其内部仍然有复杂结构，根据作用力大小而分的强子、轻子、传播力都由夸克组成。要将气的实质搞清楚，千万不要落后于所处时代科学发展的步伐。

两千多年前，我们老祖宗运用当时的最高哲学水平、科技水平，给中医学一个完整的科学认识框架。两千多年后，乃至今后更长的一段历史时期，提示我们和后来者不要拘泥于过去，要有发展，要有创新。气是一个很好的切入点，气是与现代科技及今后科技水平的交汇点。气搞清楚了，人体的奥妙也就揭秘了。

肺主宗气，肺是化生宗气的直接器官。研究气，千万不要忘记化生它的母源。"问渠那得清如许，为有源头活水来。"养生家、医学家注重肺，那是因为肺有研究的价值。

让我们通过研究肺主宗气，架起一座寿与天齐的桥梁。

第十章 关 于 胃

　　中医学和西医学对胃的认识基本一致，所指的就是现代人体解剖学的胃。

　　两千多年前中医学对胃的大小、形态、位置、重量等已有了基本的记载。如《灵枢·肠胃》说："胃纡曲屈，伸之长二尺六寸，大一尺五寸，径五寸。"近代测知胃大弯的长度，约为四十厘米。周代的二尺六寸，约合五十二厘米，似比今之数偏大，但相差不悬殊，证明古人是经过实际观察和测量的。

　　中医学对胃的功能的认识也与西医学有相同点，认为受纳和腐熟水谷是胃的主要功能。受纳，即接受和容纳。胃主受纳，是指胃在消化道中具有接受和容纳饮食物的作用。腐熟水谷，是指胃受纳饮食物后，在胃中进行初步消化，变成食糜。《灵枢·营卫生会》说的"中焦如沤"，更形象地描绘了胃中腐熟水谷之状，犹如浸泡沤肥之状。

　　人类的胃不像鸟或反刍动物的胃摩擦作用那么大，它们的胃主要起机械消化的作用。西医学还认为胃分泌胃泌素帮助消化，同时也进行吸收。中医学也认识到了胃的消化和吸收作用，但将胃的这部分功能概括进了脾脏中。中医学阐述的胃远较西医学复杂，且认为胃在人体中占有重要地位，是后天之本，称"有胃气则生，无胃气则死"，临床治疗十分重视胃气，如《伤寒论》就强调"保胃气，存津液"。现就中医学对胃的认识概述如下，以教正于同道。

一、胃 分 三 脘

　　胃，位于膈下，上接食管，下通小肠。胃的上口为贲门，下口为幽门。胃又称胃脘，分上、中、下部。胃的上部称上脘，包括贲门；胃的中部称中脘，即胃体的部分；胃的下部称下脘，包括幽门。

　　对胃腑分部功能的论述，历代医家亦间有论之者。如清代何梦瑶在《医碥》中说："谓胃分三脘：上脘法天为清阳，属气分，主动。下脘法地，为浊阴，属血分，主静。虽阳中有阴，阴中有阳，然上脘终是气多血少，下脘终是血多气少，中脘则是气血相半。"清代喻嘉言在《医门法律》中说："人虽一胃，而有三脘之分，上脘象天，清气居多；下脘象地，浊气居多；而其能升清降浊者，全赖中脘为之运用""上脘气多，下脘血多，中脘气血俱多"。何、喻两位医家所论皆是依据胃为气血之海而发，又从上、中、下三脘的阴阳归属来论述气血多少，将胃的三脘功能特性分析得比较透彻。

　　从现代临床诊疗来看，上脘包括胃底部位，气体自多，自上腹切诊叩之呈鼓音，X线钡餐检查往往可以看见胃泡气体之影像。下脘包括胃角以下，胃窦与幽门管等处，存留胃液、食糜等，极似中医学所谓"浊阴"。胃的血管分布，又以胃窦附近及小弯下方较丰富，中医学所谓上脘多气，下脘多血的功能特性是客观存在的。

依据胃分三脘的功能特性，临床诊疗上脘痛、胀、满、痞时，病机应考虑以气滞为主；下脘痛、胀、满、痞时，应多考虑湿阻、血瘀、食滞、痰饮等因素。上脘多炎症，病在气分，病位浅；下脘多溃疡，病在血分，病位深。至于治疗，大致可遵在上宜疏、在下宜化、在中宜消之大法，总以胃之气机和降，气血协调为务。

二、胃　　阴

胃阴，即胃中的阴液，胃所分泌的液质。因其质地轻清，又称胃津或胃汁、胃液，属人体津液的一部分。

古代医典对胃阴之说没有专论，虽《素问·至真要大论》中提到"燥者濡之"的治则，张仲景的《金匮要略》首创麦门冬汤视为养胃阴之方祖，但明确提出"胃阴学说"，并基本形成一套完整的理论体系，当属清代叶天士。叶氏著作中明确提出如下论点，使胃阴学说大为倡明。

舌绛而光亮，胃阴亡也，急用甘凉濡润之品。

若斑出热不解者，胃津亡也，主以甘寒，重则如玉女煎，轻则如梨皮蔗浆之类。

热邪不燥胃津，必耗肾液。

劫尽胃汁，肺乏津液上供。

时医多用消滞攻治有形，胃汁先涸，阴液劫尽者多矣。

汗则耗气伤阳，胃汁大受劫烁，变病由此甚多。

胃气虽渐复，津液尚未充。

病减后余热，只甘寒清养胃阴足矣。

太阴湿土，得阳始运，阳明阳土，得阴自安，以脾喜刚燥，胃喜柔润也。

阳土喜柔，偏恶刚燥。

阳明阳土，非阴柔不肯协和。

以上种种，不一而足。自清代叶氏提出"胃阴学说"后，近世之人论治脾胃多从叶氏新说，而以胃阴统脾阴，造成了理论上的混淆，不免流弊滋生。也有明事理者，如吴鞠通在《温病条辨》中针对时医流弊，早已明确指出："脾胃之病，有伤脾阳，有伤脾阴，有伤胃阳，有伤胃阴，有两伤脾胃……彼此混淆。治不中窾，遗害无穷。"其实，叶氏在创造"胃阴学说"时早已注意到这个问题。叶氏认为胃为阳土，性燥喜柔，只有胃阴充足，胃腑才能行使纳谷腐熟之职；东垣之法大升阳气，其治在脾，而治脾之药不能笼统治胃；若遇体质属木火之胜，脾阳素盛，胃阴素虚者，则芪、术、升、柴不可轻投，不仅指出了脾与胃的不同特性，弥补了东垣温补脾阳学说之不足，而且为创制养胃阴一法奠定了理论基础。

凡精、津、汗、血、液等皆属阴，阴是人体生命活动的物质基础，阴具有充养形体脏腑，濡润、滋养、充泽皮肤、毛发、五官、九窍、四肢百骸的共同作用。阳化气，阴成形。

阴液随着人体脏腑分布的位置不同，在生理上有不同的特性。

胃阴属津液范畴，居于流动不息状态，随着肺之宣发布散，流动全身，外则濡润皮毛、肌肤，内则滋养脏腑，或渗入脉中，能充实血液，或输注孔窍，或滑利关节，成为维持人体正常生理活动不可缺少的物质基础。由于胃津质地轻清，流走不息，动则易耗，加上人体对津液的需求甚大，因此胃中津液是最易耗伤的。特别是在外感温热病中，发热、汗出，胃津必然大量损耗。

胃阴来源于饮食水谷及胃质本身分泌的液体，胃阴与肺阴关系密切，饮入于胃，需靠肺之宣发来布散全身，故胃阴与肺阴的性质极为接近，常可用"肺胃之阴"来互称。胃阴与心、脾、肝、肾之阴有不同之处。心主血，脾生血统血，故心脾之阴属营血范畴，营血之充盈和虚少，皆与心脾休戚相关。营血虽以流动为贵，但必须在脉道内运行，溢出脉道则为妄行，故心脾之阴与胃阴相比，其走散、流动性显减。肝藏血，肾藏精，精血互生，主骨生髓，精乃髓之源，精充则髓充，故肝阴、肾阴属精、髓范畴。肝、肾之阴质稠、黏腻，守而不走，静而不动，藏而不泄，居于人体最里层，一般不是久病、重病，是损耗不到肝、肾之阴的。

胃与脾同居中州，是饮食水谷消化吸收的重要器官。在纳化水谷方面，脾阴、胃阴分别起着重要作用。胃阴主要关系到食量的大小问题，如《中国医学大辞典》曰："胃汁充，则食量大，而体强；胃汁少，则食量小而体弱。"脾阴则主要涉及对食物的消化功能，如唐容川在《血证论》中说："脾阴不足，水谷仍不化也。譬如釜中煮饭……釜中无水亦不熟也。"可见在饮食的消化吸收过程中，胃阴主纳，脾阴主化。

胃阴不足，常以口渴，知饥纳少，胃脘灼热或嘈杂，干呕，呃逆，或吐酸，牙根肿痛，舌红苔少，或光红如镜，脉细数为主。养胃阴，宜法取甘寒，因胃为阳土，宜凉宜润，以甘寒滋其阴，清其热。甘寒法代表方为益胃汤、沙参麦冬汤、麦门冬汤，多用北沙参、麦冬、玉竹、天花粉、石斛、蔗浆、梨肉、生扁豆、生桑叶等。

胃阴不足常有胃部灼痛症状出现，甘寒法中可合酸甘化阴，酌加乌梅、山楂、木瓜、芍药、甘草等药，有良好的止痛进食效果。张锡纯推崇的鸡内金一药，味甘性平，能使胃液分泌量增加，酸度增加，胃运动功能明显增强，排空加速，以其肉补胃体，是一味很好的补胃阴药。

三、胃　阳

胃阳，指胃的腐熟水谷，产生温热的功能。胃阳不足，常导致腹胀、呕吐清液、完谷不化等消化不良证候。

胃为阳明阳腑，在正常情况下，胃阳充足，才能奏其纳食传导之功。若胃阳衰微，犹灶中无火，不能腐熟水谷及上输下传。脾为太阴湿土，需赖胃阳的生生之气鼓舞推动，清阳才得以上升。如李东垣在《脾胃论》中说："脾为死阴，受胃之阳气乃能上升水谷之气于肺，上充皮毛，散于四脏。"临床上，胃阳虚每易导致脾阳虚，故治疗胃阳虚往往要把脾阳虚考虑进去。

历史上治疗胃阳虚，有两个很有名气的医家，一个是李东垣，一个是叶天士。李东垣论治胃阳虚，主张益胃升阳，用药偏于甘温升阳，创制升阳益胃汤（黄芪、人参、半夏、独活、防风、白芍、羌活、陈皮、茯苓、柴胡、泽泻、白术、黄连、炙甘草、生姜、大枣）后世多以之为宗。叶天士论治胃阳虚，则以辛温通阳为主旨，立足于通。如《临证指南医案·脾胃》说："胃阳受伤，腑病以通为补，与守中必致壅逆。"胃主降，以通为顺，胃阳不足，虚寒内生，必以辛温通顺为治，方为正务。清代名医叶天士虽首先提出养胃阴之法，但亦十分重视胃阳的作用，对胃阳虚的调理具有丰富的经验，后世医者习之，不可偏废。现以《临证指南医案》为依据，介绍叶氏辛温通阳法治疗胃阳虚的经验如下。

叶氏认为胃阳虚的产生，主要有以下几种因素：饮食饥饱失常；久寒不去；积劳伤阳；苦寒药物应用过多；采用攻下、消导、升表方法过头；素体阳虚，认为胃阳虚是由先天禀赋不足、饮食劳倦、治疗失当或寒湿困阻所致。由于胃阳不足，阴寒内盛，必然产生气滞、食积、饮停、浊聚、痰凝、瘀阻等一系列病理现象，致使升降失常，清浊相干，传化失司，则胃失和降矣。

胃阳不足的临床表现，在上可见噫气、吞酸、呃逆、恶心、呕吐、吐清涎白沫、口淡无味等；在中可见脘痛时作，脘痛如束，前后背心冷，或痛而喜按、得温则减、暮夜为甚，并见痞闷、腹胀、食谷不化、饥不欲食等；在下可见肠鸣、泄泻、便溏等；此外尚可有口不渴饮、四肢不温等见症。舌苔多白或腻，脉多见小弱或兼涩、兼濡、兼沉或带弦。

治疗要紧抓住"阳微寒凝"这一主要病机，立足于温通胃阳，并视有无夹食、夹湿、夹痰、夹瘀等分别施治。

胃阳虚重者，通补胃阳为主，选用大半夏汤合二陈汤去甘草主之，或合附子粳米汤，亦可用桂枝汤去芍药加人参、茯苓，或用六君子汤去白术、甘草加益智仁、草果等。

寒滞重于胃阳虚者，温阳散寒通滞为主，方用附子理中汤、桂枝附子汤等加减。

胃阳虚夹饮邪为患者，温阳蠲饮为主，常用苓桂姜甘汤、小半夏加茯苓汤等化裁。

胃阳虚夹痰者，温阳化痰为主，选用二陈汤、外台茯苓饮等。

叶氏常用以下几类药物合方治疗胃阳虚病证。

益胃：人参、粳米、炒黄秫米、南枣。

和胃：半夏曲、半夏、茯苓、厚朴、陈皮、姜汁、广橘白。

暖胃：益智、草果、荜茇、煨姜、吴茱萸、川椒、荜澄茄、高良姜、桂枝。

温阳：淡附片、干姜、桂心。

理气：苏梗、香附、枳壳、砂仁、乌药、沉香。

泄肝：吴茱萸、桂枝、木瓜、白芍、川楝子。

消积滞：山楂、麦芽、谷芽、神曲。

通络：桂枝、当归须、延胡索、桃仁、红花、蒲黄。

综观叶氏治疗胃阳虚用药特色，无外以下两点：

一是用药远柔用刚。寒为阴邪，每致凝痰聚瘀，饮浊停留中脘，故用药大忌阴柔滋腻，必用辛温刚燥之品，温通流动气机，暖胃散寒，鼓舞胃阳，方能消除寒邪浊滞之患，恢复胃的活泼特性。诚如叶氏所言："用药之理，远柔用刚。"

二是用药以通为补。胃为传导之腑，以通为顺。胃阳虚则寒凝气滞，种种不通之象遂接踵而生。因此治疗胃阳虚叶氏突出一个"通"字，用药宜动不宜静。即使胃阳虚较甚者，补虚用人参时，叶氏亦必配茯苓、半夏、陈皮等，并谓："胃虚益气用人参，非半夏之辛、茯苓之淡，非通剂矣。"叶氏治疗胃阳虚几乎不用白术、甘草，而半夏、茯苓则最为常用，实乃白术、甘草有守中增滞之弊，无通阳之功。

　　随着时代的进步，社会的发展，生活水平的提高，冰箱、空调的普及，老百姓在衣食住行方面已没有过去那样四季分明，特别是饮食生冷，讲究鲜活食材，更容易损害胃阳。患诸炎症，一般都采用输液、抗生素治疗，而这些药物，在中医来说都属寒凉性质，最易阻遏胃阳的舒展。临床上常可见到许多患者经输液消炎治疗，炎症控制后，有很长一段时间不欲饮食，口淡无味，甚则食入即吐，其实都是损害了胃阳的缘故。所以在这里用一定篇幅介绍胃阳的知识是有其临床实用价值的。即使在叶天士所处的清朝，其门人华岫云也感慨地说："世人胃阳虚衰者居多。"观《临证指南医案》一书，辨证属于胃阳虚的病例即多于胃阴虚者。

四、胃　气

　　"胃气"之名，首见于《素问·平人气象论》"平人之常气禀于胃，胃者平人之常气也。人无胃气曰逆，逆者死"。经论中"胃气"的原意是论述脉象中之"胃气"，也即是《素问·玉机真脏论》所说的"脉象以滑，是有胃气"和《灵枢·终始》所说的"谷气来也徐而和"的脉象，是有胃气之脉。

　　自古经典开创脉有胃气之说后，至今中医脉诊都是以脉有无胃气作为判断邪正盛衰及病变善恶的重要标志。所谓脉有胃气，是指脉象柔和从容，节律整齐而言，正如《医原·切脉源流论》所云："胃气脉和柔轻缓，匀净分明，三部九候，皆要如此。"若脉来弦硬劲急，毫无柔和之象，则表示胃气衰败。若胃气充则见平脉，胃气虚则见病脉，胃气绝则见死脉。凡病中无论脉浮、沉、迟、数、洪、滑、涩等，只要见到从容和缓之象，尽管程度不一，都主病情较轻，预后较好；反之则主病重，预后不良。因为胃中的水谷精微之气通过肺的经脉输布全身而现于寸口，所以胃气盛，寸口脉才有从容柔和之象；若胃气衰败，不能输布水谷精微之象以濡养各脏腑组织，寸口脉就不现从容柔和之象，而出现脏腑衰竭的真脏脉，因此有"脉以胃气为本"的说法。

　　诊脉与胃气有关，古人还通过望神察色、听声音、问饮食等来观测人体胃气的盛衰。如《素问·六节藏象论》说："天食人以五气，地食人以五味。五气入鼻，藏于心肺，上使五色修明，音声能彰；五味入口，藏于肠胃，味有所藏，以养五气。气和而生，津液相成，神乃自生。"《灵枢·平人绝谷》说："故神者，水谷之精气也。"由此可知，人体胃气强，则精气充，形神俱佳，即使有病也多为轻病，预后亦佳；反之，胃气衰，则精气虚，体弱神疲，有病多重。

　　但是，由于脾胃为"后天之本"、生化之源，历代医家均非常重视。如东汉末年张仲景著《伤寒论》，其在伤寒杂病证治中处处顾护脾胃，体现了以护胃气为本的指导思想。张仲景说："伤寒二三日，三阳为尽，三阴当受邪。其人反能食而不呕，此为三阴不受邪也"，认为阳证能否转为阴证，邪能否深入，关键之一在于胃气的强弱。胃气不衰能食可拒邪，不呕不泻邪气不易从三阳转入三阴。即使在结束《伤寒论》时都以"脾胃气尚弱……损谷则愈"而落笔，强调保胃气在整个疾病治疗过程中的作用。

金元时期李东垣创脾胃元气学说以来，大大引申了《素问·平人气象论》中的"胃气"之说，认为"五脏六腑皆禀气于胃"，即说明"胃气"是生命之本。胃气的盛衰和有无关系着人体的健康与否和生命的存亡。如喻嘉言在《医门法律·先哲格言》中说："胃气强则五脏俱盛，胃气弱则五脏俱衰。"一般而言，不论何种疾病，如果胃气不衰，虽重也易于治愈，预后佳良；如果胃气大衰，则预后不良；若胃气已绝，则生命告终。故张景岳在《景岳全书·论脾胃》中说："有胃则生，无胃则死。"吴昆在《医方考》中说："人无胃气曰逆，逆者死；人以水谷为本，人绝水谷则死；脉无胃气亦死。"因此，历代医家把保护胃气作为重要的养生和治疗原则。

纵观前人所论述的胃气，其含义应该是多方面的，其中主要的应该有以下几个方面：

（1）胃气即是指胃的生理功能。胃的受纳和腐熟功能皆是胃气的作用。胃气强，则胃的受纳和腐熟功能亦强；胃气弱，则胃的受纳和腐熟功能亦弱。如李东垣在《脾胃论》中说："胃中元气盛，则能食而不伤，过时而不饥。"李氏所谓"胃中元气"即指胃气而言。

（2）胃气指脾胃的功能在脉象的反映，即和缓流利的脉象。

（3）胃气泛指脾胃的纳食运化功能。胃为受纳腐熟水谷的器官，脾为运化水谷精微的器官，脾胃二气共同作用，才可完成对饮食物的消化吸收。胃气强则脾胃的纳食运化功能亦强，机体的气血生化有源；胃气弱，则脾胃的纳食运化功能亦弱，机体的气血生化乏源。如张景岳在《景岳全书》中说："故人自有生之后，无非后天之为用，而形色动定，一无胃气则不可。"此处的"胃气"，即泛指脾胃二脏的功能而言。

（4）胃气泛指胃与大肠、小肠、肝、脾、胆对饮食水谷的消化、吸收、排泄功能。《灵枢·五味》指出："五脏六腑皆禀气于胃。"胃气主降，在纳食、腐熟水谷的消化、吸收、排泄上，要和肝气、脾气、胆气及大小肠传导功能相配合才能完成，这种以胃为主，多脏腑配合的功能，称为胃气。

（5）胃气即水谷精气。《素问·玉机真脏论》说："五脏者，皆禀气于胃；胃者，五脏之本也"，说明五脏之气皆禀受于胃。《素问·平人气象论》说："人以水谷为本。"《灵枢·玉版》说："人所受气者，谷也。谷之所注者，胃也"，说明五脏所禀受的胃气，应是脾胃运化而生成的水谷精气。

（6）胃气泛指机体所有的气，包括元气、阳气、营气、卫气和谷气等。如李东垣在《脾胃论》中说："内外经悉言人以胃气为本。盖人受水谷之气以生，所谓清气、营气、运气、卫气、春升之气，皆胃气之别称也""胃气者，谷气也，营气也，运气也，生气也，清气也，卫气也，阳气也"。

（7）胃气即人体正气。如张景岳明确地说："胃气者，正气也。"将胃气的含义扩大到无限大。

（8）胃气即人的胃口，反映人的食欲食量大小。

（9）胃气即人的面部颜色及其光泽。如《医原·望病须察神气论》曰："盖以平人五脏既和，其色禀胃气而处于皮毛之间……盖有神气者，有胃气也。"

（10）胃气即胃火、胃热。民间说某人口臭、脾气躁、身体又壮实者，常言某人胃气大，实则指某人胃火、胃热多。

（11）胃气指气机运行、升降功能。

综上所述，历代名家对胃气的认识概念相当复杂，实际上胃气代表了人体脾胃的功能状况，在很大程度上反映了人体营卫气血、脏腑经络的生机状况。民以食为天，胃又是主纳食的，饮食功能强盛往往反映了一个人功能的强健状态，故以有无胃气判断生死，是有其生活依据和生理依据的。

五、胃 之 五 窍

胃之五窍，指与胃相通的五个出入口：咽门、贲门、幽门、阑门及魄门。《灵枢·胀论》说："胃者，太仓也。咽喉、小肠者，传送也。胃之五窍者，闾里门户也。"闾里，指古制，二十五户为闾，五十户为里。这句话的意思是：胃，是受纳饮食物的仓库；咽喉和小肠，在上主传送食物入胃，在下主传送清、浊从下而出；胃气出入的咽门、贲门、幽门、阑门、魄门五门，好像闾里的门户一样。张景岳在《类经》中说："胃之五窍，为闾里门户者，非言胃有五窍，正以上自胃、下至小肠、大肠，皆属于胃，故曰闾里门户。如咽门、贲门、幽门、阑门、魄门，皆胃气之所行也，故总属胃之五窍。"

胃有五个出入口的生理特点，决定了胃在受纳和传送饮食物过程中的主导地位。传导饮食物的过程是需要胃气推动的，同时闾里门户还不能阻塞，必须畅通，才能保证饮食物清、浊自下而出。需要指出的是，胃之五窍，即与胃相通的五个出入口，又分别不为胃所主，心、肝、脾、肺、肾五脏功能都可干预五窍的关、开功能，其中一窍关、开失职，都可能影响胃气的传导畅通功能。所以胃在人体的受纳腐熟水谷功能中占有重要位置，贵为后天之本，为五脏六腑提供生化之源，但也最易受诸脏腑功能正常与否影响，一旦胃之五窍某一窍关、开不利，则必影响气机升降，出现痞、满、胀、痛诸症。

临床上，胃功能失调的表现多以气机紊乱症状出现，医者每以五行生克制化来解释，虽有其道理，但总令患者半信半疑。其实胃出现气机紊乱症状，与胃之五窍通畅与否有关，这是人体生理病理变化上不变的事实，是客观存在的，既直观又客观，令人信服。治胃病，不管是温阳，还是滋阴，或者是健胃，或者是补益、和解、消导、攻下等，都必须加用行气疏滞法，其根本原因就在于胃有五个与之相通的出入口。这五个出入口，即胃之五窍，是胃气通行的关口。胃之五窍，有一个出现关、开问题都会影响胃的功能正常与否。

胃之五窍，专门放在《灵枢·胀论》出现，认为五脏六腑都可出现气机壅滞逆乱的胀满、疼痛症状，其用意与五脏六腑功能失常，影响胃之五窍关、开之司，胃气壅滞有关。治胀必治气，这个气，临床医生应时时考虑以疏调胃气为主。至于怎么疏调胃气，则要考虑三个因素：一是胃本身动气状况如何；二是胃之五窍是否通畅；三是影响胃之五窍关、开功能的相关脏腑功能是否正常。

六、胃 之 大 络

《素问·平人气象论》说："胃之大络，名曰虚里，贯膈络肺，出于左乳下，其动应衣，脉宗气也。"胃之大络，是指由胃直接分出的大络脉，与十五别络不同。其循行经络自胃上行，贯通横膈，连络肺，出于左乳下的虚里，即心尖搏动的部位。

经络是运行人体全身气血，联络脏腑肢节，沟通上下内外的通路。经络包括经脉和络脉。经，有"径"的含义，也就是路，指的是大并且深的直行主干。经脉，是经络系统的主干，多循行于人体的深部，有固定的循行部位。络，有"网"的含义，指的是分支。络脉，是经脉的小分支，循行于浅表，纵横交叉，网络遍布全身，把人体所有的脏腑、器官、孔窍及皮肉筋骨等组织联结成一个统一的有机整体。大的络脉有十六支，即十二正经及任督二脉的分支，再加上脾之大络、胃之大络，合称为十六络。

经络既不是血管，也不是神经，更不是单一的器官。因为中医学和西医学是两种不同的理论体系，现代解剖学找不到它，但它确实存在于人体内，好比是人体内的运输系统，运输的是气与血。人活一口气，气没了，生命也就结束了，所以经络现象只有活着的人有，解剖体上是找不到的。经络是气居住和活动的地方。气到哪里，就把生命所需的精微物质即营养元素带到哪里。经络虽然不是实质的管状物，但它像水管一样会被堵塞。所以说，经络需要经常疏通，采取按摩、运动、针灸甚至拍打等，经络就会十分畅通活跃。经络畅通活跃，人体也就舒适轻快，活力十足了。

胃是六腑中唯一出现大络脉的器官。胃是水谷之海、气血之源，胃之大络起到了输送营养物质的重要作用。其独特的生理结构决定了生理功能在人体的主导地位。相反，由于饮食不节、寒温不适、饥饱失调也最易影响胃络的畅通功能，出现络脉气血瘀滞问题。临床上许多胃病经久不愈或反复发作，就要考虑是胃络的问题。由于络广泛而细小，络病治疗芩连不能清，姜附不能温，参芪不能补，熟地嫌其腻，其治疗可采用辛润通络为主。清代叶天士综合前人经验，认为"初为气结在经，久则血伤入络"，提出治病要"讲究络病功夫"，说的就是这个意思。

七、胃　　家

《灵枢·本输》说："大肠、小肠皆属于胃，是足阳明也。"胃家，泛指胃、大肠、小肠等胃肠而言。

《伤寒论》说："阳明之为病，胃家实是也。"胃称家，显然不仅仅是指单个号称仓廪之官的胃，应该是指整个消化管道而言。胃家，不但肩负着腐熟水谷的消化作用，也肩负着排泄粪便的传导作用。胃家出现功能异常，则消化、传导功能不正常，积滞、宿食、大便都会留滞，充塞管道，形成胃家实了。《伤寒论》中说："阳明病，下之，心中懊恼而烦，胃中有燥屎者，可攻。腹微满，初头硬，后必溏，不可攻之。若有燥屎者，宜大承气汤""阳明病，谵语有潮热，反不能食者，胃中必有燥屎五六枚也；若能食，但硬耳；宜大承气汤下之""汗出谵语者，以有燥屎在胃中，此为风也，须下者，过经乃可下之。下之若早，语言必乱。以表虚里实故也。下之愈，宜大承气汤"。这里的"胃"，指"胃家"，显然是大肠。纯粹的胃，是不可能有燥屎的。中医学用"胃家"来表述，其寓意是提醒医者要有胃与大、小肠关系息息相连的观念。胃与大、小肠的功能，实际上是一个整体功能，在人体内是一个小宇宙，紧密相关，互相联系，互相影响，有时可以说胃肠在生理病理上是没有严格区分的。

人体是一个统一的整体，脏腑、经络、气血之间密切相关。胃的功能紊乱，可以影响其他脏腑功能异常，导致其他脏腑病变；其他脏腑功能紊乱，亦可以影响胃的功能异常，引起胃的病变。这是以人体大统一观而言的。大统一中又有小统一，胃家，即胃、小肠、大肠等，属于人体生理功能相联系大统一中的局部小统一。胃、小肠、大肠生理上都是一根管腔相通，饮食、水谷的消化、吸收、排泄等于在一条生产线上工作，彼此相互紧密相连，才能完成彼此之间的新陈代谢工作。用一个"家"来表述，再贴切不过。

八、胃主降浊与胃动力

胃主降浊，指胃的功能之一。浊指饮食水谷。《灵枢·阴阳清浊》说："受谷者浊。"胃中初步消化的食糜依靠胃气的作用而下降至肠道，与脾主升清的功能有相反相成的作用。

胃气宜降不宜升，胃气不降反而上升，则人体处于一种病理状态。《素问·阴阳应象大论》说："浊气在上，则生膜胀。"《素问·逆调论》说："胃者，六腑之海，其气亦下行。阳明逆，不得从其道，故不得卧也。"清代叶天士也说："纳食入胃……胃宜降则和。"胃降的过程，按现代医学理论说其实就是一个胃动力概念。

临床上发病率较高的嗳气、呃逆、反酸、呕吐、反胃等病证，中医学认为是胃气不降反而上升的胃气上逆证。现代医学则从胃动力学入手，如胃食管反流病、功能性消化不良、胃轻瘫等，以胃动力的生理病理研究为重点，虽开发出一些胃动力药物，如增强上消化道动力的多巴胺拮抗剂胃复安、吗丁啉之类，$5-HT_4$ 拟似剂西沙必利及降低上消化道动力的钙通道阻滞剂尼非地平之类，但以上药物临床上对消化道动力障碍引起的症状改变都有限，即使与抗分泌药 H_2 受体阻断剂或奥美拉唑等合用，也未必能获得肯定的效果。

将胃主降与胃动力中西两个概念有机地统一起来，采用中医学的整体观念和辨证论治处理这类病证，在临床上有较明显的优势。针对胃气上逆的不同病机和证型，以不同的方药治之。如肝火犯胃，胃失和降以左金丸治之；气虚湿阻，脾胃气机不畅以香砂养胃丸治之；痰饮内阻，胃气不降以小半夏汤治之；湿热内蕴，胃气上逆以连苏饮治之；少阳枢机不利，胆胃失和以小柴胡汤治之；表湿不解，寒湿不化，胃失和降以藿香正气散治之……可以说中医学治胃气上逆的方法是十分广泛的，也是在临床上屡试不爽的。

现代医学检测手段发展较为迅速，如将胃主降浊与胃动力学理论有机结合在一起研究，采用先进的全消化道压力检测仪器进行临床研究，中西互补，将对中医升降理论有一个全新的认识和突破。

九、胃 炎 与 热

胃炎是一个现代医学概念，是胃黏膜因各种原因而发生的炎性变化，即组织营养不良、血循环障碍和细胞成分的增生增殖。胃炎有急性和慢性之分，前者多以渗出为主，后者一般以增生为主。引起胃炎的原因有很多，如饮食失节、恣食生冷、嗜食辛热厚味、外感六淫、久郁、五志化火等。临床有医者望文生义，炎是两火组成，属热邪为患，见炎即清，丢掉中医学的虚实寒热辨证，常常治疗无效，甚至加重病情。

中医之"热"，乃八纲之一，恶热喜冷，口渴喜饮，尿赤便秘，吐衄烦热，舌红苔黄干燥，脉数等是其常见症状，治疗原则是"热者寒之"。胃炎是西医病名，在中医看来，可以有因热而致，也可以是因寒所致。"炎"与热虽在一定的情况下有某种联系，但没有必然的内在联系。临床实践中所遇到的胃炎患者，虽有一些病例是热证，但又绝非都是热证，胃炎与热的内涵是迥然有别的。治疗时绝不可把胃炎视为热证，用清热药消炎。治胃炎，必须遵循中医辨证施治原则，寒者热之，热者寒之，谨守病机，随证治之。

十、胃 之 关

胃之关，指肾。"肾者胃之关"作为一重要的生理学说，迄今仍在临床上起着重要的指导作用。

"肾者，胃之关也"出自《素问·水热穴论》，文中说："肾者，胃之关也，关门不利，故聚水从其类也。"所谓"关"，应理解为关口，出入门户。王冰注云："关者，所以司出入也，肾主下焦，膀胱为府，主其分注，关窍二阴，故肾气化则二阴通，二阴闭则胃填满，故云肾者胃之关也。"张介宾注云："关者，门户要会之处，所以司启闭出入也，肾主下焦开窍于二阴，水谷入胃，清者由前阴而出，浊者由后阴而出，肾气化则二阴通，肾气不化则二阴闭，肾气化则二阴调，肾气虚则二阴不禁，故曰肾者胃之关也。"喻嘉言注云："三阴者，手足太阴脾肺二脏也，胃为水谷之海，水病莫不本之于胃，经乃只属于脾肺者何耶？使足太阴脾足以转输水精于上，手太阴肺足以通调水道于下，海不扬波矣，惟脾肺两脏之气，结而不行，后乃胃中之水日蓄，浸灌表里，无所不到也，是则脾肺之权可不伸耶？然则权尤重于肾，肾者胃之关也，肾司开合。"

从经文及诸注家疏解可以认为，肾主水，位居下焦，开窍于二阴，与膀胱相表里。当水液入胃，经脾的吸收，通过心主血脉，肾的温煦，由脾上输到肺，供养机体，并通过肺气肃降，通调水道，降输于肾，又供肾的温化，把可供再利用的一部分蒸腾上升，再经过脾的转输、肺的敷布，供全身使用。另一部分不能再利用的浊中之浊水，由于肾的气化作用，下输膀胱，变成尿液排出体外，完成水液代谢调节的过程。所以肾在人体水液代谢的过程中，对处理清、浊水液起着关键作用，故谓"肾者，胃之关也"。肾、胃关系密切，许多肾病患者从胃入手调治的效果就很好。如慢性肾小球肾炎、肾病综合征以水肿、蛋白尿为主要表现者，临床观察多会出现中焦脾胃证候，如纳呆便溏、神疲乏力、恶心呕吐、舌淡胖有齿痕、苔白腻等，即是肾与胃之关，关门不利而水聚为害。采用胃肾相关理论，从脾胃为水液代谢之枢纽角度考虑，从脾胃论治，多能收效。

慢性肾衰竭患者脾胃功能紊乱往往更为突出，如恶心呕吐，口黏纳呆，便溏或腹泻，舌苔黄腻或水滑或焦黄起刺等。调治脾胃，在肾衰竭的治疗中十分重要。尤其是肾衰竭患者由于水湿长期内停，湿毒内聚，浊气上攻，胃失和降而上攻，致恶心呕吐，难以进食。此类患者宜先和胃降逆止呕，佐以利湿解毒，才能使患者转危为安，为进一步治疗打下基础。

胃与肾之间不但在水液代谢上存在着密切联系，而且在互相资生、互相促进及气机升降摄纳上有着密切联系。肾为先天，胃为后天，两者有先天生后天、后天资先天先后天关系。胃主纳，以通降为顺，此功能除肺的肃降功能参与外，尚有赖胃之摄纳。肾气衰疲，摄纳无权时，多见胃不能纳，呃逆呕吐等症，若不峻补肾气，实难奏效。胃病日久，如胃十二指肠球部溃疡、慢性萎缩性胃炎及虚寒、阴虚胃痛患者，用温胃中药久久不愈者，应考虑火不暖土，其本在肾；或用滋胃药无效者，应考虑为水不济土，其本在肾。此时在治胃药中加用治肾药，可以起到胃肾双调之效。

临床上处理胃肾关系的典范当属医圣张仲景。其《伤寒论》阳明三急下证、少阴三急下证，果敢地用大承气汤急下存阴，急下阳明胃腑燥热，救存少阴肾脏将绝之阴，实乃大手笔，其胆识手段堪为我辈楷模。

十一、治痿独取阳明

痿证是指肢体筋脉弛缓，手足痿软无力的一种病证，以下肢不能随意运动及行走者较为多见，故有"痿躄"之称。

有关痿证的记载，首见于《内经》。《素问·痿论》是讨论痿证的专篇，指出痿证的主要原因是由五脏之热影响到所合的筋骨、肌肉、皮毛、血脉而成；并根据肺主皮毛、心主血脉、肝主筋膜、脾主肌肉、肾主骨髓等所属关系，提出"痿躄""脉痿""筋痿""肉痿""骨痿"等不同名称。

痿证的成因及所涉及脏器有这么多，但《内经》在治疗上独独提出"治痿独取阳明"的重要法则，可谓独具匠心、耐人寻味。

《素问·痿论》说："阳明者，五脏六腑之海，主润宗筋，宗筋主束骨而利机关也。冲脉者，经脉之海也，主渗灌谿谷，与阳明合于宗筋，阴阳揔宗筋之会，会于气街，而阳明为之长，皆属于带脉，而络于督脉。故阳明虚，则宗筋纵，带脉不引，故足痿不用也。"什么是机关？指关节而言。什么是谿谷呢？《素问·气穴论》说："肉之大会为谷，肉之小会为谿"，也就是肌肉会合的大小关节处。因此，谷是指大关节；谿是指小关节。此段经文明确指出阳明胃腑为水谷之海，五脏六腑皆禀气于胃，胃除有给人体脏腑提供营养热能的作用外，还有一个重要功能，即滋润人体全身的筋脉关节。胃气盛，则宗筋润，关节活动滋润；胃气衰，则宗筋纵，关节活动受限。世医认识胃的功能多从纳谷、腐熟、降浊着眼，而对阳明胃腑与宗筋关节的关系忽略，不能不说是一个遗憾。

"治痿独取阳明"提示我们，阳明乃宗筋之长，痿证病变可以独取阳明，演而义之，痹证和关节痛证也可以从阳明入手和诊治。如邹滋九说："阳明为宗筋之长，阳明虚，则宗筋纵，宗筋纵则不能束筋骨以流利关节，此不能步履，痿弱筋缩之症作矣。"随着医学的进步、各种治疗痿痹方法的挖掘，现代人治疗筋脉关节疾患已很少从胃考虑了。除了患者具备一系列脾胃虚弱证，有些医生还会兼顾脾胃功能外，大多医生几乎都喜欢用祛风除湿、舒筋活络或补肾壮骨中药，至于立方处法施药突出以独治阳明的准则可以说十之难得一二，充其量在针灸上，还会保留这一传统治则。

古今临证医案报道中，清朝名医叶天士从胃论治筋脉关节疾患有一些记载，可以说是发前人未发之旨。如《临证指南医案》记载叶氏治胃气窒筋骨不利之痿证，先是环跳穴痛，继则不堪行走，用加味温胆汤以流通胃气，认为"《内经》论治痿独取阳明"，是因"胃脉主乎束筋骨利机关窍也。"

叶氏认为痹证乃风、寒、湿三气交伤，但亦与阳明脉虚有关。如治王姓营虚痹证，为虚多邪少，虽用辛香走窜药物，宜通经髓壅结气分之邪气，仅有却病之能，然无补虚之益，病必不能愈。一是"大凡药饵，先由中宫以布诸经，中焦为营气之本，营气失养，转旋自钝"，药效难于充分发挥；二是由于营虚，难以鼓邪外出。故叶氏用人参、茯苓、桂枝木、炙甘草、当归、炒白芍、南枣之品，养营胜邪，使营和痹除。

叶氏治汪姓"胃阳伤残，浊气上攻，将为痛厥"案，以吴茱萸、姜汁、半夏、茯苓、粳米，治阳明之阳。失血背痛者，其虚亦在阳明之络，用人参、归身、枣仁、白芍、炙甘草、茯神，以填补阳明，认为处理好了阳明胃脉与筋脉关节的关系，患者筋脉关节病患自然愈之难复矣。

十二、阳明脉衰

《素问·上古天真论》说："女子七岁，肾气盛，齿更发长……五七，阳明脉衰，面始焦，发始堕"，说明人体的衰老是从"阳明脉衰"开始的。阳明胃经为多气多血之经，所谓阳明脉衰，就是指胃及胃经脉转输气血的能力开始衰减或减退。

很多医家在理解"阳明脉衰"时，脾与胃不分，脏腑与经络相混，笼统地认为是脾胃功能虚衰，这是不正确的。脾与胃的概念，太阴经脉与阳明经脉，在《内经》中是有严格区别的。中医学在阐述人体生理病理现象时，虽用现代话来说有些抽象、笼统，但抽象、笼统并不等于不存在，只不过是你没有发现而已。这个道理，我在前面已经反复说过。特别是在《关于三焦形质之争》一文中有详细论述。中医学也很讲究定位、定性、定量。"阳明脉衰"，将人体开始衰老的器官定在胃腑，功能定在转输气血的量多量少上，直接与阳明经脉有关。"胃-经脉-气血"模式的提出，告知我们在预防衰老及有关疾病的发生上，要注意调补气血、强壮胃运、疏通经脉。现代很多人用健胃的方法、活血的方法来强壮身体、预防衰老及防病治病，其原始依据应该是"阳明脉衰"。

胃是人体里的"能量转换器"。胃负责把吃的东西转化成能量，即气血，就像发动机把汽油转化成汽车动力一样。经脉则是隐藏在人体里面的"电线"，负责把胃转换的"电"（即气血）运到人体的各个部分去调节各个脏腑，来保证身体正常地运行。如果胃这个"能量转换器"功能衰减，经脉运输功能衰减，就意味着人体整个功能衰退，人体的衰老就正式开始了。

阳明脉衰，导致的后果是面部憔悴，头发变白或脱落，其原因是气血供应不足。《灵枢·阴阳二十五人》说："气血盛则髯养"，并可"美眉以长、耳色美""气血和则美色"，说明人体气血充盈本身就可起到美容的作用。追求美，是现代人的时尚，其方法也很多，诸如控制饮食、运动、面膜等，其实很多是治标不治本的，如果临床上紧紧抓住"阳明经脉"与美容的内在联系，从胃入手，调整气血功能，注意经脉运行，将对中医美容有重要的指导作用。

十三、五脏不足调于胃

孙思邈在《备急千金要方》《千金翼方》中，总结前人，尤其是在《内经》的经验基础上，提出"五脏不足，调于胃"的观点，认为对五脏不足之病要从胃调治。

《素问·经脉别论》云："饮入于胃，游溢精气，上输于脾，脾气散精，上归于肺。"《灵枢·口问》说："谷入于胃，胃气上注于肺"，说明胃对饮食有受纳、腐熟的功能。由于胃的这一功能在人体非常重要，在维系人体生命活动中起着重要作用，所以《华佗中藏经》云："胃者，人之根本；胃气壮，五脏六腑皆壮也。"如果胃的功能受损，气血化源、气机升降、清浊吸收排泄都会出现问题，脏腑经络气血功能紊乱，甚则影响生命安全。故《素问·厥论》说："胃不和则精气竭。"显然，调胃就有其重要意义。孙氏认为调胃能使"气得上下，五脏安定，血脉和利，精神乃居。故神者，水谷之精气也"。

五脏不足，调于胃。此五脏不足，我认为并非单指五脏之虚证，应该是阴阳虚实夹杂之证。因为单纯的虚证、实证，只要补不足，损有余即可，没有必要五脏不足还要从胃调治。只有在虚实夹杂，阴阳交缠，寒热错杂，彼此阴阳难分难解，难以理出头绪时，才从胃调治，胃和则五脏安。至于怎么从胃调治，还是不离阴阳虚实、气机升降辨析基础上选方用药。无论用何种方法调胃，首先必须开胃，一个连胃口都没有的人，是不可能五脏强健的。只有胃纳食功能强健，才谈得上安五脏。

十四、胃　　神

狭义之神由心所主，广义之神由谁所主呢？这个问题几千年来有所论述，但是没有肯定回答。即使论及，也认为是诸脏腑共同主持，协调运行的结果。

《灵枢·平人绝谷》曰："故神者，水谷之精气也。"

《灵枢·小针解》曰："神者，正气也。"

《素问·八正神明论》曰："血气者，人之神。"

《脾胃论》曰："五脏六腑皆禀气于胃。"

《景岳全书》曰："有胃则生，无胃则死。"

胃为水谷之海、气血化生之源，是产生神的源头器官，没有胃，哪来的神？上述医典及后世医家所论，正是此意。

中医学认为，精、气、神是人体的基础物质和功能活动的集中表现，是生命现象的总体反映。其中精、气属于物质，神属功能。用现代话来说，精是人体从外界摄取的糖类、脂肪、蛋白质、维生素、核苷酸及矿物质等诸多营养物，自"食气入胃，散精于肝"后，经分解和转换变成了一系列小分子和加工物，如葡萄糖、氨基酸、甘油、脂肪酸、酮体、血浆脂蛋白及维生素的衍生物，这些生物小分子在体内发生进一步生化反应，激活后变成一系列中间活化分子，从而参与机体的各种物质代谢，产生能量，推动着五脏六腑的功能活动。气是精在人体物质代谢过程中产生的能量。神是体内物质能量代谢中的信息指挥系统，具有调节控制人体物质能量代谢的作用。在生命体内，处处都存在着信息流动和信息识别，存在着各种各样的通讯联系。神对信息的特有处理和调控，使生命体能处于最佳运转，使体内器官的功能处于最佳状态，并对内外环境做出最优化的反应。《灵枢·邪客》曰："五谷入于胃也，其糟粕、津液、宗气分为三隧。"如果胃没有高级的信息指挥调节系统，是没有办法将这些物质进行细致处理的。所以说，胃本身就具备神的作用，将其合称为"胃神"毫不为过。

现代科学研究表明，人的头有两个：一个是人们熟悉的颅脑中的大脑中枢神经系统；另一个在胃肠，即胃肠神经系统，它像头内大脑一样有沟回和神经，存在于食管、胃、小肠和结肠组织里，是具有神经元、神经传递素和蛋白质的统一体。它在神经元之间传递信息，并支持颅脑正常复杂的循环系统细胞，使其能够马上做出反应，听到声音，记忆并使胃肠产生感觉。新生儿吃东西和消化的原因就是胃肠神经系统能进入新长的头里，然后传入身体各部位。胃肠神经系统同时使大脑细胞得到更多的氧和糖，促进大脑思维。脑肠肽在胃肠和神经系统双重分布，不仅在外周广泛地调节着胃肠道的各种功能，而且在中枢也参与对胃肠道生理活动的调节。如当食物进入胃后，会分泌一些脑肠肽，对睡眠有促进作用。有些人饭后感觉困倦，以前的理论是餐后血液都积聚在胃肠，脑血流减少就会觉得困，实际上除了这个原因，脑肠肽也起了一定的作用。中医学过去对胃影响神志活动都是采用胃络通心来解释的，用调理胃功能的办法治好了很多神志病变，但都没有直接从胃解释。其实，胃这个精气生化器官，本身是能合成神的，这个"神"就是"胃神"，只不过大家不愿承认而已，将其归入胃气范畴内。

广义之神，是人体生命活动的外在表现，所谓"得神者昌，失神者亡"。胃神是广义之神之一，且特别具体，如脉诊可以察知胃神功能如何。《医原》说："有胃即是有神。"《三指禅》说："缓即为有神。"《东垣十书》说："脉之不病，其神不言，当自有也。脉即病，当求其中神之有与无焉。"而孙光裕则说："所谓神，滋生胃气之神也。于浮沉迟数这中有一段冲和神气，不疾不徐，虽病无虞，以百病四时皆以胃气为本是也。"所以，胃气之神可以在脉中体现。《中医诊断学》中说："所谓脉神，就是脉来柔和。如微弱的脉，微弱之中不至无力的为有神；弦实的脉，弦实之中仍带有柔和的为有神。总之，脉之有胃、有神，都是具有冲和之象，有胃即有神，所以临床上胃与神的诊法一样。"

胃生神，是由独特的生理功能、所处位置及生理结构决定的。胃在脏腑中，是与所有器官有密切联系的一个脏器。胃与各个脏腑的关系，就像中国大地上的黄河、长江一样，滋润、辅助、推动着各脏腑的功能。特别是其有一个独特的络脉系统——胃之大络，这是除了脾，其他所有脏腑都不具备的。胃之大络，"贯膈络肺，出于左乳下"，使心肺两个主要脏器与胃息息相连。胃为气血之源，肺主气，心主血，"血气者，人之神"。胃这种独特的生理结构，使其具备和产生了生神的条件和功能。将胃神与心神并肩齐驾，一点也没有贬低心神在人体生理功能中的主导作用。相反，胃神概念的提出，还加强了心神在人体中的作用与地位。何晓晖在《脾胃病临证新探·新识·新方》一书中提出："治胃以调神为先。"何先生的论点，临证验之，确实信而有征。

十五、胃 有 二 道

道，通路、道路的意思。食管、胃、小肠、大肠，这是一条解剖通路，很直观，看得见、摸得着，饮食水谷后的糟粕、津液从这里排出或吸收，属胃所管，是胃的显性道路。胃的隐性通道是经络。这条道路，解剖体是看不见的，但它确确实实地存在于人体中。中医学认识胃，要想全面、准确，必须把握住胃的经络。如果只简单地认识胃主通降，为水谷之海，腐熟水谷之类，那只是胃的显性通道的功能。胃的隐性通道功能要较其显性通道复杂、重要得多。

先天的肾精要靠后天的气血补充，人体的脏腑、肢体、肌肉、筋脉要靠气血来供应，才能维持其生理功能。但气血总是随进随出，并没有真正地保存下来。人体内真正能储备足够的气血满足上述需要，还是要靠多气多血的胃经。胃经直通水谷之海，将水谷产生的气血源源不断地输送到全身各个脏腑组织，起到濡养、温煦、推动、气化作用，故称"五脏六腑皆禀气于胃"，《灵枢·五味》又称胃为"五脏六腑之海"。胃如果没有这条强大的隐性通道，是实现不了这个功能的。《内经》中所言"阳明脉衰""治痿独取阳明"等，就是在告诉我们这条经络的重要性。

临床上有一个很有意思的现象，大多医生开方处药，要么用脏腑的理论，或肾气虚、脾阳虚，要么用经络的理论扎针、拔罐。就好像这是人体的两套理论，脏腑一套理论，有它的方法，经络另一套理论，也有它的方法。原因在哪里呢？就是没有脏腑、经络、气血一体化思想，找不到脏腑与经络及气血之间的连接点，结果东抓一下，西抓一下，研究不够深入，表面上说清楚了，实际上还是缺乏系统研究。

胃有二道的提出，就是要告诉我们一个中医学的正确思维方法。中医生理学远远不是掌握脏腑生理功能那么简单，还有一个在人的生命活动中起重要作用的组织——经络。医学家喻嘉言说："凡治病不明脏腑经络，开口动手便错。"《灵枢·经脉》里说："经脉者，所以能决生死，处百病，调虚实，不可不通。"这里的"不可不通"，即是强调人体的经脉必须畅通之意，又是要求临床医生通晓知道的意思。

十六、阳 明 为 合

《素问·阴阳离合论》说:"太阳为开,阳明为合,少阳为枢。"古代的门由门关、门合、门枢三部分组成。古人用比类取象的办法对阴阳进行分类,确定其表、里、半表半里的定位。主要用于对经络的命名分类及运气学说的六气分类上,同时也被《伤寒论》运用于六经分类辨证上。如张隐庵说:"夫三阳在外,太阳主天气而常行于地中,阳明主合而居中土,少阳主枢内行于三焦,此三阳在内,而内有阴阳也。三阴在内,太阴为开而主皮肤之肉理,少阴主枢而外浮于肤表,厥阴为阴中之少阳而会通于肌腠。此三阴在外,而外有阴阳也。"随着年代的久远,大家对"开、合、枢"的解释逐渐淡忘,认为没有什么临床价值,而且用"开、合、枢"解释三阴三阳问题是越解释越难懂,越学越糊涂。

近年来,有人将"阳明为合"理论结合现代生物细胞学说解释人体生理功能,很有新意。肖党生在《中西合璧的探索》一书中说:"在细胞中,阳明经的生理功能就是能量物质进入细胞的过程。能量物质是以脂类、氨基酸和糖类物质的方式进入细胞。生命活动过程中,并不是所有的能量物质都能进入细胞,只有细胞需要的能量物质才能进入细胞,否则就会对细胞的功能和形态产生影响。相对细胞而言,能进入细胞的能量物质就是精微物质,不能进入细胞的就是糟粕。细胞膜是能量物质选择性进入细胞的结构基础,对糟粕进行阻挡也是细胞膜的功能。在细胞中,'阳明为合'的生理本质就是能量物质透过细胞膜的过程,属于足阳明功能;细胞膜对糟粕的阻挡作用就属于手阳明的功能。总之,能量物质透过细胞膜就成为生命进行能量代谢的物质基础,否则,生命的存在就缺乏物质保障",把细胞膜与经脉结合起来,通过"阳明为合"的作用,使糟粕、精气在人体内出或合,确实能够帮助我们理解"阳明为合"。

十七、胃喜润恶燥

胃喜润恶燥是指胃应当保持充足的津液以利于食物的受纳和腐熟。胃为阳土,胃受纳,以通为顺,以降为和,腐熟水谷的生理功能不仅依赖胃气的推动和蒸化,亦需胃中津液的濡润,其功能才能正常。

现代医学认为,人们吃进食物后,主要是被胃液消化掉。胃液酸性很强,在消化食物的同时,对胃壁也有一定的损害作用,即造成一些细胞的死亡。但是胃本身有很强的再生能力,美国密歇根大学医学系德本教授的研究资料表明,每分钟胃的表面能够产生约 50 万个新细胞,也就是说只需 3 天就可以再生出一个新胃来。同时,胃壁覆盖着一层厚厚的由上皮细胞组成的胃黏膜,可以保护胃壁,使带有腐蚀性的胃液不能渗入到胃的内壁。更关键的是,胃液中的胃蛋白酶是一种无害的消化酶,它与胃液中腐蚀性很强的盐酸不同,能够在胃壁上皮细胞上面覆盖一层薄薄的碳水化合物,即所谓的糖体层,可以加强对胃的保护。胃黏膜、胃蛋白酶及糖体层,甚至胃壁里层覆盖的类脂体物质在中医学看来都属胃中津液的范畴，这些胃中津液给胃营造了湿润安全的内环境，使胃能够保持正常的生理功能。

《灵枢·营卫生会》说："中焦如沤。"沤者，久渍也，长时间浸泡之义。胃中津液充足，则能维持其受纳、腐熟的功能和通降下行的特性。若胃液不足，沤腐难成，则导致消化不良诸症。《临证指南医案·脾胃》说："太阴湿土，得阳始运；阳明阳土，得阴自安。以脾喜刚燥，胃喜柔润也。"无不体现"胃喜湿恶燥"的特性。

十八、养胃宜从辰时入手

辰时是指早晨 7～9 时，为什么说养胃宜从辰时入手呢？因为这个时候是胃经当令，是气血流注胃经的时候。按照人体的自然规律，这时候养胃的最好办法就是应该吃早餐，以让胃经有活干。所以，辰时又被称为"食时"。

中医学认为，经脉气血的运行是从子时一阳初生，到卯时阳气就全升气来了。辰时，太阳也已经升起来了，天地出现一片阳的征象，人体需要补充一些阴，而食物属于阴，这个时候吃早饭，就如同春雨贵如油一样，不但能够补充人体气血能量，而且对胃功能的保健有极大的促进作用。特别是上午辰时以后是阳气最足的时候，也是人体阳气气机最旺盛的时候，这时候吃得再多、再丰富，也容易被人体消化吸收，不用担心吃得太多而发胖。因为，上午 9 时以后就是脾经当令了，脾经能够通过运化把食物变成精血，输送到五脏六腑、四肢百骸，起到濡养、温润作用。

十九、胃喜温恶寒

胃受纳腐熟水谷，光有湿润的内环境不够，没有足够的温度是不行的。胃本身不是产热器官，也没有调节温度的结构，必须依赖于胃内食物的温度。《内经》说："胃喜温恶寒。"《本草经疏》中也说："凡脾胃之气，喜温而恶寒，寒则中气不能运化，或为冷食不消，或为腹内绞痛，或寒痰停积，以致气逆发咳，五脏不利。"另外，从经络的角度来看，十二经中足阳明胃经，是一条阳经，因而进食温热的食物对提振胃气、补充阳气很有好处，不仅养胃，也有利于食物的消化。

胃虽喜温恶寒，但饮食过热也不行。饮食过热很容易烫伤食管黏膜及胃黏膜。过热的食物会导致气血过度活跃，胃肠道血管扩张，对胃产生刺激，生发内热，伤阴耗津，影响胃功能的正常发挥。

二十、结　　语

胃是一个在人体生命活动中占主导地位的器官。

天气通于肺，地气通于胃。大自然的清气通过肺源源不断地吸入体内，大地上的万物则通过胃进入人体。人是天地合成，胃功不可没。没有胃，就谈不上天人合一。人们通过胃，感受到了大地母亲对我们的哺育和关爱。

胃分胃阴、胃阳，多气多血，特别是胃本身的空腔、管道生理构造及经脉、络脉功能，为胃向全身五脏六腑、四肢百骸、肌腠皮毛提供气血物质的温煦、濡养，维持人体生命活动，使胃成为人体后天之本。了解了胃，就了解了自身的生理状况。

胃是通神的。胃气、胃神是人体生理功能的最高境界。有胃则生，无胃则死。几千年来，临床医学家们围绕着胃，唱响了一曲又一曲的生命赞歌。

第十一章　关于肝脏的生理、病理及其治法

肝，位于膈下，腹腔右上方，右胁之内。《难经·四十二难》谓："肝重二斤四两，左三叶，右四叶，凡七叶。"可见古人对肝实体解剖早有认识。

现代医学认为，肝脏是人体内最大的消化腺，肝的重要功能之一是分泌胆汁，以促进脂肪的消化和吸收。如因各种肝病引起胆汁分泌不足，则会出现腹胀、腹泻、恶心、呕吐、食欲减退等一系列消化不良的症状。在这一点上，与中医学关于肝在消化、吸收、疏泄方面的功能描述有一定的吻合之处。

现代医学认为，肝脏是维持生命的重要器官，是人体新陈代谢的枢纽。肝脏除分泌胆汁外，还有储存糖原，参与糖代谢；合成包括血浆白蛋白、凝血酶原、纤维蛋白原在内的多种蛋白质，并参与蛋白质的代谢；参与脂肪的摄入、储存、氧化和脂类在体内的合成等代谢过程；解毒；维持体内水分与激素的平衡等功能。这些功能与中医学中描述的肝主藏血、主疏泄、主筋合目等相差甚远。可以说，中、西医对肝的认识异多同少，不可能统一在一起论述。

岳美中教授在《岳美中论医集》中指出："中医所称之肝，其生理复杂，其病理亦头绪纷繁，所以有'肝为五脏之贼'、'肝病如邪'等说法，而临床所见杂病中，因肝致病者十居六七。"肝在临床上有如此重要的地位及作用，本文拟从中医学角度阐述其生理、病理及治法。

一、肝脏的重要生理功能及特性

（一）主疏泄

"疏泄"一词，源出于运气学说中有关木的特性描述。如《素问·五常政大论》说："发生之纪，是谓启陈。土疏泄，苍气达，阳和布化，阴气乃随，生气淳化，万物以荣，其化生，其气美，其政散，其令条舒，其动掉眩巅疾……"王冰注说："生气上发，故土体疏泄。"张介宾注释说："木气动，生气达，故土体疏泄而通也。苍气，木气也。"肝主疏泄，首见于朱丹溪的《格致余论·阳有余阴不足论》，其曰："主闭藏者肾也，司疏泄者肝也，二脏皆有相火，而其系上属于心。心，君火液，为物所感则动。心动则相火亦动，动则精自走，相火翕然而起，虽不交会，亦暗流而疏泄矣。"但朱氏所论述的肝主疏泄，是与肾主闭藏相对而言的，指疏泄精液的作用。虽然如此，但对于后世的发展具有较大的影响。如明代赵献可在《医贯·郁病论》中说："盖人身之胆木，乃甲木少阳之气，气尚柔嫩，

像草穿地始出而未伸，此时如被寒风一吹，即萎软抑遏，而不能上伸。上不伸则克脾土，而金水并病矣。唯得温风一吹，郁气即畅达。"其他明代诸医家如薛立斋、张介宾、孙一奎等亦都认为肝性喜条达而恶抑郁。至清代诸家如叶天士、王泰林、费伯雄、唐宗海等在临床辨证论治中大大扩展了肝主疏泄的生理功能及其与气机、情志、消化吸收等的关系，如唐宗海在《医经精义·五脏所属》中谓："西医言肝无所事，只以回血，生出胆汁，入肠化物，二说言肝行水化食，不过《内经》肝主疏泄之义而已"；陈梦雷在《图书集成·医部全录》卷九十六《素问·平人气象论》"藏真散于肝"句下注云："肝主疏泄，故曰散"，逐渐形成了肝主疏泄的较完整概念。特别是 20 世纪 70 年代初，一些中医院校把肝主疏泄正式作为肝脏的主要生理功能，这一说法也逐渐编入全国中医院校的统编教材，形成了一个颇具影响的概念。

疏，《说文解字》释"通"，即疏导、开通之义。泄，有发泄、发散之义，如《吕氏春秋·季春记》说："生气方盛，阳气发泄。"疏泄，即疏通发泄、畅达、宣泄之义。肝主疏泄，是指肝脏具有疏散、宣通、条达、流通等综合性的生理功能，具有疏通发泄全身的气、血、津液等，促使其条达、宣泄的作用。所谓"木喜条达"，就是古人以木气生发的冲和条达之象来形容肝的疏泄功能。肝的疏泄具体表现在以下三个方面：

（1）维持气血的正常运行。五脏皆有气，然肺气之宣肃、心气之运血、脾气之散精、肾气之封藏，均各司其职，唯肝气之疏泄涉及体内各组织的生理活动，调节控制整个机体的动态变化。肝的疏泄功能正常，则气血冲和条达，不致遏郁，血脉得畅。

（2）促进消化吸收。"土得木而达"，肝的疏泄能够协助脾胃之气的升降，促进胆汁的分泌，是维持脾胃正常消化功能的重要条件。诚如《血证论》所说："木之性主于疏泄，食气入胃，全赖肝木之气以疏泄之，而水谷乃化。"

（3）调节精神情志活动。人的精神情志活动除了由心所主以外，与肝的关系至为密切。只有在肝的疏泄功能正常，气机调畅的情况下，人才能气血冲和，心气舒畅。

总之，肝的疏泄功能是以肝主升、主动的生理特性为其理论基础的。肝的主升、主动是调畅全身气机、推动血液和津液运行于周身的一个重要环节。从现代医学角度看，肝的疏泄涉及高级神经活动功能、血液运行、物质代谢、激素分泌等多个系统。

（二）主藏血

肝藏血，始见于《素问·调经论》《灵枢·本神》。

肝主藏血，是指肝具有储藏血液和调节血量的功能。

肝藏血主要表现在以下三个方面：

1. 储藏血液

肝体阴而用阳，所以必须储藏一定量的血液，才能制约肝的阳气，毋使升动太过，使其冲和条达，以保持正常的疏泄功能。肝如同"血库"一般，其储藏的血液能够供人体活动所需，发挥滋养脏腑组织的作用。正如《灵枢·本神》所说："肝藏血，血舍魂。"《素问·五脏生成》亦云："故人卧血归于肝，肝受血而能视，足受血而能步，掌受血而能握，指受血而能摄。"

2. 调节血量

肝木舒缓条达，具有灵活应变的技巧，能依据机体之需调节循环血量。当机体处于安静休息，或睡眠状态时，机体所需血量减少，部分血液回流入肝，储藏起来；当人体在工作，或剧烈活动时，机体所需血量增加，血液则由肝脏输送到经脉，以供全身各组织器官所需。即如王冰在注释《素问》时所说："肝藏血，心行之。人动则血运于诸经，人静则血旺于肝脏。何也？肝主血海故也。"

3. 收摄血液

中医学认为，血液要发挥它的正常生理功能就必须在脉中循行，否则就是"离经之血"，即瘀血。《血证论》说："凡系离经之血，与营养周身之血，已睽绝而不合……然既是离经之血，虽清血、鲜血，亦是瘀血。"在维护血液正常循行中，肝脏发挥着至关重要的作用，肝藏血能使血液收摄于经脉之中，不致溢出脉外而出血。

（三）肝气为用，肝血为体

《血证论·脏腑病机论》说："肝属木，木气冲和条达，不致郁遏，则血脉得畅。"肝的疏泄功能与藏血功能是相辅相成、相互影响的。肝的疏泄功能正常，气机调畅，血运通达，是肝的藏血和调节血量活动维持正常的前提条件；肝的藏血功能健全，肝血充足，肝木得养，肝的疏泄功能才冲和条达。肝主藏血，其体为阴，其名为肝血；肝主疏泄，调畅气机，性喜条达而用阳，其名为肝气，故前人有"肝体阴而用阳"的说法。肝血与肝气相辅相成，正如《难经》中所说："气主煦之，血主濡之"，肝血的运行依赖于肝气的推动，而肝气的温煦、推动又靠肝血的濡润。肝气若无肝血的濡润，便为"躁气"或"浮气"，非但不能温煦、推动，反而能够贼害机体，成为"病气"。肝血若无肝气的推动或温煦，无论不足或过及，都会影响血液在脉道中的运行规律，导致瘀血或出血种种。

（四）藏魂

肝藏魂，出自《素问·宣明五气》。就是说，人的精神意识的一部分活动属于肝的功能范围。

魂和神皆属于精神活动的范围。所谓魂，是指不自主的思维活动；神，是指自主的精神、意识思维活动，魂是从属于神的，故《灵枢·本神》说："随神往来者谓之魂。"魂和神的物质基础都与血有关，故《灵枢·本神》说："肝藏血，血舍魂。"因为肝性喜舒畅条达，如果肝气郁结不伸，肝血则不藏，最容易发生多疑善怒、神魂不定之病，如《灵枢·本神》说："肝悲哀动中则伤魂，魂伤则狂忘不精，不精则不正。"若肝血不足，不足以养魂，则会出现魂不守舍之病，症见多梦易惊、卧寐不宁、梦语及梦游等异常表现。

（五）肝生于左

肝生于左，出自《素问·刺禁论》"藏有要害，不可不察，肝生于左，肺藏于右，心部于表，肾治于里，脾为之使，胃为之市，膈肓之上，中有父母，七节之旁，中有小心"。

"肝生于左，肺藏于右……"不少人将其视为中医学解剖上的错误进行攻击，其实不然。中医学对肝及肺、心、肾、脾和六腑的大致位置并非不知，如《内经》中详细记载了古代的解剖活动，描述了脏腑之大小、坚脆、容量，血脉之长短、清浊等，其中消化道与食管之比为 55.8∶1.6=34.875∶1（《灵枢·肠胃》），同现代解剖学的结论 850∶25=34∶1 基本一致。那么，为什么中医学还一直说"肝生于左"呢？其实，这主要是指肝的功能作用而言，而不是指肝的解剖位置。

《灵枢·本脏》云："肝大则逼胃迫咽。"杨上善释为："胃居肝下，咽在肝旁，肝大下逼于胃，傍迫于咽。"《灵枢·本脏》又云："肝高则上支贲切胁"，杨上善认为"贲"字当为"膈"字。《灵枢·论勇》曰："肝举血胆横"，是肝与胆邻。肝的解剖位置大体是在膈胁下，比邻胃胆。可见，在两千多年之前的先秦时代，中医学对肝的部位的认识与现代解剖学基本一致。

中医学有一个重要观点，那就是天人相应观，认为人与天地相参，与日月相应，人体内在的脏腑与外界自然环境息息相关。古人认为南方风和日丽，具有温暖、朝气、光明、兴旺的景象，为人们所喜爱。所以南面为最尊贵的方位，古代皇帝宝座必取面南的方位。《周易·说卦》曰："离也者，明也，万物皆相见，南方之卦也。圣人南面而听天下，向明而治，盖取诸此也。"古星象家把北极星看作是帝王的象征，北极星位居北极，自然要面南才足以俯贤并指挥统领天下。《素问·阴阳离合论》说："圣人南面而立"，即前方为南方，相应地便形成左东、右西、后北。古代运气图及其四时季节、星辰、干支的配合上，均取这样的方位。这与我们平常所见的地图方位恰好相反。根据这个方位联系四时、五行、五脏的天人相应整体观推论如下：

左侧东方属木，在时为春，在脏为肝。

前为南方属水，在时为夏，在脏为心。

右侧西方属金，在时为秋，在脏为肺。

后为北方属水，在时为冬，在脏为肾。

中为中央属土，在时为长夏，在脏为脾。

因此，若把"肝生于左"理解为实质脏器的解剖位置显然是错的，无非是指肝、心、脾、肺、肾配木、火、土、金、水，分布于东、南、中、西、北的天人相应的藏象模型而已。

唐代王冰论："肝象木，王于春，春阳发生，故生于左也；肺象金，王于秋，秋阴收杀，故藏于右。"

明代马莳说："肝象木，木主东方，故肝生于左；肺象金，金主西方，故肺藏于右，虽其形为五脏华盖，而其用则在于右也。肝为少阳，阳主于左，故曰生；肺为太阴，阴主于藏，故曰藏。"

清代高士宗说："人身面南，左东右西。肝主春生之气，位居东方，故肝生于左；肺主秋收之气，位居西方，故藏于右；心为阳中之太阳，故心部于表；肾为阴中之少阴，故肾治于里。"

此外，还有杨上善、张介宾、吴昆、黄元御、叶天士、徐大椿、张志聪、陈修园等都持此观点。现代任应秋教授根据《素问·阴阳应象大论》"左右者，阴阳之道路也"及杨上善"阴气右行，阳气左行"之说，指出肝生于左，是言肝木生发之气藏于左。方药中教授在《辨证论治研究七讲》中认为："凡属具有生或升的各种生理现象，都可以归之于肝。"因为藏象学说认为肝属木，主生，主升，在气化运动上，上者左行，并将肝生于左理论用于指导临床，凡遇到的症状以发生在身体左侧为主，同时又表现为肝脏发生疏泄功能受阻或太过，或病变部位为肝经循行所过，如巅顶或胁肋、外阴等，或体征表现为肝所主属的爪甲、目、易怒、味酸、脉弦，或发病时节是春天多风之时，可定位是肝的病变，调治应着重于肝脏，疏其血气，令其条达，而致和平。

肝气的疏泄、生发功能是调畅全身气机、推动血和津液运行的重要环节。由于气能行血与行津，而肝主疏泄、生发而有使气机调畅的作用，所以肝的疏泄、生发功能正常，则气的运动疏散通畅。气行畅，则血与津液流行亦畅，经络通利，脏腑器官的活动也正常和谐，气机条畅。肝生于左，实质上是对肝气疏泄、生发向上的生理特性的高度概括。

肝生于左，其中"升"字的运用是意味深长的。生，《说文解字》曰："进也，象草木生出土上，凡生之属皆从生也。"王冰在注《素问·四气调神大论》"逆春气，则少阳不生，肝气内变"时指出"生，谓动出也"。张景岳在《类经》中注释此句时，也认为"生"指"生发"而言。显然，"生"字有升发向上疏泄的意思。《内经》云："阳从左，阴从右"，说明天地自然界气的升降运动方位特点是阳气从左上升，阴气从右下降。肝生于左，体现了肝气从左升发、疏泄向上的生理特征，对人体气机升降出入及指导临床疾病的诊治有重要的意义。

（六）肝者，罢极之本

肝者，罢极之本，出自《素问·六节藏象论》。原文说："肝者，罢极之本，魂之居，其华在爪，其充在筋，以生血气，其味酸，其色苍，此为阳中之少阳，通于春气"，描述了肝脏功能活动反映在体表的各种现象；认为肝，是主筋的，能耐受疲劳，所以称作"罢极之本"，是藏魂的处所。它的荣华显示在爪甲上，它的功能是充养筋膜，可以生血气，是阳中之少阳，相应通于春气。

历代对"罢极"二字的认识，众说纷纭。如王冰、张志聪、马莳等主张："夫人主运动者，皆筋力之所为也。肝主筋，故曰，肝者，罢极之本，魂之居也。"张景岳亦云："人之运动，由乎筋力，运动过劳筋必罢极。"张琦则曰："人之运动，皆神魂之所为，肝藏魂，故谓罢极之本。"姚止庵却云："罢"作"疲"解。高士宗力主"罢"作"熊"解，如熊罢之任劳。丹波元简则力倡"罢极"作"四肢"解。吴孟复则作"罢极"为"疏泄"说。以上解释，无论哪种，生理亦好，病理亦罢，实际上都跳不过肝藏血、主筋这一生理功能。血气是人体耐受疲劳的根本，"肝者，罢极之本"说的就是肝藏血这一功能在人体运动上的反映。肝血充足，筋膜得养，自然能耐受疲劳。临床上许多筋脉病变，依据"肝者，罢极之本"这一生理现象，从肝血入手调治，往往能收到满意的效果。

（七）肝者，将军之官，谋虑出焉

"肝者，将军之官，谋虑出焉"，见于《素问·灵兰秘典论》。此外，《素问·奇病论》

说："肝者，中之将也"；《灵枢·五癃津液别》说："肝为之将"，说的都是肝为将军之官的意思。

将军一名，为武官名，始于战国。古时将军的职能与特性是刚强躁急、智勇双全、勇而能断。肝为将军之官，是古人借古代统治机构中的官职来阐述肝脏的职能作用。肝性动而急，气勇善怒，喜条达而恶抑郁，肝气容易亢盛，肝的这些性能是与军中将军相近似的，所以称肝为将军之官。

"谋虑出焉"，古今医家大多解释为肝是有勇有谋的将军。其实这样理解肝的功能是不妥当的。谋，化解、解决的意思。虑，实际上通"滤"字，指过滤、解毒之功能。是说肝尚有过滤浊废物质、抗邪解毒的功能。肝主疏泄，疏调气机，泄除废物。只有当气机通畅了，气血运行也就畅行了。同时，气机运行调畅的同时，废浊物质也排除出体外了。肝主疏泄功能，就具有新陈代谢的含义。现代医学认为肝脏是体内最重要的代谢器官之一。从食物的消化吸收到代谢废物的解毒、排泄，肝脏都起着重要的作用。当肝脏有严重疾患时，肝内物质代谢发生严重障碍，其解毒与排浊的功能低下，对机体多种生理功能有影响，甚至会危及生命。因此说"肝者，将军之官，谋虑出焉"，千万不能忘记肝是有过滤、解毒功能的。现代临床上治疗肝病，大多选用白花蛇舌草、土茯苓、半枝莲、茵陈、大黄之类，就是帮助肝脏恢复解毒排浊功能的。

（八）女子以肝为先天

"女子以肝为先天"首见于叶天士《临证指南医案》一书。他是宗《内经》旨意，总结前人经验和结合自己的临床实践提出来的。它是对女性心身特点的集中概括。这种观点得到了同代王九峰、费伯雄、陈莲舫及近代宋南山、现代秦伯未等的倡和。

对于"女子以肝为先天"的认识，可以从两方面去理解。先从生理上说，女属阴，以血为体为用，经、带、胎、产是具体的表现形式，冲为血海，任主胞胎，任脉主一身之阴，冲任之经脉关系紧密，冲任之血皆汇于肝，肝主藏血，所以生理上要以肝血为中心。故陈莲舫说："女子以肝为先天，所以诸疾无不关乎肝，因产育多次，肝营为虚，肝气偏旺。"王九峰也这样论证道："肝为血海，经前痛胀不调，血不和畅。"再从心理上看，女子应以肝气为中心，女子多情志病，如清代魏之琇《续名医类案》认为女性情志发病率多于男性一倍。临床上经常遇到的妇科病证，大多数都有与肝相关的情志、精神因素，或直接导致者，或有与之相关的诱因，或有与之相关的病史等。对于这种心理特点，孙思邈在《备急千金要方》中分析道："女子嗜欲多于丈夫，感病倍于男子，加以慈恋爱憎，嫉妒、忧恚，染着坚牢，情不自抑"，指出女性多慈善、爱恋嫉妒、忧愁、恚愤等复杂的情志交织在一起，"染着坚牢"常难以自拔，故多情志病。可见，女子以肝为先天是有其实践基础的，临床上针对妇科疾患，必须把调畅女性情志，舒畅肝气、肝血放在重要的地位。

（九）肝的在志、在液、在体和在窍

1. 在志为怒

肝在志为怒，怒是人们在情绪激动时的一种情志变化。《素问·阴阳应象大论》说："在脏为肝，在志为怒。""怒本情证"，古人认为人有可怒之事而怒之，是机体在精神活动方面的一种正常应答作用，故说是"情证"。通常情况下，怒提示生活的遭遇与欲念的抵触冲突，是一种消极的情绪体验。然而，怒并非都属于不良情绪的性质，它具有两重性：既有充满凛然正气的怒，即前面所说的"情证"，也有无积极意义的不该发作的感情冲动。一般来说，轻度发怒，能使压抑的情绪得到发泄，从而缓解过于紧张的精神状态，对人体生理–心理都是有益的，是具有自身调节和保护作用的生理性反应。但是，突然的大怒，或者是经常发怒，则又能伤肝，故《素问·阴阳应象大论》说："怒伤肝。"由于肝主疏泄，阳气生发，为肝之用，故说肝在志为怒；反之，肝的阴血不足，肝的阳气升泄太过，则稍有刺激，即易生怒。

2. 在液为泪

肝开窍于目，泪从目出，故泪为肝之液。《素问·宣明五气》说："肝为泪。"泪有濡养滋润眼睛、保护眼睛的功能。在正常情况下，泪液的分泌濡润而不外溢，起到濡润眼球和排除异物的作用。人在悲哀忧愁的情况下，泪液的分泌亦可大量增多。其机制如《灵枢·口问》说："目者，宗脉之所聚也，上液之道中""故悲哀忧愁则心动，心动则五脏皆摇，摇则宗脉感，宗脉感则液道开，液道开，故泣涕出焉"。在病理情况下，可见泪液分泌异常。如迎风流泪，多由肝经风热后肝阴不足所致；两目干涩，多由肝血不足所致；风火赤眼，目眵增多，多由肝经湿热所致。

3. 在体合筋，其华在爪

筋即筋膜和管状类具有弹性韧性类的组织，附着于骨而聚于关节，是联结关节、肌肉，主肢体运动的主要组织。故《素问·五脏生成论》说："诸筋者，皆属于节。"筋和肌肉的收缩和弛放，即是肢体、关节运动的屈伸或转侧。《灵枢·九针论》说的"肝主筋"和《素问·痿论》说的"肝主身之筋膜"，主要是由于筋膜有赖于肝血的滋养。故《素问·经脉别论》说："食气入胃，散精于肝，淫气于筋。"肝的血液充盈，才能养筋，筋得其所养，才能运动有力而灵活。如果肝的气血衰少，筋膜失养，则表现为筋力不健，运动不利，故《素问·上古天真论》说："丈夫……七八，肝气衰，筋不能动。"此外，肝的阴血不足，筋失所养，还可出现手足振颤、肢体麻木、屈伸不利甚至瘈疭等症。故《素问·至真要大论》说："诸风掉眩，皆属于肝。"

爪，即爪甲，包括指甲和趾甲，乃筋之延续，故称"爪为筋之余"。肝气血的盛衰，可影响爪甲的荣枯。《素问·五脏生成论》说："肝之合筋也，其荣爪也。"肝气血充足，则爪甲坚韧明亮，红润光泽。若肝气血不足，则爪甲软薄，甚至变形脆裂。

4. 在窍为目

《素问·金匮真言论》说："东方青色，入通于肝，开窍于目，藏精于肝"，说明泪为肝窍，肝气通于目。目为视觉器官，具有视物功能，又称为"精明"。如《素问·脉要精微论》说："夫精明者，所以视万物，别白黑，审短长。"目之所以能精明视物，不但须肝血之滋养，同时还依赖于五脏六腑之精的濡养。《内经》认为，五脏六腑之精气，上注于眼窠部位，分别形成眼的各个组织，共同组成目系，才具备了视物之功能。如《灵枢·大惑论》说："五脏六腑之精气，皆上注于目而为之精。精之窠为眼，骨之精为瞳子，筋之精为黑眼，血之精为络，其窠气之精为白眼，肌肉之精为约束，裹撷筋骨血气之精而与脉并为系，上属于脑，后连于项中。"后世眼科的五轮八廓理论就是在这一基础上发展的。

道家认为目的识看功能，在成年人中，只有非恒名为"明上"的体元在主持眼识功能，而婴幼儿期则有两个体元分别主管左右眼的眼识功能，左目为善观，右目是明上。一旦超过了7岁以后，左眼善观就会完全被屏蔽失去直接与肝相通的功用。

肝为内脏，气通于目，眼为肝窍，是肝之外候。肝脏内伤，本无可见，前人谓"有诸中，形诸外"。张介宾说："视目之精明，诊神气也。"精生气，气生神，人体阳气之生发在肝。故诊视眼神气的改变，可作为肝气强弱辨证的依据。如见目光神采奕奕，是肝气充和，精神充沛的表现；若目无神采，则是肝气不足，精神萎靡不振的反映。

（十）肝喜酸

《素问·阴阳应象大论》说："东方生风，风生木，木生酸，酸生肝，肝生筋，筋生心，肝主目"，明确说明了酸味物质具有入肝养肝的作用。

《素问·宣明五气》说："五味所入，酸入肝，辛入肺，苦入心，咸入肾，甘入脾，是谓五入"，说明饮食、五味根据其性味而选择性地分入不同脏腑，如酸入肝，肝喜酸。张景岳说："五脏嗜欲不同，各有所喜，故五味之走各有所先，既有所先，必有所后。"五脏对五味的要求也不一样，肝喜酸即是肝脏对酸味物质的特殊要求。酸入肝，肝喜酸，二者相合，所趋相同，肝脏需要酸味的滋养，肝脏也是酸味发挥营养作用的理想场所，当然酸入肝是"饮入于胃，游溢精气，散精于肝，淫气于筋"的结果。

有研究资料表明，酸味水果如柑橘、杏、山楂、芒果、枇杷、柿等中的胡萝卜素含量显著高于其他味道的水果。胡萝卜素是合成维生素A的先质，在体内可被肠黏膜中的β-胡萝卜素双加氧酶催化生成两分子视黄醛，视黄醛在醇脱氢酶作用下可还原成视黄醇，既可以醇的形式存在于肝脏，又可随血流以醛的形式在眼中被利用。酸味水果代谢后主要储藏在肝，经肝代谢后再滋养目。维生素A在体内有多种功能，如果供给不足，病变是多系统的，以皮肤和眼睛病变较为明显。维生素A的65%储藏在肝脏内，营养肝脏，支持肝的功能正常发挥。临床上肝病常常表现出喜酸的症状，治疗时多用酸味药。所以酸入肝，肝喜酸，是有其现代科学依据及临床实用价值的，绝不是简单的根据五行归属推论的。

（十一）肝主生发

生发，是指生长和升发。自然界的万物生、长、壮、老、已的变化规律，都是先从春天生发之气开始的，《素问·四气调神大论》说："春三月，此谓发陈，天地俱生，万物以荣。"因为春天的阳气上升，促进了万物的欣欣向荣，人之于气交之中，也必须顺应这个规律，所以肝应春天生发之气，而主升发。据此，中医学认为人体生机的启动点在肝，即生命的启动在于肝，整个人的生命都是从肝开始的，它是人的生命源泉和动力。所以林珮琴在《类证治裁》中说："凡上升之气，皆从肝出。"人体升降出入的运动规律，推动了脏腑气化，脏腑气化活动，维持了升降出入的平衡协调，而整个脏腑气化活动都借肝的生发之气的启动和鼓舞。故沈金鳌在《杂病源流犀烛》中说："肝和则气生，发育万物，为诸腑生化。"张石顽在《张氏医通》中亦说："肝脏生发之气，生气旺则五脏环周，生气阻则五脏留著。"由此可见，肝主生发之气是肝的重要生理功能。

二、肝脏的病理变化

肝属木，其母为水，其子为火，木介于水火中，故肝脏是集阴阳水火统一之体，也是阴阳水火矛盾之体，有曲直刚柔的双重特点，肝脏功能出现问题，其病理改变最为复杂。清代医家王泰林对肝病的治疗颇有经验，其在《西溪书屋夜话录》中说："肝病复杂而治法最广"，说明了肝脏病变的复杂性。清代医家叶天士亦在《临证指南医案》中发出感慨："肝为风木之脏，因有相火内寄，体阴用阳，其性刚，主动、主升，全赖肾水以涵之，血液以濡之，肺金清肃下降之令以平之，中宫敦阜之土气以培之，则刚劲之质，得为柔和之体，遂其条达畅茂之性，何病之有？倘精液有亏，肝阴不足，血燥生热，热则风阳上升，窍络阻塞，头目不清，眩晕跌仆，甚至瘛疭痉厥矣。"清代医家林珮琴对肝脏的病理变化在《类证治裁》中说得更是详细："凡上升之气，自肝而出。肝木性升散，不受遏郁，郁则经气逆，为嗳，为胀，为呕吐，为暴怒胁痛，为胸满不食，为飧泄，为疝，皆肝气横决也。且相火附木，木郁则化火，为吞酸胁痛，为狂，为痿，为厥，为痞，为呃噎，为失血，皆肝火冲激也。风依于木，木郁则化风，为眩，为晕，为舌麻，为耳鸣，为痉，为痹，为类中，皆肝风震动也。故诸病多从肝来，以其犯中宫之土，刚性难驯，挟风火之威，顶巅易到，药不可以刚燥投也。"

肝的生理功能失调可导致肝的病理变化。肝的病理变化不仅仅限于肝的器质性病变，举凡精神情志、目视及运动调节等肝的功能性病变，都属于肝的病理变化范畴。同时，肝与肾系乙癸同源，与脾为木土相邻，故肝病理变化又包括相当一部分与肝有联系的脾、肾病变。

中医学认为临床各种症状的出现都可根据五脏所属来揭示五脏生理及病理特点，而把握其生理病理特点，就可以掌握脏腑病的病理变化规律。肝的病理变化亦不例外：

肝为风木之脏，主筋，凡有振掉、强急、抽搐、动乱、急迫等病象者，属肝的病理变化。

肝为将军之官，藏魂，在志为怒，凡情志改变中的郁怒等所致的病理改变属于肝。

肝藏血，凡出血病变及内脏血流病变，与肝有关。

肝属胁下两侧，凡胁下疼痛、痞块、胀滞等无不与肝有关。

肝喜酸，凡泛酸呃逆嗳气等皆属于肝的病变。

肝与目通，凡目病变如迎风流泪、眼睛干涩、夜盲等，属肝的病变。

凡此等等，举不胜举，只要把握了肝的生理功能，基本能知晓肝的病理变化规律。只要医者进一步区分其中主次、标本关系，就可以触类旁通，圆机活泼地掌握肝病的辨证论治了。

必伏其所主而先其所因。肝脏在人体内是一个十分重要的脏器，其功能活动十分广泛，其特性十分活泼又内敛，涉及饮食消化、情志活动、气机升降、气血运行、筋脉运动等诸多方面，因此，认识肝的病理变化，还应当从肝的致病因素、肝的传变规律、肝的病理特点、肝的病理证型等方面作进一步的探讨。

（一）肝的致病因素

病因泛指能影响和破坏人体阴阳相对平衡协调状态，导致疾病发生的各种原因。《金匮要略·脏腑经络先后病脉证》说："千般疢难，不越三条。一者，经络受邪入脏腑，为内所因也；二者，四肢九窍，血脉相传，壅塞不通，为外皮肤所中也；三者，房室、金刃、虫兽所伤。以此详之，病由都尽。"后来宋代陈无择在此基础上提出了任何疾病的病因都可分为内因、外因、不内外因三类的"三因学说"。肝的致病因素也适用于这种分类。六淫中的风邪，七情中的怒、忧，以及饮酒、肥甘厚味食品等，与肝病的发生发展有特异的关系，值得关注。

1. 风邪与肝病

（1）外风：指自然界风气太过，侵入人体所致的邪气。风为百病之长，风邪犯肝，每多兼夹，凡寒、湿、燥、热、火诸邪常依附于风侵犯肝脏。风为阳邪，其性开泄，风善行而数变，风气通于肝，若风夹火为患，可因风乘火势，火借风威，导致肝脏生发疏泄太过，出现动摇、面赤晕眩等肝的病变；若风夹寒湿为患，寒性收引，湿性黏腻，风、寒、湿三邪最易胶着难解，凝敛筋脉，影响气血运行，出现关节疼痛、难于行走的肝之筋脉病变；若风邪夹燥热为患，伤及肝脏，最易消灼肝血，导致肝的体用失调而为病。

（2）内风：金元以前，都认为中风卒倒、半身不遂等为外风所中。随着医学认识的提高，金元以来，大家已明确中风的病因不属于外风。将人体内部脏腑气血功能失调，阴阳乖乱，阴津耗损，筋脉肌肤失养等而出现"内风"病理状态的，总称为"内风"所致。如张介宾在《景岳全书·古今中风辨》中指出："风邪中人，本皆表证，考之《内经》所载诸风，皆指外邪为言，故并无神魂昏愦，直视僵仆，口眼歪斜，牙关紧急，语言謇涩，失音烦乱，摇头吐沫，痰涎壅盛，半身不遂，瘫痪软弱，筋脉拘挛，抽搐瘛疭，遗尿失禁等说。可见此等证候，原非外感风邪，总由内伤血气也。"

内风是一个比较大的概念范畴，导致内风病变产生的因素是多方面的，如肝阳化风、血虚生风、热极生风、阴虚生风、血燥生风、瘀血生风、痰饮生风、精亏化风、肾虚生风、心虚生风、肺虚生风等，这些具体病证，只要表现为眩晕、抽搐、昏仆、口眼㖞斜、筋肉抖动、四肢震颤麻痹、皮肤落屑、头发脱落等，都可认为是内风所致。

本文所谈的内风，实为肝病产生的肝风之变。风气为厥阴肝木之主气，《素问·六微旨大论》说："厥阴之上，风气治之，中见少阳……此为本也，本之下中见也，见之下气之标也。"可见肝为风木之脏，肝脏出现阳气亢盛，或阴液亏损、血液不足皆可以化燥生风，出现一系列风动病变。由于内风与肝的关系较为密切，所以很多医家又将内风称为肝风内动或肝风。《素问·至真要大论》病机十九条中说："诸风掉眩，皆属于肝"，即是此意。

2. 七情与肝病

七情，是人对事物的七种情感变化。在一般情况下，七情属于正常的生理活动，并不足以导致疾病，故七情活动也不能成为致病因素。但是，在突然的、剧烈的或持久的情志刺激下，可导致机体的气机紊乱，气血阴阳失调而致病。如《三因极一病证方论·三因论》说："七情，人之常性；动之，则先脏腑郁发。"由于七情致病，病从内生，是内伤疾病的主要致病因素之一，故称七情内伤。

人的精神情志活动过度，可伤及相关的脏腑而发生各脏之病。怒为肝志，其气刚暴，容易导致肝病。因怒则气血上逆，阳气升泄，肝火上炎，而使肝失去疏泄条达之用。如《素问·调经论》说："血有余则怒。"《素问·四时刺逆从论》说："气血上逆，令人善怒。"《证治准绳·杂病》说："怒寓肝胆。"如果大怒影响到肝藏血功能，还会表现出血溢于脉外诸证。如上逆则为呕血，下迫则为崩漏。若大怒气逆乘侮脾气，也可以出现完谷不化的飧泄之证，并且往往因气逆化火，导致肝魂不能内敛而生怒狂之变。

七情致病，其结果是气机紊乱，血液失调，气血不和。因此，悲、忧、恐等情志过度都可使肝为病。王孟英在《王孟英医案》中说："肝主一身之里……七情之病必由肝起。"如"恐则气下"，因恐则气怯，气怯则下行，因而使肝的升发受到限制；"悲则气消"，气消使肝气内夺，可使肝魂不藏；"惊则气乱"，气结则肝气内郁，而使疏泄不利，多表现为饮食不思、胸胁胀满等症。说明怒可导致肝病，其他情志也能使肝气为病。

七情所伤，最易伤肝。现代所谓心身疾病，即以心理、社会因素为重要病因的疾病，大多与情绪有关。情绪不佳会导致气机紊乱，从而造成肝气郁结，而肝气郁结又会进一步影响情志，更加导致气机紊乱，从而形成恶性循环。我们在临床上随时可见由于肝气郁结所导致的种种病变。朱丹溪在《丹溪心法·六郁》中指出："气血冲和，万病不生，一有拂郁，诸病生焉。故人生诸病多生于郁。"肝气郁结，不仅伤及肝本脏，而且损及其余脏腑及人之精、气、血、津液、神，致使痰饮、瘀血等病理产物形成，从而形成风、劳、臌、膈诸疑难病证的病理基础。《读医随笔》说："凡病之气结、血凝、痰饮、浮肿、胀胀、胫厥、癫狂、积聚、痞满、眩晕、呕吐、哕逆、咳嗽、哮、喘、血痹、虚损，皆肝气不能舒畅所致也。"由此可见，临床上许多疾病的形成与情志不畅，肝气郁结失于条达有关，而这些疾病的轻重与预后，往往也与情志的变化有重大关系。

人之气血，贵流畅而避瘀滞，郁则百病乃生。由七情导致的肝气郁结，具有强烈的、广泛的、持续的致病特点，对机体的损害也是持久的、频繁的，可以说是遍及全身脏腑组织和器官，最终导致机体功能下降，甚至早夭。因此，预防情志刺激，保持心情舒畅、释然，预防和早期治疗肝气郁结，在临床上对治未病有积极意义。

3. 嗜酒、肥甘厚腻与肝病

中医学是讲究饮食五味与人体内脏关系的，认为人体的生命活动都有赖于摄入五味的营养，五味与五脏各有其亲和性。如《素问·至真要大论》说："夫五味入胃，各归所喜，酸先入肝，苦先入心，甘先入脾，辛先入肺，咸先入肾。"如果长期嗜好某种食物，就会使该脏功能偏盛，久之可损伤内脏，发生多种病变。如《素问·生气通天论》说："味过于酸，肝气以津，脾气乃绝"，是说即使酸入肝，肝喜酸，如果过食酸味食物，也会损害肝气，导致脾胃消化功能障碍。元代朱丹溪在《饮食箴》中说："因纵口味，五味之过，疾病蜂起。山野贫贱，淡薄食谱，动作不衰，此身亦安。"

随着现代社会的迅速发展、生产力的大幅提高，人们的饮食习惯已与物质匮乏时代大有不同了。但是现代富裕时代又给人们带来了新的烦恼，那就是过食肥甘厚味引起的脂肪肝及心脑血管病。肝主疏泄，最易抑郁，其气升发，最喜条达，如过食油腻脂肪食品，首先损害的就是肝脏本身。油腻脂肪食品沉淀在肝脏，肝脏如何能发挥其疏泄条达作用。

中国民间有"一个人来到世上，吃多少都是有定数的，吃完就死亡"的说法。据现代生物医学研究证明此种说法结论是科学的，虽然解释是迷信的。因为控制人类寿命的是生物钟即生物的自然规律。植物生长衰老有"积温规律"，人和动物的生长衰老也存在"积能规律"。美国科学家海弗利克认为，人体一生中细胞可分裂 50 次，每次约 2.4 年，自然寿限可达 120 年。而细胞代谢分裂需要一定能量，供能越多，消耗越大，分裂越快，寿命也就越短。如果一个人饮食、嗜欲太多，营养过剩，不但影响肝脏功能，还会影响自然寿命。控制饮食，科学进食，不要图一时的痛快而满足口腹之欲，导致终生的悔恨。

至于嗜酒伤肝，引起肝炎和肝硬化，最后导致肝癌的事例，更是比比皆是。酒为水谷之液，属阳而性悍，入血分，间或少饮，有活血舒筋活络的作用。但常"以酒为浆"纵饮者，多致内生湿热而损耗肝阴，化生痞闷、噎膈、包块、臌胀、腹水等证，不能不引以为戒。

（二）肝的传变规律

中医学认为人体是一个统一的整体，各脏腑经络之间在生理上具有相互联系、相互协调、相互促进、相互制约的关系。特别是经络内外相环，通皮肤、肌腠，联络脏腑，具有行气血、营阴阳的作用，又是反映脏腑生理、病理变化于外的通路，因此，发病之始初，外因之疾多先发于体表，由经络而内传脏腑；内因之疾初起多先表现于内脏，由脏腑而外达于经脉，显现于皮肤肌腠。所以探讨肝病的传变规律，离不开脏腑经络的生理、病理反应。《金匮要略·脏腑经络先后病脉证》说："夫治未病者，见肝之病，知肝传脾，当先实脾，四季脾旺不受邪，即勿补之。中工不晓相处，见肝之病，不解实脾，惟治肝也"，即从人体五脏六腑存在生克制化的关系角度探讨肝病传脾的规律及治法。

（1）传脏：肝者，干也，其特性每以干犯他脏为能事，在五行生克制化中，最喜上侮肺金，下竭肾水，中伐脾土，不一而足，形成金木同病或水不涵木及木乘弱土之病理局面。

（2）传腑：肝胆相连，互为表里；肝与胃相邻，互相关连，胆与胃又相通。肝脏有病，最易波及胆、胃，临床上肝胆同病、肝胃不和最为常见。

（3）传经：指肝脏自病，通过经脉相连的关系，传与另一经为病而言。《伤寒论》说："厥阴之为病，消渴，气上撞心，心中疼热……"就是足厥阴肝病上犯手厥阴心包经的一个明征。

（三）肝的病理特点

肝的病理改变的特点与肝的复杂生理功能有关。肝为风木之脏，居于水火之间，其体阴而用阳，以气血和调为顺，故肝脏发病有一定的病理特点。

（1）体用失调是肝病的基本矛盾。

（2）水火不济、寒热错杂是肝病的常见病理。

（3）气血紊乱是肝病的主要临床表现。

（4）风火上炎是肝病的发病体征。

（5）三焦不利、累及多脏腑发病是肝病的必然趋势。

无论肝病的病理特点如何复杂，都离不开肝脏本身的体、用失调平衡这个基本矛盾。肝以血为体，以气为用。气血是构成人体的基本物质，是机体新陈代谢的源泉，肝的生发、疏泄、藏血功能都是气血的生化和运行表现。因此，肝病的病理表现主要反映了气血的失调。

（四）肝的病理证型

古今中医学者对肝病的认识最多，特别是对肝病的不同病理证型总结、归纳得相当精致，如肝气、肝阳、肝风等，既是病理证型，又是生理功能，更是病理名词，虽言简意赅，但也容易导致临床混淆不清。这里有必要进行归纳、总结，以引起重视。

1. 肝气证

肝气证是指肝气横逆之候，主要指肝气的升发疏泄作用太过，即《类证治裁》所谓："肝本性升散，不受遏郁，郁则经气逆，为嗳，为胀，为呕吐，为暴怒胁痛，为胸满不食，为飧泄，为疝，皆肝气横决也。"主要表现为胸胁胀痛连及少腹，妇女乳房胀痛，影响脾胃则膹胀，嗳气，呃逆，恶心呕吐，即木克土；上冲于脑则头疼头晕，烦躁易怒。因为肝气有余，气有余便是火，故肝气证极易发展成肝火证。另外，肝气证尚可因肝气冲心犯肺、扰肾而生种种变证。男子性情刚烈，常易发怒，故多患肝气证。

2. 肝郁证

肝郁证是指肝气郁结之候。它是因情志失和，忧思疑虑，致肝气的升发疏泄不及，气血失和而成。主要表现为胸胁满闷或疼痛，善太息，精神抑郁，闷闷不乐，影响脾胃则腹胀便溏，纳差食少，即木不疏土。肝气郁结日久也能化火。女子性情多忧郁，故多患肝郁证。

历代医家对肝郁证的认识多停留在肝的气机层面，多以疏肝理气为常法。肝用为气，肝血为体，实际上气郁久之，也会影响血运，导致血滞、血瘀，甚至沉凝成块，形成肝着、痞块、癥瘕等疾患，所以临床上诊断、治疗肝郁证时要在气与血层面进行考虑。

3. 肝气虚证

肝气虚证，《内经》中已有记载，但是近世各医家及教科书中却提及甚少。《素问·上古天真论》说："丈夫七八，肝气衰，筋不能动，天癸竭，精少。"《素问·方盛衰论》说："肝气虚则梦见菌香生草，得其时则梦伏树下不敢起。"《灵枢·本神》说："肝气虚则恐。"《灵枢·天年》说："五十岁，肝气始衰，肝叶始薄，胆汁始减，目始不明。"《脉经》说："肝气衰者，魂不安。"《诸病源候论》说："肝气不足，则病目不明，两胁拘急，筋挛，不得太息，爪甲枯，面赤，善悲恐，如人将捕之，是肝气之虚也，则宜补之。"《圣济总录》说："若肝脏气虚，不能荣养，则为风邪所侵，搏于筋脉，荣卫凝泣，关节不通，令人筋脉抽掣疼痛，以致眩闷，口眼偏斜。"《医学入门》说："肝气虚胁痛者，悠悠不止，耳目眊眊，善恐。"《证治准绳》说："若左关尺脉数而无力，肝肾气虚也。"《景岳全书》说："凡非卒倒等证……四肢瘫软者，肝脾气败也。"《简明医彀》说："倦怠寒热，肝脾气虚也。"《罗氏会约医镜》说："眼目者，五脏六腑之精华……肝肾之气衰，则昏蒙眩晕。"以上资料说明肝气虚证是确实存在的。现代名医秦伯未说：肝脏生理"以血为体，以气为用，血属阴，气属阳，称为体阴而用阳，故肝虚证有属于血亏而体不充的，也有属于气衰而用不强的，应包括气、血、阴、阳在内，即肝血虚、肝气虚、肝阴虚、肝阳虚四种"。心、脾、肺、肾气血阴阳有虚证，肝之气血阴阳同理也有虚证。这样探讨肝脏生理病理才是完整的、全面的。

肝气虚证主要因为情志内伤，耗伤肝气或久病体弱，损耗肝气及劳逸失调，劳伤肝气，甚则用药不当，攻伐无度，令肝气耗伤所致。肝主筋，为罢极之本，肝气虚则筋不能动，见疲劳无力；肝气虚则疏泄不及，屈意难伸，出现肝经脉不畅，易见胸胁满闷，少腹坠胀，善引太息；肝气虚疏泄失常，失于对经水的调节则见月经不调、痛经、闭经等症；气短及懒言少语，舌胖或有齿印，脉虚无力均为气虚所致。肝气虚主要影响精神、情志及厥阴肝经所过部位的生理活动，同时还对消化系统功能有影响。日本森雄材先生对肝气虚证的认识，颇具慧眼，耐人寻味。森氏鲜明地指出"肝气虚很可能就是气虚的主体"，这一观点一提出，就引起了人们的关注，因为这一观点与中医学认为"气虚之主体为脾气虚"不符。森氏在临床上观察，许多气虚患者中找不到脾的见证，因为诉说吃不下东西、软便和下痢的患者非常少，而诉说"吃东西很香，就是累"的患者却很多，用治疗肝气虚证的主方黄芪建中汤，很快可以收到效果。他认为肝气虚就是肝气疏泄不及，有升发无力和透泄无力两个方面。升发无力表现为忧郁不快或烦躁不安、意志交流不良、没有决断力、没有干劲等；透泄无力主要表现为叹息、胸胁部胀满苦闷等，再加一派气虚证的前提，就可以诊断为肝气虚证了。

肝气虚证一般以女性居多，特别是性格内向，胸怀不宽善猜忌者；白领阶层或长期坐办公室的人员，也是多发人群，特别是中年人群居多，这个阶层或年龄的男女，面临社会生存的激烈竞争，心理常处于不平衡的状态。患过急慢性肝炎者，也有不少长期感觉"很累，没劲"的，要注意防范。

4. 肝阳证

肝阳，指肝的阳气，主升发疏泄，与肝阴保持平衡和协调，以维持机体的健康。肝阳证，则指肝阴虚，不能制阳，引起肝阳浮动上行；或肝脏郁热而阳升于上，两者都属现在所指的肝阳上亢证。肝阳上亢，扰乱清空，最易出现头痛、眩晕、易怒、耳鸣、失眠等症状。叶天士在《临证指南医案》中说："凡肝阳有余，必须介类以潜之，柔静以摄之，味取酸收，或佐咸降，务清其营络之热，则升者伏矣。"对肝阳证的病理及治疗颇具指导意义。

5. 肝阳虚证

对于肝脏的病理证型，中医传统上谈实证多，谈虚证少。清代王旭高、费伯雄等，是治肝病的大家，也只对肝实证及肝阴虚证研究得很精深。近年来虽对肝阳虚的证治方药有所探讨，但在教科书中，仍很少有肝阳虚的记载。

《素问·阴阳应象大论》说："阴阳者，天地之道也，万物之纲纪，变化之父母，生杀之本始，神明之府也。"五脏六腑皆有阴阳。在脏腑辨证分型中，既然肝血虚、肝阴虚存在，就必然有肝气虚、肝阳虚的存在。

从生理上看，肝气、肝阳是肝脏升发、疏泄的一种能力，肝血、肝阴是肝脏功能的物质基础，二者互根互用，与人体气血、精神、消化、情志的调节有密切关系。一般七情伤肝先影响其"用"，继波及其"体"。协调平衡能力失控，导致病理变化的结果是一方太过，或一方不足。肝用为气，太过则易动火，郁结，灼伤肝血、肝阴；不及则是肝气的本身不足或功能衰减，最易形成肝阳虚证。至于慢性肝病久治不愈，自耗肝气、肝阳，或迭服苦寒利湿药损耗阳气，或素体阳虚，一般都会出现肝阳虚证。

气乃阳之渐，阳为气之极。肝气虚证与肝阳虚证无绝对界线，但有轻重之分。肝气虚证为肝阳虚证之渐，肝阳虚证为肝气虚证之甚。肝脏的疏泄升发功能不及是肝气虚证、肝阳虚证的共同病理环节。《太平圣惠方》说："肝虚则生寒"，说的是肝阳虚则生内寒，便是与肝气虚证的病理区别，因为气虚是不会生内寒的。《伤寒论》说："手足厥寒，脉细欲绝者，当归四逆汤主之。若其人内有久寒者，宜当归四逆加吴茱萸生姜汤"，说的就是肝阳虚产生内寒的证治。这里的"肝虚则生寒"，寒即阳不足的意思，对治疗肝病十分重要。

肝阳虚证的临床表现，主要有以下几组：

（1）足厥阴肝经所循行之处的症状：足厥阴肝经，起于足大趾丛毛之际，上循阴器，抵小腹，布胁肋，会于巅，其支脉环唇内。故肝阳虚，不能温煦经脉，常见面色惨白，唇青，头冷痛，胁肋冷痛拘紧，小腹冷痛胀满，疝气，舌謇，囊缩，阳痿等。

（2）肝脏疏泄、升发功能不及的症状：影响及胆，胆汁不畅，则出现黄疸、口苦、目眩、不欲饮食；影响及脾胃，则出现大便稀薄、完谷不化、泄泻；自身肝脏阳气自损，则现疲乏怕冷，精神懈怠，意志消沉，思绪散乱，忧虑甚至视物疲劳、视物不清等。

（3）脉舌：脉沉细无力，舌质淡胖或青紫，苔白滑润。

肝肾同居下焦，在生理和病理上有许多共同之处，临床症状常相混杂。虽然肝阳虚证与肾阳虚证都可产生机体功能不足或衰微的共同症状，如精神萎靡，面色淡白无华，头昏，耳鸣，腰痛，阴冷，四肢厥逆，遗精阳痿，崩漏带下等。若仔细分析，仍有不同之处。如肾为封藏之本，故肾阳虚，精关不固，以遗精、腰痛为主。肾主髓，髓海亏损则以头昏，精神萎靡不振为主。肝主筋，为罢极之本，故肝阳虚以疲乏为主，甚则阳事不举。二者难以区别。但是肝阳虚常出现情志病变，这是肾阳虚所没有的。因肾之经脉循行于背侧，故肾阳虚者，背恶寒，后脑痛明显；肝之经脉循行于腹侧，上巅，故肝阳虚多见巅顶冷痛、疝气、阴缩乳缩等，这是肾阳虚证难以见到的。至于肾阳虚证与肝阳虚证治疗上亦有大区别。肾阳虚用辛热药，常以盐炒，因咸入肾故也，而肝阳虚投以辛温、辛热药，以辛补之，则不必盐炒，因辛可直接入肝也。

前人虽有"肝病有实无虚，有热无寒"之说，事实上肝阳虚证在临床上是确确实实存在着的。清代名医黄元御就认识到了肝阳的重要性，常把肝阳与脾阳相提并重，强调"生气不足，十当八九"。此生气即肝阳也。近代医家蒲辅周曾提出过，任何一脏皆有气血阴阳，肝脏也不例外，并在《蒲辅周医疗经验集》中说："肝阳虚则筋无力，恶风，善惊惕，囊冷，阴湿，饥不欲食"，指出了肝阳虚证的证候特点。我在拙著《伤寒论方证研究》中提出："桂枝汤就是一个温补肝阳的方剂，愚在临床中，用桂枝汤治疗如阳痿、阴囊冷、双手抖动、巅顶冷痛、胆怯、四肢不温、少腹冷痛等病证，均由肝阳虚导致的"。

6. 肝风证

肝风证，即肝阳化风，是清代医家叶天士首创，是指由于肝的阳气升腾太过，无以制约，而引起内风动越的一种病理现象。目前临床上常将多种原因导致肝肾阴亏，使筋脉失于濡养滋润而出现手足抖动、蠕动、头摇、震颤、项强、角弓反张、昏仆等一系列具有动摇不定，类似风的症状的病证，统称为肝风证。

肝为风木之脏，诸风掉眩，皆属于肝。肝风证有虚、实之分，虚者由于阴液亏损，又称虚风内动；实者由于阳热亢盛，称为热盛风动或热极生风。肝风证无论虚实，总以伤及肝脏阴血为基本病机。临床上只不过需区分是邪实为主，还是正虚为主而已。

《类证治裁》说："风依于木，木郁则化风，为眩，为晕，为舌麻，为耳鸣，为痉，为痹，为类中，皆肝风震动也""肝阳化风，上扰清窍，则巅痛，头晕，目眩，耳鸣，心悸，寤烦"，说明临床上常把"风"与"阳"结合在一起论处，习惯地认为肝风都由肝阳所化，即所谓肝阳化风或风阳上扰。实际上肝风证与肝阳证在病理上是大有区别的：肝阳证主要是肝的"用"出现问题；肝风证则是"体"与"用"分离，远较肝阳证病位深，病情急，来势凶，甚至有生命危险。

7. 肝火证

肝火证是肝脏病理证型之一，其表现的症状在肝病变化中也是错综复杂的。凡是由于肝的功能亢盛而出现热象或冲逆症状的，统称为肝火证。

肝体阴而用阳，藏阴贮血，内寄相火。这种相火，在正常生理状态下，是人生不可缺少的"少火"，"少火生气"，能推动机体脏腑功能活动。在病理状态下，相火处于既抑又伤的地位，以不可阻挡的暴力迸发出来，即所谓郁极乃发，或者由内因、外因、不内外因致病而引起机体内阴阳、脏腑、气血失调，并进而使相火冲激，给机体以破坏，出现头痛眩晕、眼红、眼痛、面赤、口苦、急躁易怒、舌边尖红、苔黄、脉弦数有力，严重者可出现发狂，或呕血、咯血、衄血等。这些都属于肝火上炎所致，即所谓"壮火食气""壮火散气"，此壮火即邪火也。

肝火证是肝气有余太过的病理表现。气有余便是火，此火多由气郁、郁极而发；或阳亢浮动于上而化；或湿热蕴结，湿从热化，热从火化所致。肝火与肝热有轻重不同的差别，热轻火重，肝热证无冲激上逆之象，肝火证必见冲逆燔灼之象。火为热极，易燔灼一身上下内外；火性炎上，易见头面五官诸证；火性易动，可致他脏为患；火与阴气不两立，易耗气伤阴动血。以上种种，皆属肝火证的独有病理特性，是肝热证所不具备的。

8. 肝寒证

肝寒证，是指感受寒邪，使肝脏气血凝滞，表现为四肢厥冷，腹痛，指甲青紫，脉象细弦或细沉欲绝，重按有力等病证而言。

肝寒证，主要分肝脏寒甚，气血凝滞与肝脏经脉寒甚，气血凝滞两种。肝脏自体寒滞，宜温肝祛寒，《伤寒论》的吴茱萸汤证即合病机。肝脏经脉寒滞，宜温通肝脉，暖肝煎甚是对证。

肝寒证与肝阳虚证在临床上是有严格区别的。肝寒证侧重于寒邪为患，以邪实为主；肝阳虚证侧重于肝"用"不足，以正虚为主，临证切需注意。

9. 肝阴虚证

肝阴虚证即肝的阴精不足，可由慢性疾病消耗或血不养肝所致，也可由肾阴不足导致肝肾阴虚。主要表现为头晕头痛，视物不清，眼干夜盲，经少经闭等，甚则低热起伏，五心烦热，盗汗等。

肝有"阴常不足，阳常有余"的特点。所见肝阴虚证常引起肝阳上亢。高血压、神经官能症、月经不调、更年期综合征等疾病，有时可在肝阴虚证的表现基础上有肝阳上亢的表现。

10. 肝血虚证

肝血虚证指肝脏所藏的血量不足引起的证候，又称肝血不足。主要表现为面色萎黄，头晕心悸，妇女则见月经不调、经血量少等。《笔花医镜》说："肝之虚，肾水不能涵木而血少。脉左关中弱或空大，其症为胁痛，为目干，为眉棱骨眶痛……"即阐明了肝血虚证的脉证。

肝藏血，心主血，若心肝血皆见不足，血不濡气，神志失和，则会出现脏躁之证，症见无故悲伤欲哭，不能自立，头晕耳鸣，惊惕少梦，手心发热而不欲饮，即《金匮要略》甘麦大枣汤证。

11. 肝热证

肝热证，指肝受热邪或气郁化热而引起的烦闷、口干、手足发热、小便黄赤等一系列症状，静则为热，动则为火，肝热证与肝火证的区别就在于一动一静，是有程度上的区别的。

三、肝病的病名释义

喜条达舒畅是肝的生性，生动活泼是肝的特性，然肝气敏感易郁又是肝的病理特点。肝之为病，有郁自本位，但亦可横逆、上扰、流窜人体内外上下，干犯他脏。张寿甫先生说："肝者干也，五脏之气，唯肝气最活，善干他脏。"林珮琴也说："诸病来自肝。"故有"肝为万病之贼"之说。这说明了肝病在内科杂病中的广泛性和复杂性。古人对肝病的认识相当全面，也根据肝病的不同临床表现进行诊断命名，兹择其要简述于下，以期对深入研究肝病有所帮助。

（1）肝水：古病名，见于《金匮要略·水气病脉证并治》"五水"之一。因肝气郁滞，气血互结，影响气机，引起水肿。临床表现为两胁疼痛，大量腹水，翻身困难，小便不利等。

（2）肝决：指瞳孔极度缩小如针尖、小米大者。

（3）肝劳：古病名，五劳之一，指精神受到刺激引起的情志紊乱，思维障碍。如头晕、目眩、胸胁胀痛、焦虑不安、谵妄幻视、虚烦不眠、精神错乱等。

肝劳也指视力疲劳。如《医学入门》说："读书针刺过度而（目）痛者，名曰肝劳。"

（4）肝郁：古病名，出自《赤水玄珠·郁证门》，由肝气郁结所致。临床表现为两胁作疼，嗳气等。

（5）肝胀：古病名，出自《灵枢·胀论》。临床表现为胁下胀满，痛引小腹等症。多因肝经受寒所致。

（6）肝咳：出自《素问·咳论》，指咳嗽而兼有两侧胸胁痛者。因肝经分布于两胁部，故名之。咳时两侧胁痛，不能翻身。

（7）肝疟：出自《素问·刺疟》。肝受邪而得病。临床表现为疟疾而兼见面色青黄，心中常有闷气，叹气后稍舒适。

（8）肝积：古病名，见于《难经》。临床表现为左胁下肿物隆起如倒置之杯，有头足，长期不愈，并伴有咳嗽、寒热、脉弦细等症。

肝积系五脏积聚之一，即现代所说的肝脏体积增大，即肝肿大之类。《难经》有详细论述："肝之积名曰肥气，在左胁下，有头足，久不愈，令人咳逆，痎疟，连岁不已"。

（9）肝疳：五疳之一。因小儿乳食不调，肝经积热所致。临床表现为身体瘦弱，面色青黄，摇头揉眼，夜盲，眼涩，腹大青筋，爪甲青紫，大便青稀，或有血与黏液等。

（10）肝痈：病名，指生于肝脏的脓疡，即肝脓肿。古人认为膏粱厚味、嗜湿生热、情志抑郁等，都可聚而成痈；湿热虫积、外伤跌仆也可伤而成痈。其中膏粱厚味等，可能为其远因，即减弱了机体的抵抗力，内环境的稳定性受到破坏。临床表现为恶寒发热，右侧胁痛，肝区膨隆、触痛，肝脏肿大等。若脓液向内穿透可形成腹膜炎、膈下脓肿。

（11）肝著：古病名，出自《金匮要略·五脏风寒积聚病脉证治》。著，通着，又名肝着，即邪气附着。肝著指肝脏气血郁滞，病邪附着于肝脏。肝著的症状主要表现为肝胁肋痛，胸脘痞闷、不适，有时需要按压才能稍舒。

（12）肝厥：厥证的一种，是肝气厥逆上冲的病证，多由精神受到过度刺激而引起。临床表现为四肢厥冷，呕吐，昏厥，肤色青紫，不省人事等。平素多阴虚肝旺，情绪易于激动者多患之。

（13）肝痿：指四肢痿软无力的一种病变，又称筋痿，因肝主筋之故。筋靠肝血的营养，以维持其正常的功能。肝痿多见于气血不足，甚则是先天肾精亏损，不能养肝，致肝筋失养所致。

（14）肝痹：五脏痹的一种，出自《内经》。如《素问·痹论》说："筋痹不已，复感于邪，内舍于肝。"古人从藏象学说的观点，认为肝痹由筋痹日久不愈，复感于邪，邪气内积所致。主要表现为头痛、腰痛、足冷、易惊、胸腹胀满、饮水多、小便多等。

（15）肝病：五脏病候之一，出自《素问·脏气法时论》等篇，泛指肝脏发生的多种病证。多由七情所伤，肝失疏泄，或气郁化火，肝络瘀阻，或阴血不足，肝阳偏亢，肝风内动，以及湿热内蕴，寒滞肝脉等所致。临床表现有胁肋胀痛，头痛眩晕，耳鸣，目赤，易怒，或易惊恐，或吐血衄血，或肢麻，抽搐，痉厥，以及疝气少腹胀痛，妇女月经不调等。

（16）肝满：指肝脉为邪气壅滞而满实。症见两胁肋胀满，睡眠惊骇不宁，小便不通而肿等。《素问·大奇论》说："肝满，肾满，肺满皆实，即为肿。"

（17）肝死脏：指肝脏真气已绝的脉象。轻按则弱，重按应手即去，不能复来，或曲如蛇行。《金匮要略·五脏风寒积聚病脉证并治》说："肝死脏，浮之弱，按之如索不来，或曲如蛇行者，死。"

（18）肝中寒：指肝为寒邪所中，使肝气不舒，疏泄失司引起的病证。《金匮要略·五脏风寒积聚病脉证并治》说："肝中寒者，两臂不举，舌本燥，喜太息，胸中痛，不得转侧，食则吐而汗出也。"《备急千金要方》说："肝中寒者，其人洗洗恶寒，翕翕发热，面翕然赤，漐漐有汗，胸中烦热。"

（19）肝气热：指肝主身之筋膜，肝热气坚，则肝阴亏损，精气不能淫溢于筋，以致筋挛拘急，发为筋痿。《素问·痿论》说："肝气热，则胆泄口苦，筋膜干，筋膜干则筋急而挛，发为筋痿。"治宜清肝热，养肝血。

（20）肝气盛：指肝气过盛则肝阳上亢，使人善怒性躁。《灵枢·淫邪发梦》说："肝气盛，则梦怒。"《诸病源候论》说："肝气盛，为血有余，则病目赤，两胁下痛引少腹，善怒，气逆则头眩，耳聋不聪，颊肿，是肝气之实也。"治当以平肝或泻肝为先。

四、肝病常见症状的诊断及鉴别诊断

有诸内必形诸外。中医学认为人体内在的病理变化必然通过外在的疾病现象表现出来。因而收集、辨别、分析、归纳、判断这些疾病的现象，是了解和测知人体内在病理变化，即疾病本质的基本途径。中医诊断的任务便是通过望、闻、问、切四诊收集到的患病机体的现象，去进行诊断和鉴别诊断，从而为临床辨证提供依据。因此，我们在了解肝的生理功能特性及病理变化规律的基础上，进一步掌握肝病常见症状的诊断与鉴别诊断，会更好地把握治疗肝病的准确度，提高治疗肝病的效果。

（一）四诊对肝病的诊断

1. 望诊

（1）察色：主要是从面部观察人体内脏发病时，反映出的相应病色。

以五色配五脏，则青为肝色。临床可依据青色的明晦含蓄与所见部位来分析肝病的寒热虚实和预后转归等变化。

《素问·五脏生成论》说："生于肝，如以缟裹绀"，是说青色隐然内见，即是肝脏所表现于外的正常色泽。人体生理功能正常时，面色明润，虽隐含微青之色，都属于健康无病的表现。

若颜面青色而晦滞，毫无光泽，即为肝病之色，且又提示了病情危重，正如《素问·五脏生成论》说："青如草兹者死。"

如青色显露不失明润，病虽较重，仍有转好的转归，正如《素问·五脏生成论》说："青如翠羽者生。"

因此，诊察面部青色的晦暗、枯槁、显露，能够诊断肝病的轻重顺逆。

肝病多现青色也不是一成不变的，也有五色交错而呈现其他面色的。按五脏配五色论，其中肝病与见色相生者吉，肝病与见色相克者凶，是说肝病色青是肝病显现出的正常病色，若见黑色，是母乘子为顺；若见赤色，是子乘母为逆；若见黄色，为木克土，是病克色，为凶中之顺；若见白色，为金克木，是色克病，其病则甚，乃为逆候。

此外，根据"肝主筋""肝开窍于目""爪为筋之余"的理论，观察目、筋、爪色泽的变化，也可以作为诊断肝病的依据。

例如，肝风初起目常眨眨；肝阴不足不能养目则视物不明或雀盲；肝风内作影响筋脉，筋脉拘束或痉挛至痉厥将作，目多上视或斜；目直视或正圆，则主肝风入脑，病情危重；目青主风寒；目黄主湿热；目赤主风热；目涩而痒主肝虚风动；爪甲枯槁提示肝热；舌卷、强硬、短缩、萎缩，或伸出颤抖、歪斜不正主肝风内动，络脉瘀阻。

大凡观察颜面部气色，必须注意面部气色的浮露、沉隐，以此测知疾病的浅深；注意气色的润泽和枯槁，以此判断疾病的生死成败；注意气色的抟聚和消散，以及预见疾病的新久；注意气色出现部位的上下，以此测知病变的所在。正如《灵枢·五色》说："其色粗以明，沉夭者为甚；其色上行者病益甚；其色下行如云彻散者病方已。"色从外部走内部者，其病从外走内；其色从内走外者，其病从内走外""色明不粗，沉夭为甚；不明不泽，其病不甚"。

（2）观神：《灵枢·天年》说："失神者死，得神者生"，说明了观神的重要性。

观神，主要是观察患者精神意识的变化。如肝病出现突然昏仆，不省人事，口吐涎沫，两目上视，四肢抽动，牙关紧闭，鼻鼾，或见精神烦躁与易怒、发狂等病证，说明肝风内动，由气入血，病情严重；肝病日久，突然出现循衣摸床，两手撮空等无意识动作，预示肝风入脑，病情危急。由此可见，通过观察精神变化，可以判断肝脏气血阴阳的盛衰和预后。

观神，还要注意观察眼神的变化。《灵枢·大惑论》说："五脏六腑之精气，皆上注于目"；《素问·脉要精微论》说："夫精神明者，所以视万物，别黑白，审短长，以长为短，以白为黑，如是则精衰矣"；《素问·五脏生成论》说："肝受血而能视"，说明眼神和五脏六腑之精气，特别是肝血，有着密切的关系。

得神者，两眼灵动，神采奕奕，语言清亮，神识不乱，呼吸匀调，动作如常，面色明润含蓄。

失神者，目光晦暗，精神不振，语言低微，反应迟钝，呼吸不匀，动作失常，面色晦暗。

假神者，多见于久病、重病，如原来语声低微，时断时续，忽见语言清亮，喋喋不休；原来精神衰颓，突然转"佳"；原来面色十分晦暗，忽见两颊泛红如妆；原来食欲不振，忽见索食大量，这就是所谓的"回光返照"。假神者的目光都有一个特征，即目光无力突现浮光，虽放光但眼神无穿透力。

另外，对机体外在的体形、动态的观察，也能为肝病诊断提供依据。如形盛是有余的表现，消瘦是不足的象征，肥人多痰，瘦人多火，这些都有临床价值。《灵枢·本脏》说："青色小理者肝小，粗理者肝大，广胸反骹者肝高，合胁兔骹者肝下，胸胁好者肝坚，肋骨弱者肝脆。膺腹好相得者肝端正，胁骨偏举者肝偏倾也。"《灵枢》这一记载，虽然还需要在临床上加以验证，但说明中医学对人体的观察是相当具体的，其目的就是为疾病诊断提供依据。

（3）辨舌：包括辨舌质和辨舌苔。

舌质是指舌体的本身，舌苔是指舌面的苔垢。舌质可以测虚实，舌苔可以知浅深。历代医家对肝病舌质、舌苔都有记述，值得回顾总结，以利于指导临床诊断。如《伤寒舌鉴》说："淡紫青筋舌，此寒邪直中厥阴，真寒证也"。《辨舌验证歌括》说："舌中生青紫斑，肝郁过度，治当疏泄，宜乎恬淡，随遇而安，青紫即退矣。"《临症验舌法》说："凡舌见青色而坚敛苍老者，肝胆两经邪气盛也，泻火清肝饮主之（柴胡、黄芩、山栀、当归、生地、生甘草）""凡见青色而浮肿娇嫩者，肝胆两经精气虚也，紫水清肝饮主之""凡舌见青色而干燥，属肝脏血虚火旺者，逍遥散加丹皮、山栀主之""凡舌见青色而润滑，属肝脏气虚者，当归建中汤去胶饴主之"，说明古代医家以辨舌指导肝病诊断治疗，确有临床实用价值。因这方面的著述历代太多，不一一例举赘述。

2. 闻诊

闻诊包括耳闻和鼻嗅。耳闻，就是用耳朵听患者语言、声音、呼吸的变化，从而了解所患的痛苦。鼻嗅，就是用鼻子嗅患者的气味，来了解疾病的概况。

因于五脏应于五声、五音、五臭，五脏有了病变，声、音、臭也相应地有所变异。中医学认为肝"在音为角，在声为呼，在志为怒，在臭为臊，在动为握，在气为风，在味为酸"。《素问·宣明五气》曰："心为噫，肺为咳，肝为语，脾为吞，肾为欠、为嚏。"通过对语言、声音、气味的观察，可以帮助判断肝病虚实寒热的变化，举例如下。

小儿阵发性惊呼，发音尖锐，惊恐，多为肝风所致。

下利泄泻，屁滚连连，噼噼啪啪有声而粪色青者，多为风夹湿热为患。

时发太息，长吁短呼，多为肝气不舒。

怒声连连，烦躁声高，不是肝火便是肝有湿热。

呃声高而响亮，或呕吐声响亮有力，多为肝火上激。

呃声低微而细长，且微弱无力，则见于肝脾两虚。

声高有力多为肝经实热。

狂言躁跳，不避亲疏，实系肝经实火。

语言断断续续，颠倒错乱，喋喋不休，喃喃不止，则属肝经虚热之证。

小便臊臭特甚，扑鼻刺激，或淋浊带下臊臭特甚，或呕吐物、口气、汗气特显酸或臊臭味，都属肝经湿热蕴结之证。

《医门法律》说："古人闻隔垣之呻吟叫哀，未见其形，先得其情，若精心体验，积久诚通。如瞽者之耳偏聪，岂非不分其心于目耶？""凡闻声，不能分呼笑歌哭呻以求五脏善恶，五行所干及神气所主之病者，医之过也"。由此可知，实地接触患者，亲身考虑患者所反映出的一切现象，是十分重要的诊断方法。

3. 问诊

问诊是了解病情的一项重要工作。疾病的发生与转归，同患者的生活居处、周围环境等是息息相关的。临床上要得到正确的诊断，单从现有症状，尤其是以他觉症状为依据是不够的。事实上许多宝贵的材料，往往是从问诊中得来的。所以问诊的价值，并不亚于望诊，也是四诊的一个主要部分。

对肝病患者进行问诊，应抓住肝的主症来开展，在此前提下，追询其自觉症状和病情喜恶，判断它是否与肝的发病有关。

以头痛为例，首先辨明病位究属何经，如头痛在巅顶部位，可以认定它是肝经的头痛，因为足厥阴肝经与督脉上会于巅，而肝之风木之气又有向上升发的作用，所以，多与肝经风阳上冒有关。在此基础上，应探索病情是否肝风病种而有兼夹之邪，如抽掣作痛为风重；兼头胀则多夹风热；痛如雀啄多为风火；头顶压痛或首如棉裹，则为风湿之邪；若寒湿头痛，则喜热而恶凉；火燥头痛则喜凉而恶热；邪偏实者，则巅顶胀痛不已而手不可近；正偏虚者，则痛而喜按且时作时止。通过以上问诊所得，四诊合参，综合分析，做出正确的诊断也就不困难了。

问诊是一项复杂细致的工作，《素问·疏五过论》说："凡欲诊病者，必问饮食居处，暴乐暴苦，始乐后苦，皆伤精气。精气竭绝，形体毁沮……从容人事，以明经道，贵贱贫富，各异品理，问年少长勇惧之理审于分部，知病本始"；《医门法律》说得更直接："凡治病不问病人所便，草草诊过，用药无据，多所伤残，医之过也"，说明了问诊在临床工作中的重要性。

4. 切诊

（1）脉诊：诊脉，可以测知人体脏腑的功能活动，营、卫、气、血的运行，精、神、津、液的盈亏，邪正的消长等情况，以辨别疾病的表里、寒热、虚实等，作为诊断、治疗疾病的依据。脉学是一门精巧的技术，除了要通晓理论外，还要不断地实践、体会，才能很好地掌握和运用它。同理，脉诊也是诊断肝病的主要手段之一，所以，重视脉象对肝病的诊断是很重要的。

正常的肝脉是微弦和缓，来去不疾不徐。《素问·玉机真脏论》描述曰："春脉者肝也，东方木也，万物之所以始生也，故其气来软弱轻虚而滑，端直以长，故曰弦；反此者病。"

肝病的脉象是弦而不缓，或疾或徐，硬如弓弦。如《素问·平人气象论》说："病肝脉来，盈时而滑，如循长竿，曰肝病"，是说弦脉虽滑而欠柔，脉体长而硬实，触指盈劲。如果肝病脉象"急益劲，如新张弓弦"，即但弦无胃，只见强硬劲急，状如新制的弓弦，毫无从容和缓之象，则是肝病的真脏脉外露，其病多预后不良。

以寸口脉诊部位而言，历代医家多数认为双手关部均候肝胆脾胃病变，一般左手关部候肝病变为主，故肝病左关脉现弦象较为多见。若右手关部脉弦，多为肝乘脾，兼见腹胀腹满、纳差腹泻等症。如两手关部但弦，或右手盛于左手，预示病情已进入严重阶段，病情加深，症状加重。若脉弦兼数属热，弦兼迟主寒湿，弦夹细则为肝血虚，弦细数主肝阴虚生热，弦大数为肝火旺，弦大硬为邪实，弦涩为血瘀，弦滑为风痰，弦而微浮为厥阴病欲解，凡此种种，弦脉兼见其他脉象往往提示肝病兼有不同病候，此在临床最为多见。

（2）腹诊：作为一种重要的诊察方法，对于辨别体质的强弱、正气的盛衰，确定病位之在表在里、在气在血，判断病性的寒热虚实等具有重要的临床指导意义。清代医家俞根初认为："胸腹为五脏六腑之宫城，阴阳气血之发源，若欲知其脏腑何如，则莫如按胸腹，名曰腹诊。"

腹诊的原理与脏腑、经络、气血津液理论有密切关系。胸腹体表与内在脏腑不仅在位置上有对应关系，在功能上也有特殊的对应关系，如胸部内应心肺，心下大腹内应脾胃，胁下内应肝胆，小腹、少腹内应肾、膀胱、胞宫及部分大小肠等，根据病变征象在胸腹的表现部位，可以判断病变所在脏腑。十二经络在胸腹部位循行，气血津液与脏腑、经络共同维持其生理活动。当脏腑、经络、气血津液出现功能障碍或盈亏虚实时，都可通过胸腹部而表现于外。如胸腹部体表润泽，腹壁柔润有力，反映了内在脏腑功能健康运行、气血充盈、津液和调、经络畅通；反之，腹软无力，肌肤失润，则多提示体内脏腑功能减弱、经络气血津液亏虚。因此，腹诊可以了解人体内在脏腑、经络、气血津液的运行情况，判断人体的整体功能状态。

同理，腹诊在诊察肝病时也有特殊意义，举例如下。

肝病继发腹水，以手按其腹皮松软不坚者，多属肝病传脾，脾虚失运而水湿潴留之证。反之，腹皮紧张，按之坚而有弹性，则多为气血水相凝结不散等实证。

肝病腹皮紧张，腹中胀痛，以手按之腹中有块而固定不移，则多属肝脏硬变之患。

肝病而腹部凡凹陷不起，以手按之而不柔和，则为肝之气血津液不足的反映。

肝病腹部胀满，腹皮抵抗力较明显，有弹力，按之稍减，不按又甚，则多属肝脏气机郁滞。

（二）肝病常见症状的鉴别诊断

症状，又称征候、病候等，一般指患者自身察觉到的各种异常感觉，或由医生的眼、耳、鼻、指等感觉器官所直接感知的，机体病理变化的外部表现。症状是病机的表现，辨证施治的依据。《灵枢·刺节真邪论》说："下有渐洳，上生苇蒲，此所以知形气之多少也。"渐洳，乃水湿浸渍之意。这就是说：地面上生蒲草、芦苇之处，其下面必有水湿浸渍无疑，此乃恒情常理。那么，但见苇蒲丛生，也就不难揆度其地之潮湿；且由苇蒲之繁茂与否，尚可间接推知其土质之肥瘠与水湿之多寡。人体的形与气，即外表状态与内部功能的关系和上述道理是相通的。同理，肝病的生理功能虽然重要复杂，导致肝病的病因病机较多，反映于外在的症状纷繁杂乱。如何在同中求异，于异中求同，辨别疑似，分析准确，把握病机，制定出可行的治疗方案，需要认真地加以鉴别诊断。

1. 胁痛

肝在人体的解剖位置是居于右胁下而稍左偏，足厥阴肝经、足少阳胆经循行两胁，故胁痛是肝病的特定症状。故《灵枢·五邪》说："邪在肝，则两胁中痛。"《素问·缪刺论》说："邪客于足少阳之络，令人胁痛不得息。"因此，对胁痛进行鉴别，辨清痛的性质和痛的部位及其兼夹症状，对肝病胁痛的分型辨治很有意义。

肝气郁结胁痛：胁痛以胀痛或窜痛为主，痛无定处，常因不良情绪而发作或加剧，胸闷，善太息，嗳气频作，饮食减少，精神抑郁或烦躁易怒，或月经不调，舌暗苔薄，脉弦。

肝血瘀阻胁痛：胁痛如刺，痛有定处，痛处拒按，入夜尤甚，胁下或有积块，或腹壁青筋暴露，或腹胀有水，面色晦暗，舌紫暗或有瘀点瘀斑，脉沉弦而涩。

肝胆湿热胁痛：胁肋胀满而痛，拒按，或痛引肩背，口苦心烦，胸闷纳呆，恶心呕吐，厌食油腻，目赤或黄疸，溲黄赤，舌质红苔黄腻，脉弦滑数。

肝阴不足胁痛：胁肋隐痛，其痛悠悠不休，痛喜揉按，遇劳加重，口干咽燥，五心烦热，头晕目眩，或两目干涩昏花，视物不清，舌红少苔，脉弦细而偏数。

肝胆痰饮胁痛：胁肋胀痛，咳唾、转侧、呼吸时疼痛加重，气短息促，甚则牵引肩背，苔白厚腻，舌质淡胖，脉沉弦滑。

邪犯少阳胁痛：胁痛，往来寒热，胸胁苦满，口苦，咽干，目眩，默默不欲饮食，心烦喜呕，舌苔白滑，脉弦。

肝病胁痛，一般预后良好。若迁延不愈或转为慢性，治疗就较为困难。若演变为癥积、癌肿、臌胀等病，则多预后不良。肝病后期，由于久病正虚的缘故，胁痛解除后，往往会遗留下隐隐胁胀，此多属虚中夹实，以肝血虚夹血瘀为多见，这在临床上较为多见。

2. 黄疸

黄疸是指以目黄、尿黄、面黄、身黄为特征的一组症状。尤以目睛黄染为重要特征，一般先从目黄开始，继则遍及全身。本病的形成，多与肝脏功能失调有关。肝胆互为表里，肝病若影响胆汁排泄功能失调时，则可发生黄疸。其病因多为湿热或寒湿之邪作乱。黄疸色鲜明如橘皮而发病急骤、病势剧烈、病程较短者，为阳黄，多属湿热为患。黄疸色晦暗如烟熏而逐渐起病、病势和缓、病程较长者，多为阴黄，多属寒湿为患。

肝胆湿热发黄：身目俱黄色鲜明，胁下胀痛拒按，发热口渴，心烦口苦，脘腹胀满，恶心呕吐，纳呆，厌油腻食品，身倦乏力，小便深黄或短赤，大便干结，舌质红苔黄厚腻，脉弦滑数。

肝胆寒湿发黄：身黄目黄，其色晦暗，脘痞胀满，腹满不舒，身体沉重发困，恶心呕吐纳差，四肢不温，神疲恶寒，口淡不渴，大便稀薄，小便不利，舌质淡胖，苔白厚腻，脉沉弦迟。

肝胆血瘀发黄：身目发黄，其色晦暗，面色黑青而光泽度较差，胁下有硬块而胀痛或刺痛拒按，腹部皮肤青筋暴露或见蛛纹血缕，甚则紫斑，或有低热，或大便如柏油状，舌质紫暗或有瘀点，舌下静脉曲张瘀紫，苔白厚偏干少津，脉象弦细而涩。

肝胆热毒炽盛发黄：发病急骤，身黄目黄迅速加深，呈深金黄色，高热，大渴欲饮，烦躁不安，甚则神昏谵语，鼻衄、齿衄、呕血、便血、身发斑疹，大便干硬，小便短赤而涩，舌质红绛或紫绛，苔黄黑厚燥，脉数。

肝脾血虚发黄：身目俱黄，其色暗然不泽，头晕，心烦，失眠，心悸，头晕乏力，爪甲不荣，目光暗淡少神，情绪低沉懒言少语，纳差，腹有饱满感，按之稍舒，舌质淡，脉沉细无力。

肝病黄疸虽有湿热、寒湿之分，阳黄、阴黄之别，但临床不可概以此而论。诸如火热、血亏，甚则痰湿、瘀血、结石等都可导致肝胆疏泄失调，胆汁排泄不畅而引起黄疸，临床务必鉴别清楚，才可提高治疗水平。

3. 疲劳

疲劳是肝病患者自觉全身倦怠，精神困顿，周身上下四肢运动无力，酸软绵绵，懒言少语的症状。肝主筋，为罢极之本，全身肌肉关节的运动自如，有赖于筋的弛张收缩，而筋的营养来源又是从肝而得。所以肝病可见机体的耐受疲劳能力减弱，而出现疲倦乏力症状。疲劳症状贯穿于肝病的任何阶段，是肝病的常见症状。

肝气虚疲劳：易疲劳的同时，伴心悸自汗，眩晕健忘，周身软弱无力，面色少华，口唇淡白，爪甲色淡，消瘦纳少，舌质淡，苔少，脉弱。

肝阳虚疲劳：较肝气虚疲劳更甚，伴四肢不温，怯冷，腰酸沉重，嗜睡，甚则阳痿、囊缩，头晕，脉沉弱无力。

肝血虚疲劳：疲倦乏力的同时，四肢伴有似痛非痛、似麻非麻的感觉，甚则下肢发生筋脉拘急、入夜尤甚，头晕口淡，视物昏花、模糊不清，面色萎黄，爪甲不荣或枯，毛发枯槁，舌质淡，苔白，脉细。

肝阴虚疲劳：易疲劳的同时，伴有五心烦热，失眠多梦，口干咽燥，心悸、心虚，易怒，舌质瘦红，苔黄而干，脉细数。

肝郁气滞疲劳：在疲劳的同时，多伴有肢体酸痛，卧床休息反而加重，运动后反而减轻。

肝血郁滞疲劳：在疲劳的同时，伴有明显的瘀血体征，如胁肋刺痛、拒按，四肢酸痛，低热，面色晦暗，局部青紫，唇色紫暗，舌有紫斑或瘀点，脉象弦涩。

肝胆湿热疲劳：在倦怠乏力的同时，伴见肢体沉重酸楚，如负重担，拖而不行，头痛头晕，或耳、目、小便俱黄，口苦口腻，恶心呕吐，纳呆，脘腹胀满。

总而言之，肝病疲劳，其在临床上的关键鉴别之法是要分清虚实两端。切不可一见疲劳，便认为是气血两亏而妄投补剂。辨清阴阳气血寒热虚实，条分缕析，方可提高辨证论治水平。

4. 善太息

善太息，是指患者自觉胸中憋闷，每以长声吁气为舒的一种症状表现。肝主疏调气机，具有调节人体情绪的功能。肝病最易出现抑郁寡欢现象，长吁短呼，难以为继。《证治准绳》说："经云：黄帝曰，人之太息者何气使然。岐伯曰：思忧则心系急，心系急则气道约，约则不利，故太息以出之。"

肝气郁结善太息：胸闷不舒，长吁叹气，胁肋胀满，神情默然，郁郁寡欢，甚则强颜作笑，纳差，口苦，头眩，苔白，脉弦。

肝气虚善太息：常欲叹息，短气自汗，倦怠乏力，纳少，胸闷，舌质淡，舌体胖，苔白，脉细。

临床上善太息一症，多见于情志所伤患者，多现肝郁证候，但也有劳伤过度或久病失养者出现欲得叹息而后快症状。前者属实，后者属虚。根据症状特点，两证不难鉴别。

5. 头痛头晕

足厥阴肝经上络巅顶，肝开窍于目，故肝病多见头痛，并以巅顶为甚。肝为风木之脏，肝病则肝风多上扰清窍，故肝病头痛多夹头目昏眩，即患者所诉说的"晕晕乎乎"，走路如踩棉花状。《素问·五常政大论》说："肝疏泄太过，易掉眩鼓栗，筋痿不能动。"《素问·至真要大论》说："肝疏泄不及，头顶痛重而掉眩。"肝用无论太过或不及引起的头痛，都伴有"掉眩"，即头晕。

肝病头痛头晕要注意与其他脏腑功能障碍引起的头痛相鉴别，如太阴头痛、少阴头痛等。其他脏腑功能异常引起的头痛，只要未伤及肝，都不会引起晕眩。

头为诸阳之会，三阳经脉皆循行头面。太阳头痛，多在头脑后部，下连项背；阳明头痛多在前额，连及眉棱；少阳头痛多在头之两侧，并及于耳部；厥阴肝病头痛，则见于巅顶，可连及目系。三阳头痛多兼见表邪，无论风寒或风热，只要结合兼症、苔脉都可以鉴别清楚，而肝病头痛无表证，属内伤范围。

肝病头痛头晕要注意从气、阳、寒热、火等方面进行鉴别。

肝气郁结引起的头痛头晕，多因情绪因素诱发或加重，兼见胸满、胁肋胀痛。

肝风头痛头晕，痛多在巅顶部，伴头皮抽掣或蚁行感，目胀。

肝阳上亢引起的头痛头晕，痛多兼胀，伴耳鸣目赤及烦躁易怒等。

肝寒头痛头晕，多伴有呕吐清涎、脉弦缓等症。

肝热化火引起的头痛头晕，痛势剧烈，伴心烦目赤、口苦易怒。

肝阴不足，风阳旋绕引起的头痛头晕，必有抽掣、动摇之象。

肝血不足引起的头痛头晕，则多伴有面色苍白、心悸失眠、手足发麻之症。

6. 腹胀

腹胀是指胃脘与胁肋以下，耻骨毛际以上腹部自觉膨胀或胀满不适的症状。因足厥阴肝经经脉"循股阴入毛中，过阴器，抵少腹"，故肝病腹胀以少腹胀满为多见。

肝郁腹胀：脘腹、胁肋胀满或窜痛，精神抑郁或急躁易怒，胸闷太息，嗳气，矢气频频，症状常随情绪波动而变化，脉弦缓，苔薄白。

肝血瘀阻腹胀：腹皮脉络怒张，面色暗黑，唇色紫黑，肌肤甲错，舌质有瘀点瘀斑，苔白，脉涩。

肝寒湿阻腹胀：腹部满胀，牵及阴部，有抽掣感，纳差，呕恶，大便泄泻，口渴不欲饮，苔白腻，脉弦紧。

肝湿热内阻腹胀：腹满而胀，恶心呕吐，脘痞胸闷，口苦黏腻，渴不多饮，泄泻臭秽灼肛而不爽，小便短黄，身热困重，或身黄、目黄，色鲜明如橘皮，舌质红，苔黄腻，脉濡数。

肝病腹胀一症，多由气郁、血阻、寒滞、湿黏引起。肝阴阳俱损也会引起腹胀，但此时的腹胀则多进入包块、硬结阶段，即中医所谓癥瘕范围，属虚中有实、虚实夹杂，其病顽固，非行气理气及一般活血药能理顺的了。

7. 善怒

善怒，是指无故性情急躁，易于发怒，虽经劝说也不能自拔的症状而言。肝在志为怒，《素问·调经论》说："肝藏血，血有余则怒。"《素问·气交变大论》说："岁木太过，民病善怒。"《灵枢·本神》云肝气"实则怒"。故善怒是肝病的常见症状。

肝郁气滞善怒：胸胁胀满或串痛，善太息，急躁易怒，心情不舒，脉弦有力。

肝胆火旺善怒：胸胁满闷，口苦口渴，夜寐梦多，烦躁易怒，舌红，脉弦数有力。

肝气不足善怒：身倦乏力，食少便稀，腹胀满痛，两胁胀满，心烦易怒，脉弦无力。

肝阴血不足善怒：胸胁不舒，五心烦热，少寐多梦，心烦易怒，盗汗潮热，舌红苔少，脉细数。

肝为将军，谋虑出焉。肝木性本直，其势必伸，稍有抑郁则不能遂其畅达之性，因激而为怒。《难经》说："假令得肝脉，其外证善洁面青善怒。"故凡善怒者，均与肝病有关，但临床施治要注意辨别虚实、标本。

五、肝病的治法

肝病的治法，错综复杂。历代医家中真正能上承《内经》《难经》及仲景之说，旁参诸家之言，取诸长而并蓄，融化于一炉的当属清代名医王旭高。王旭高在《西溪书屋夜话录》中总结的治肝三十法，可以说是后世治疗肝病的典范，不失为治疗肝病的一部名著，对临床治疗肝病很有指导意义。依据王旭高治肝之说，阐述如下。

1. 疏肝理气法

王氏说："一法曰：疏肝理气。如肝气自郁于本经，两胁气胀或痛者，宜疏肝，香附、郁金、苏梗、青皮、橘叶之属。"

木失条达，肝失疏泄，气机阻滞，肝气初郁于本位，自宜用理气之药，即所谓"肝欲散，急食辛以散之"之义。

疏肝理气法，选王氏所说的疏肝，香附、郁金、苏梗、青皮、橘叶等品，可以起到理气而不伤血，辛开而不损胃，行气而不耗伤的作用。此外，《太平惠民和剂局方》香苏散（香附、苏叶、陈皮、甘草、生姜、大枣、葱白）、《验方》香郁散（青皮、香附、郁金、生姜），均可作为本法的理想方剂。

肝以气为用，以血为体。肝郁初起的胁痛，病机关键在于气分，切不可轻易投用延胡索、姜黄、三棱、莪术、桃仁、红花之辛燥动血之品，以免动血伤阴。若气郁日久，即使病位仍在气分，也须用丹皮、丹参、当归、赤芍之类理血药，通过肝气肝血互动，达到解除气机郁滞的目的，如逍遥散（柴胡、当归、白芍、白术、茯苓、炙甘草、生姜、薄荷）、柴胡疏肝散（柴胡、白芍、枳壳、甘草、香附、川芎）等。

2. 疏肝通络法

王氏说："疏肝通络。如疏肝不应，营气痹窒，络脉瘀阻，宜兼通血络。如旋覆花、新绛、归须、桃仁、泽兰叶等。"

经主气，络主血。肝气郁久不愈，由气入血，由经入络，气血营卫运行痹塞，必然导致肝络瘀阻。络瘀则胁痛固定不移，没有游走性，久之不除，恐生积块、硬变之祸。治宜疏肝通络，以除络脉瘀阻。首选旋覆花、新绛之属疏肝通络，和营行瘀，实取《金匮要略》旋覆花汤之意。

疏肝通络法对瘀阻较重之证，似有病重药轻之嫌，须加红花、三七，甚至甲珠、土鳖虫之类。此法对妇女肝郁经闭之证，亦甚适宜，可以起到理血络、通经水的作用。此法妙在用旋覆花一药。

旋覆花性下降，前人有"诸花皆升，惟旋覆花独降"的经验记载，旋覆花苦、辛、咸，既入气，又入血，是一味难得的气血双调之药，很符合肝的生理本性。临床上曾用旋覆花等药治疗梅核气，收到满意效果。

3. 柔肝法

王氏说："一法曰：柔肝。如肝气胀甚，疏之更甚者，当柔肝，当归、杞子、柏子仁、牛膝。兼热加天冬、生地，兼寒加苁蓉、肉桂。"

肝体阴而用阳，肝为刚脏，阳气升散，易亢而过用，若肝气郁滞过久，用辛散之药物不解，必然戈伐肝体，致血燥阴亏。此时如果再用辛燥之药疏解肝气，只会更损肝阴肝血，形成恶性循环，导致肝郁胁痛胀满诸症加重。以柔润之药物当归、杞子、柏子仁、牛膝补肝体，肝体充足，肝用自活，可遂肝之条达之性，以柔克刚，则郁者自疏也。不失为不疏肝而肝自疏，不理气而气自行的治肝好方法。

柔肝药物有气味阴阳之别，有动静刚柔之分。与王氏同一朝代的名医叶天士也是用柔药的大师。叶氏对柔肝有独到见解，认为某些温补药如苁蓉、骨脂之属，性虽温而其质柔润，无刚燥之弊，是柔剂中的温药，温补而不呆滞，故曰温柔。而某些滋阴药如麦冬、沙参之品，性凉而质柔，是柔剂中的凉药，故曰阴柔。王氏在这里所列的柔肝药，大都属温柔之类，而魏玉璜之一贯煎乃为凉柔之名方。

4. 缓肝法

王氏说："缓肝。如肝气甚而中气虚者，当缓肝，炙草、白芍、大枣、橘饼、淮小麦。"

木克土，土强土虚，即肝急脾弱，必在胁痛的基础上出现纳差、口淡无味、倦怠乏力的症状。此因木强失柔，中土不足，肝急侮脾而成。补肝则易碍脾，健脾则会滞气。补、健两难取其中，仿"肝苦急，急食甘以缓之"之法，取白芍之酸以缓肝急，甘草、小麦、大枣等甘味药缓脾弱，意为《金匮要略》甘麦大枣汤加味。

缓肝之意，在临床上不是要单纯用甘剂，而是在甘缓之中略佐酸收，稍施辛散，如方中用橘饼，取酸甘化阴，辛甘化阳之义，从而使肝体得柔，肝用得舒，脾土日健，而肝急之症得以缓解。此缓肝法中药物的选择，典型地体现了《内经》对肝的三个治则精神："肝欲酸""肝苦急，急食甘以缓之""肝欲散，急食辛以散之"。

5. 培土泄木法

王氏说："培土泄木。肝气乘脾，脘腹胀痛，六君子汤加吴茱萸、白芍药、木香。即培土泄木之法。"

此法适宜于脾土先虚或素体脾胃功能不足，招致肝木相乘者，绝不是肝旺在前，脾弱在后。临证务须分清先后发病或辨清体质因素在发病中的重要地位。肝旺脾虚者，逍遥散之类，即可应付。临床上常见脘腹胀痛，泄泻或小儿大便稀薄、易惊啼哭烦躁者，用六君子汤健脾和胃，加吴茱萸、白芍、木香之类泄肝行气，多收良效。如果泄泻伴脘腹胀痛，肛门坠胀，甚至里急后重者，属肝木相乘的比例重，脾虚气滞的成分轻，可用痛泻要方抑肝泄木培土之法疗之。培土泄木法与泄木培土法，文字秩序不同，其所治亦大相径庭，其预后亦非一般。

6. 泻肝和胃法

王氏说："一法曰：泻肝和胃。肝气乘胃脘痛呕酸，二陈加左金丸，或白蔻、金铃子。即泻肝和胃法也。"

肝为木火之脏，胃为盛阳之腑。肝胃同病，肝木夹火乘以胃阳之土，两阳相加，如火势炎炎，横逆相害，出现脘胁胀闷或痛，嗳气吐酸，苔黄，脉弦实，甚则中脘热闷，二便秘结而成肝胃火逆证。泄肝用左金丸，重用黄连以泄肝胃之火，少佐吴茱萸去性取用以开肝郁，形成反佐的配伍形式，加金铃子同奏清泄肝热、引热下行之效，此治肝的一面。和胃则用二陈汤，重在顺胃之性以降逆气，加白蔻和胃行气，此治胃的一面。但值得提出的是，临床因肝气乘胃，肝胃不和者，所致见症多样，且有阴阳气血寒热虚实之不同。因此，泄肝和胃法只是治疗其中的一种证型，切不可以一法而概全貌。

7. 泄肝法

王氏说："一法曰，泄肝。如肝气上冲于心，热厥心痛，宜泄肝，金铃、玄胡、吴萸、川连。兼寒，去川连，加椒、桂；寒热俱有者，仍入川连，再加白芍。盖苦、辛酸三者，为泄肝之王法也。"

这里的泄肝法，系指用苦降之黄连、辛开之椒萸、酸敛之白芍合法而成。此法，其实就是仿《伤寒论》乌梅丸法去掉补虚的药物，而成泄肝法。冲心、心痛，此处之"心"，实属胆腑为病。肝气上冲于心，即肝母累及子胆之故，肝胆合病，最宜见心痛烦闷，两胁胀急，牵引至肩背部不舒，口苦，目眩，咽干，呕恶，泻肝法中苦降能通胆腑，辛开可条达肝气，酸泻则木不失柔顺。故治肝胆病，苦辛酸三法合为泄肝一法，最为合拍。临床上也有用本法，治疗蛔虫腹痛或下利腹痛者，效果甚佳。

8. 抑肝法

王氏说："一法曰：抑肝。肝气上冲于肺，猝得胁痛，暴上气而喘，宜抑肝。如吴萸汁炒桑皮、苏梗、杏仁、橘红之属。"

五行配五脏，木属肝，金属肺，肝气犯肺，犯肺则是木火刑金，偏于肝气上冲，症见胁胀，胸闷，上气喘逆，取桑皮、苏梗、杏仁、橘红之属舒肺达肝，肺气达则肝气自抑，故曰抑肝。此法妙在用吴萸汁，吴萸汁炒桑皮起到了引诸药入肝之妙用。如不用吴萸汁，桑皮、苏梗、杏仁、橘红之属只能宣肺，绝无入肝经抑肝气之用。

抑肝法适宜于木火刑金证之早期。若日久，肝气化火，必致肝火刑金，形成肺燥，此抑肝法便失去作用，宜改用清金制木法。

9. 息风和阳法

王氏说:"一法曰熄风和阳。如肝风初起,头目昏眩,用熄风和阳法,羚羊角、丹皮、甘菊、钩藤、决明、白蒺藜。即凉肝是也。"

息风和阳法,又称凉肝法。肝风初起,因肝热亢盛,亢极生风,风阳升动无制,直冒巅顶而以头目昏眩为主症的风阳上冒证,宜用羚羊角、丹皮、钩藤、菊花之类药,平肝阳之炎盛,息风火之燎原。肝风初起,是说病尚在气分,故曰和阳。和阳即凉肝之意。

此法也适用于外感湿热之邪,出入厥阴,症见壮热神昏,烦闷躁扰,头晕目眩,手足抽搐等既有热盛的现象,又有肝风内动的征象者。《通俗伤寒论》羚角钩藤汤也是凉肝的代表方。

10. 息风潜阳法

王氏说:"一法曰:熄风潜阳。如熄风和阳不效,当以熄风潜阳,如牡蛎、生地、女贞子、玄参、白芍、甘菊、玉竹,即培土宁风法,亦即缓肝也。"

如肝风上扰,用上法不效者,说明肝阴已伤,并进一步劫伤阴血,由气分向血分转化,凉肝自然不应,即宜养肝潜阳了。其见症除具有上述息风和阳法诸症外,尚有虚烦,不眠,面目赤,躁扰诸症,宜用牡蛎、生地等药。滋肝以息风,潜阳以固其本。由此可知,和阳法和潜阳法的应用,是肝风病发生发展过程中两个不同病理阶段的基本治疗方法,前者重在治气,后者重在治血,临床应用时,应注意气血病位之分。张锡纯的《医学衷中参西录》制定的镇肝熄风汤,是息风潜阳法的代表方,远较王氏所选诸药准确,并且疗效好。

11. 培土宁风法

王氏说:"培土宁风法,亦即缓肝也。"

这里的培土宁风法,叙证过简,宜与上下节及缓肝法参合起来看。

本法适用于胃阴不足,肝风上逆者。胃阴不足,累及脾阴,脾胃虚弱,则常见纳差,心下嘈杂,痞满等症。胃阴不足,脾土失运,招致肝木夹风来克,则常见眩晕,面赤,肢麻,眼花目赤,失眠等症。药用人参、石斛、玉竹、麦冬、菊花之属培土益胃,缓肝宁风。宁者,安宁也,安定也,意在用药时,稍佐风药即可,不必大动干戈,喧宾夺主。

王氏又称本法为缓肝法,但与前面的缓肝法似有不同。前面所说的缓肝法,主要是针对肝与脾的问题,用药略偏甘平缓脾;本法亦治中虚,药物偏于治疗肝与胃的问题,用药略偏甘寒缓胃。甘平益脾,甘寒益胃,脾胃总属土象,易招致肝木相克,故总意在缓肝则一。

12. 养肝法

王氏说:"一法曰:养肝。肝风走于四肢,经络牵掣或麻者,宜养血熄风,生地、归身、杞子、牛膝、天麻、制首乌、三角胡麻,即养肝也。"

本法适用于营血不足,肝木失养证。肝藏血,主筋,血不足则四肢、筋脉失却濡养,致肝风旁走四肢,经络牵掣,肢体麻木,头晕,腰膝酸软。可用本法养血血以息肝风。使用本法,应注意与湿热、痰热等邪引起的肝风颤抖相鉴别,后者的用药与本法用药有本质区别。

13. 暖土御风法

王氏说："一法曰：暖土以御寒风。如《金匮》近效白术附子汤，治风虚头重眩苦极，不知食味。是暖土以御寒风之法。此非治肝，实补中也。"

此法中用药如白术、附子、甘草、生姜、大枣，纯属祛寒暖土药，没有一味风药，真正达到了不祛风风自息的境界。适用于中土阳虚，外遭风寒之邪侵犯，引动风木夹痰浊阴邪上犯所致的头重眩晕，不思饮食，口吐痰涎等症。文中"风虚"，即指中气虚弱，头晕目眩而言。

脾为阴土，得阳始运，胃为阳土，得阴自安。肝风横窜逆乱，势必侮脾乘胃。其结果或是脾阳虚弱，外遭风寒之邪侵袭，内致肝风夹浊阴上泛；或是胃阴不足，引肝风肆虐为患。前者宜暖土以御寒风，近效术附汤、大建中汤、附子理中汤甚则附子汤等方皆可使用。后者则宜培土宁风，意在滋胃泄肝。前后两法意在祛风，但用药均偏于培土，着重点在脾胃。

14. 清肝法

王氏说："一法曰：清肝。如羚羊、丹皮、黑栀、黄芩、竹叶、连翘、夏枯草。"

肝以气为用，其性升发疏泄。肝气之常则为气，变则为火。又肝为风木之脏，故肝火又多夹风为患。风火之性最易炎上，症见目赤肿痛、耳项肿痛，或衄血、面赤，或口舌生疮、苔黄质红、脉弦数，甚则头目昏眩，痉厥等。在女子则多见月经先期，量多鲜红，或崩漏、带下、外阴肿痒。本证当属肝火为患，病位偏上，多见于性格急躁易怒之人。治当遵"热者清之"之法，宜清肝泻火。如夹胆火上逆，则应加竹茹、枳实、半夏、茯苓之属。总之，清肝法适用于肝火上扰之证。

15. 泻肝法

王氏说："一法曰：泻肝。如龙胆泻肝汤、泻青丸、当归龙荟丸之类。"

泻肝与泄肝不同。泄肝法，是指用辛散发泄之品，以散其肝气。泻肝法，就是用苦寒凉泻直折肝火，适用于肝火在内在下之证。所谓在内在下，是指肝火郁于下焦。下焦火郁，多见大便秘结，小便黄赤热痛，甚或尿血、便血等。肝火内郁，必有胁痛，少腹挛痛，或兼目赤、惊惕诸症。以龙胆泻肝汤、泻肝丸、当归龙荟丸三方，随见症的不同而选用，均可体现泻肝大法。

16. 化肝法

王氏说："一法曰：化肝。景岳治郁怒伤肝，气逆动火，烦热胁痛，胀满动血等证，用青皮、陈皮、丹皮、山栀、芍药、泽泻、贝母，方名化肝煎，是清化肝经之郁火也。"

所谓化肝，是指清化肝经郁火。适用于由于情志不适，肝气郁结，郁而化热生火；或郁怒伤肝，气火上逆者。故治疗时在清肝火的同时，重在理气，佐以酸寒苦寒以泄折肝经郁火。

清肝、泻肝、化肝三法均遵"热者寒之"的原则，清、泻、化之中又分别佐以不同之法，可见王氏治肝用法择方选药，确有法度。后世治肝火之法，多遵此配伍而应变于临床。

17. 清金制木法

王氏说："一法曰：清金制木。肝火上炎，清之不已，当制肝，乃清金以制木火之亢逆也。如沙参、麦冬、石斛、枇杷叶、天冬、玉竹、石决明。"

此法乃依据五行相克关系而定。肝火上炎，当然是用清肝、泻肝之法，但"清之不已"是什么原因呢？主要肝火已外发犯肺，单纯用苦寒清泻药已无效，宜转用本法。

肺为五脏六腑之华盖。肝气郁而化火，肝火上炎每致灼伤肺金而发木火刑金之病；或因肺气虚衰，失于清肃下降之性，不能平肝制木反被肝木乘之。症见气逆咳喘阵作，咳时面赤、咽干、胸胁胀痛或咳时胸痛，痰少色黄质黏，不易咳出，烦躁易怒，头眩目赤，舌红苔薄少津，脉弦数。宜用此法清金制木。若肺热盛，可加黄芩、栀子、黛蛤散等。若肝火盛，可加菊花、丹皮、栀子等药。

18. 泻子法

王氏说："一法曰：泻子。如肝火实者，兼泻心。如甘草、黄连，乃'实则泻其子'也。"

肝火亢极，泻本脏不效，应考虑实则泻其子之法。

心属火，肝寓木，木火生，故心为肝之子。若肝火上炎，必扰心神或移热于心而致心肝火炽，所谓"母病及子"是也。肝火上冲，故头灼痛或头晕烘热、耳鸣、面红目赤、胁痛。肝火上移于心，心肝火旺，上扰神明，则见烦躁易怒、惊悸、少眠多梦，甚或精神失常、狂躁不安、语无伦次、舌尖红苔黄、脉弦数。治宜泻心火，泻心火即能泻肝火之亢也。临床上凡肝火实证皆可佐以泻心火之法，方用三黄泻心汤合导赤散、龙胆泻肝汤加减即可。肝火炽盛，心火燎原，神明不安之重者，可合安宫牛黄丸、礞石滚痰丸之类，重泄心肝之火。

19. 补母法

王氏说："一法曰：补母。如水亏而肝火盛，清之不应，当益肾水，乃'虚则补母'之法也。如六味丸、大补阴丸之类。亦乙癸同源之义也。"

肝为乙木，肾为癸水。肾藏精，肝藏血，同源而异名，皆生成于津液，故曰乙癸同源。肾为肝之母脏，水生木，若肾水亏虚而致肝火旺盛，清肝之法无效，则应从补肾水入手，所谓滋水涵木，此为治其本也。

20. 温肝法

王氏说："一法曰：温肝。如肝有寒，呕酸上气，宜温肝，肉桂、吴萸、蜀椒。如兼中虚胃寒，加人参、干姜，即大建中法也。"

王旭高之前，少有人论及温肝法，而王氏能予提出，可谓是独具慧眼，识见超群。肝家虚寒，多由肝阳不足所致。此处温肝法之选肉桂、吴茱萸、川椒之属，临床用之尤嫌温燥有余，不妨加用仙灵脾、仙茅、肉苁蓉、巴戟天、补骨脂、杜仲等温润阳气之品，最利肝阳滋生，以壮将军之威。

21. 补肝法

王氏说："一法曰：补肝。如制首乌、菟丝子、枸杞子、枣仁、萸肉、芝麻、沙苑蒺藜。"

虚则补之。凡是有补益肝脏气血阴阳的治法，均可称之为补肝法。补肝法与柔肝和养肝二法是相同的。临床上所谓养肝、滋肝，与补肝同一意义。

22. 镇肝法

王氏说："一法曰：镇肝。如石决明、牡蛎、龙骨、龙齿、金箔、代赭石、磁石。"

镇肝，含有镇静之义。镇肝的目的是潜阳息风，多用于肝阳上亢、肝风上扰之体质偏实者。重镇药普遍容易影响脾胃的消化功能，使用的时候要注意配伍保护脾胃的药物。

23. 敛肝法

王氏说："一法曰：敛肝。如乌梅、白芍、木瓜。"

敛肝的经典方剂是《伤寒论》芍药甘草汤，主治脚挛急。肝主筋，酸味药物可以养肝阴，肝阴充足，自然能够濡养筋脉，恢复肝脏的运动功能。临床上，常用酸味药如白芍、木瓜之类，治疗阴亏风起的双手抖动、头摇、肢麻等筋脉运动失调性疾病。

24. 平肝法

王氏说："一法曰：平肝。金铃子、蒺藜、钩藤、橘叶。"

川楝子、橘叶之类，充其量属于治肝病的轻清之剂。用于肝阳欲化风之际，平肝法尚有平顺疏解欲上冲之气的作用。如果肝阳已化成风火上扰，此法切不可用。平，平顺之意，平顺肝阳欲作风火之用。平肝法取药简捷平稳，寓息风和阳的轻剂。

25. 散肝法

王氏说："一法曰：散肝。木郁则达之，逍遥散是也，肝欲散，急食辛以散之，即散肝是也。"

这里王氏举例散肝应选用逍遥散，似乎不妥。逍遥散应归属于疏肝理气法中。

"结者散之"，凡肝脏气血郁结，宜散肝法。散肝法组方原理应体现以辛味药，如细辛、川芎、苏叶、橘皮，甚则川椒、桂、吴茱萸等为主；兼以散结药为辅，如荔枝核、橘核、川楝子、浙贝母等；再结合寒热虚实情况，选配有关药物，才能共奏散肝之功。

26. 搜肝法

王氏说："一法曰：搜肝。此外有搜风一法。凡人必先有内风，而后外风，亦有外风引动内风者，故肝风门中，每多夹杂。则搜风之药，亦当引用也。如天麻、羌活、独活、薄荷、蔓荆子、防风、荆芥、僵蚕、蝉蜕、白附子。"

搜肝即搜风也。肝风即内风，固不必待言，但也有因外风引动内风的。外风宜祛，内风宜息，二者不能混淆。当内风、外风同时并举，祛风与息风这两种治法须同时并用，合之成为搜肝法也。临床常用于四肢麻木，口眼㖞斜，半身不遂者。

搜肝风的药物，一般偏于温燥，若阳亢、阴亏、风动较剧，当宜慎用，以防更伤阴液之弊。值得指出的是，搜肝法选辛散之药搜风时，宜常配四物汤之类，即所谓"治风先治血，血行风自灭"之意。单纯的搜风之品，只可暂用，不可久用。

27. 补肝阴法

王氏说："一法曰：补肝阴。地黄、白芍、乌梅。"

肝体为阴，喜柔润。肝阴不足，一般滋生两端：或生内热，或致阳亢。纯肝体自阴不足者，地黄、白芍、乌梅之类可足足有余。若肝阴虚生内热，还是一贯煎加丹皮、黄芩为好；若不能系阳，致肝阳上亢，一贯煎加菊花、钩藤为佳。

28. 补肝阳法

王氏说："一法曰：补肝阳。肉桂、川椒、苁蓉。"

阳虚则寒，肝阳不足又见肝经虚寒者，用王氏所列的肉桂、川椒、苁蓉，甚是对证。因本组药物中虽有温润之苁蓉，但普遍偏于辛燥，如肝阳虚不生内寒者用之，恐怕不妥。

肝阳虚毕竟是在肝气虚基础上发展而来。张锡纯在《医学衷中参西录》中说："曾治有饮食不能消化，服健脾暖胃之药百剂不效，诊其左关太弱，知系肝阳不振，投以黄芪一两、桂枝尖三钱，数剂而愈。"张氏所列黄芪合桂枝，倒是纯补肝阳之正法。

29. 补肝血法

王氏说："一法曰：补肝血。当归、川断、牛膝、川芎。"

衰者补之。肝藏血，肝的所有生理功能，如主筋、升发、疏泄及系目等，都有赖于肝脏的血液充足，才能发挥作用，否则功能亢进或不足，则滋生诸端变证。纯补肝血，《太平惠民和剂局方》的四物汤较本法中所列药物合适。本法中所列药物，对肝血不足，产生筋脉关节病变较为合适。若血虚夹寒，当归生姜羊肉汤是最佳选择。

30. 补肝气法

王氏说："一法曰：补肝气。天麻、白术、菊花、生姜、细辛、杜仲、羊肝。"

王氏在补肝气法中所列药物，仅杜仲、羊肝尚有此意，其他药物如天麻、细辛、白术、菊花均无补意，倒有祛风作用，故法与药不符。不过王氏指出补肝气及补肝血、补肝阴、补肝阳等法，这在当时来说，确有新意。因为王氏当时所处的年代绝大多数医师是持"肝无补法"观点的。真正地要补肝气，还是要选用黄芪之类，张锡纯在《医学衷中参西录》中说："愚自临证以来，凡遇肝气虚弱不能条达，用一切补肝之药皆不效，重用黄芪为主，而少佐以理气之品，服之复杯即见效验。"张氏此说，验之临床，确实不虚。